胰胆线阵超声内镜影像病理图谱 含视频

主　编　王　伟

副主编　胡端敏　李达周　郭杰芳　龚婷婷　王　婷

主　审　沈柏用　邹多武　金震东　龚　彪　钟　良

本书承以下项目资助：

苏州市临床重点病种诊疗技术专项"EUS引导下细针湿抽结合细胞块技术诊断胰腺肿瘤的临床研究"（项目负责人：胡端敏；项目编号：LCZX201707）

姑苏卫生人才培养项目"关于超声内镜引导下细针穿刺抽吸术中不同病理方法诊断价值的前瞻性研究"（项目负责人：胡端敏；项目编号：GSWS2019012）

苏州卫健委：北京清华长庚医院董家鸿院士肝胆胰外科团队引进指导项目（项目负责人：陈伟，项目编号：SZYJTD 201803）

科学出版社

北　京

内 容 简 介

　　全书分为四篇 10 章，包含 236 个病例、241 张组合图片、983 段精彩的视频剪辑（109G 视频容量），内容涵盖胰胆疾病的 53 个病种及其相应的高级别上皮内瘤变或癌变，较为完整地诠释了常见胰胆疾病的线阵超声内镜特征及相应的 CT、MRI、病理组织学表现。第一章从 3D 解剖的角度，详细讲解了胰胆线阵超声内镜标准扫查时相应的解剖结构，帮助初学者尽快进入胰胆线阵超声内镜的世界；第二章从组织病理学的角度，帮助读者理解病灶的超声内镜影像特征；超声内镜影像部分分为三篇，包括胰腺疾病篇（第三章至第六章）、胰胆周围疾病篇（第七章、第八章）和胆系疾病篇（第九章、第十章），著者根据初诊或检查时的影像学表现，对病例进行大体分类，随后系统展现了多种胰胆疾病的不同线阵超声内镜影像学特征、同一种胰胆疾病的多种线阵超声内镜影像学特征，并展示了上述不同病种或同一病种的不同或相同的 CT、MRI、组织病理学表现和特点。本书适合从事与胰胆疾病专业相关的消化内科、普通外科等科室医生使用，尤其是从事胰胆疾病、消化内镜诊疗工作的医生。

图书在版编目（CIP）数据

胰胆线阵超声内镜影像病理图谱：含视频 / 王伟主编 . —北京：科学出版社，2020.6
　　ISBN 978-7-03-065377-2

　　Ⅰ. ①胰…　Ⅱ. ①王…　Ⅲ. ①胆道疾病－内窥镜检－超声波诊断－图谱②胰腺疾病－内窥镜检－超声波诊断－图谱　Ⅳ. ① R575.604-64 ② R576.04-64

中国版本图书馆 CIP 数据核字（2020）第 093492 号

责任编辑：王灵芳 / 责任校对：张　娟
责任印制：李　彤 / 封面设计：蓝正广告

科 学 出 版 社 出版
北京东黄城根北街 16 号
邮政编码：100717
http://www.sciencep.com
北京建宏印刷有限公司 印刷
科学出版社发行　各地新华书店经销

*

2020 年 6 月第 一 版　　开本：787×1092　1/16
2023 年 2 月第二次印刷　　印张：16 1/2
字数：396 000
定价：146.00 元
（如有印装质量问题，我社负责调换）

编委名单

线阵超声内镜学组（按姓氏笔画排序）：

王　伟　上海交通大学医学院附属瑞金医院胰腺疾病诊疗中心

王　雯　中国人民解放军联勤保障部队第九〇〇医院消化科

戎　龙　北京大学第一医院内镜中心

吉建梅　上海中医药大学附属曙光医院消化内镜中心

朱苏敏　南京医科大学第二附属医院消化内科

闫秀娥　北京大学第三医院消化科

李　跃　南方医科大学南方医院消化内科

李达周　中国人民解放军联勤保障部队第九〇〇医院消化科

肖子理　上海华东医院消化内科

吴　伟　苏州大学附属第二医院消化科

余金钟　上海中医药大学附属曙光医院消化内镜中心

邹多武　上海交通大学医学院附属瑞金医院消化内科

张立超　河北医科大学第二医院微创外科

金震东　中国人民解放军海军军医大学附属第一医院（上海长海医院）消化内科

胡端敏　苏州大学附属第二医院消化科

钟　良　复旦大学附属华山医院消化科

侯森林　河北医科大学第二医院微创外科

徐丽明　苏州大学附属第二医院消化科

徐晓云　河北医科大学二院消化科

郭世杰　山西太钢总医院消化内科

郭杰芳　中国人民解放军海军军医大学附属第一医院（上海长海医院）消化内科

黄永辉　北京大学第一医院内镜中心

黄志养　浙江温州市中心医院消化内科

龚　彪　上海中医药大学附属曙光医院消化医学部

龚婷婷　上海交通大学医学院附属瑞金医院消化内科

程桂莲　苏州大学附属第二医院消化科
蔡云龙　北京大学第一医院内镜中心
潘　杰　浙江温州市中心医院消化内科

病理细胞学组（按姓氏笔画排序）：
王　婷　上海交通大学医学院附属瑞金医院病理科
叶廷军　上海交通大学医学院附属瑞金医院病理科
李传应　上海交通大学医学院附属瑞金医院病理科
张　黎　上海市松江区中心医院病理科
陈　颖　中国人民解放军海军军医大学附属第一医院（上海长海医院）消化科
林　军　上海交通大学医学院附属上海市第一人民医院病理科
徐龙江　苏州大学附属第二医院病理科
高丽丽　上海交通大学医学院附属瑞金医院病理科

CT 及 MRI 学组（按姓氏笔画排序）：
王晴柔　上海交通大学医学院附属瑞金医院放射科
朱乃懿　上海交通大学医学院附属瑞金医院放射科
杨玉婵　上海中医药大学附属曙光医院放射科
张　静　上海交通大学医学院附属瑞金医院北院放射科
柴维敏　上海交通大学医学院附属瑞金医院放射科
徐敬慈　上海交通大学医学院附属瑞金医院北院放射科
谭　令　上海交通大学医学院附属瑞金医院放射科

临床资料学组（按姓氏笔画排序）：
马丽培　上海交通大学医学院附属瑞金医院胰腺疾病诊疗中心
王　充　上海交通大学医学院附属瑞金医院胰腺疾病诊疗中心
王伟珅　上海交通大学医学院附属瑞金医院胰腺疾病诊疗中心
王建承　上海交通大学医学院附属瑞金医院胰腺疾病诊疗中心
王新景　上海交通大学医学院附属瑞金医院胰腺疾病诊疗中心
邓侠兴　上海交通大学医学院附属瑞金医院胰腺疾病诊疗中心
危少华　苏州大学附属第二医院肝胆外科
刘敏丰　江苏无锡三院肝胆胰外科
刘渠凯　上海交通大学医学院附属瑞金医院消化内科

许志伟　上海交通大学医学院附属瑞金医院胰腺疾病诊疗中心

孙　琦　上海交通大学医学院附属瑞金医院消化内科

杜重临　上海交通大学医学院附属瑞金医院消化内科

李静威　上海交通大学医学院附属瑞金医院胰腺疾病诊疗中心

吴东憬　上海交通大学医学院附属瑞金医院胰腺疾病诊疗中心

何友钊　江苏无锡三院肝胆胰外科

应夏阳　上海交通大学医学院附属瑞金医院胰腺疾病诊疗中心

沈君劼　上海交通大学医学院附属瑞金医院胰腺疾病诊疗中心

沈柏用　上海交通大学医学院附属瑞金医院胰腺疾病诊疗中心

张　俊　上海交通大学医学院附属瑞金医院胰腺疾病诊疗中心

张家强　上海交通大学医学院附属瑞金医院胰腺疾病诊疗中心

陆熊熊　上海交通大学医学院附属瑞金医院胰腺疾病诊疗中心

陈　伟　苏州大学附属第二医院肝胆外科

陈　皓　上海交通大学医学院附属瑞金医院胰腺疾病诊疗中心

陈敬贤　上海交通大学医学院附属瑞金医院中医科

金佳斌　上海交通大学医学院附属瑞金医院胰腺疾病诊疗中心

周奕然　上海交通大学医学院附属瑞金医院胰腺疾病诊疗中心

施　源　上海交通大学医学院附属瑞金医院胰腺疾病诊疗中心

施昱晟　上海交通大学医学院附属瑞金医院胰腺疾病诊疗中心

姜　毓　上海交通大学医学院附属瑞金医院胰腺疾病诊疗中心

费　健　上海交通大学医学院附属瑞金医院胰腺疾病诊疗中心

秦　凯　上海交通大学医学院附属瑞金医院胰腺疾病诊疗中心

徐　炜　上海交通大学医学院附属瑞金医院胰腺疾病诊疗中心

翁原驰　上海交通大学医学院附属瑞金医院胰腺疾病诊疗中心

彭承宏　上海交通大学医学院附属瑞金医院胰腺疾病诊疗中心

程东峰　上海交通大学医学院附属瑞金医院胰腺疾病诊疗中心

温晨磊　上海交通大学医学院附属瑞金医院胰腺疾病诊疗中心

谢作都　上海交通大学医学院附属瑞金医院胰腺疾病诊疗中心

谢俊杰　上海交通大学医学院附属瑞金医院胰腺疾病诊疗中心

詹　茜　上海交通大学医学院附属瑞金医院胰腺疾病诊疗中心

（本书在正文的署名说明：团队成员2人及以下者，直接署名；3人及以上者，以医院团队署名；无标注者，为上海交通大学医学院附属瑞金医院团队完成）

主编简介

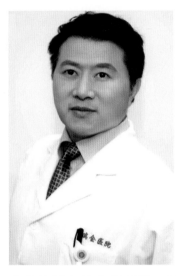

王　伟　副主任医师，博士后。毕业于第二军医大学，现就职于上海交通大学医学院附属瑞金医院胰腺疾病诊疗中心。熟悉胃肠镜操作及胃十二指肠疾病的诊治，擅长超声内镜操作、胰胆疾病的诊断尤其早期诊断与鉴别及相关营养治疗。专业方向：胰腺疾病的早期诊断及发病机制、超声内镜与胰腺疾病的诊断与鉴别诊断。

主持国内首个慢性胰腺炎遗传学领域国家自然科学基金项目1项，参与胰腺相关国家自然科学项目基金3项。发表胰腺疾病相关论文40篇（含SCI论文13篇）。主编专著两部：《慢性胰腺炎：理论与实践》（人民卫生出版社）、《"胰"路有医》（上海科学普及出版社），参编胰腺相关专著两部：《消化超声内镜学（第2版）》（科学出版社）、《胰腺影像学》（人民卫生出版社）。

国家自然科学基金通信评审专家，上海市科学技术委员会专家库专家，上海市自然基金评审专家，世界内镜医师协会消化内镜协会理事及内镜临床诊疗质量评价专家委员会委员，中国医师协会胰腺病专业委员会慢性胰腺炎专业学组委员，中国抗癌协会胰腺癌专业委员会第一届青年委员会委员，上海市抗癌协会第一届肿瘤营养支持与治疗专业委员会委员。*American Journal of Gastroenterology* 等学术杂志编委。

主审简介

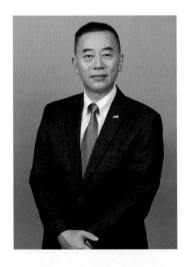

沈柏用 主任医师、博士研究生导师。上海交通大学医学院附属瑞金医院副院长，上海交通大学医学院胰腺疾病研究所所长，世界临床机器人外科学会（CRSA）主席，美国外科学院院士（FACS）。中国医师协会外科医师分会机器人外科医师委员会、微无创医学专业委员会胰腺专业委员会副主任委员，中国医促会外科分会、围术期医学分会副主任委员，中国研究型医院学会普外科专业委员会、机器人与腹腔镜外科专业委员会、糖尿病与肥胖外科专业委员会、微创外科专业委员会副主任委员，中国抗癌协会肿瘤微创治疗委员会胰腺癌微创与综合治疗分会副主任委员，上海市医学会普外科专科分会候任主任委员。曾获国家科技进步奖二等奖、国家教育部科技进步奖一、二等奖，华夏医学科技奖一等奖等。*World Journal of Surgery* 等 10 余本杂志的副主编或编委。

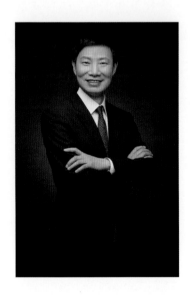

邹多武 主任医师、教授、博士研究生导师。上海交通大学医学院附属瑞金医院消化内科主任、内镜中心主任。长期从事消化系疾病的基础理论研究及临床诊疗实践，在消化系疑难危重疾病救治方面具有较深造诣，擅长消化系疾病的消化内镜诊疗，尤其在胆道胰腺疾病的 ERCP 诊疗、功能性及胃肠动力疾病的基础理论和临床诊疗方面，经验丰富，具有多项创新性研究成果。目前担任中华医学会消化病学分会常委，中华医学会消化病学分会胰腺病学组委员，上海市医学会消化系病分会副主任委员等。发表科研论文多篇、获国家自然基金资助多项。获国家科技进步奖二等奖 1 项（第 4 完成人）及国家教学成果二等奖 1 项（第 3 完成人）。

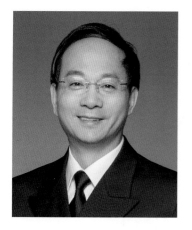

金震东 主任医师、教授、博士研究生导师。海军军医大学附属长海医院消化内科执行主任。主要从事超声内镜在消化系疾病的应用研究。第十七届国际超声内镜大会执行主席，亚太超声内镜联盟执行委员，国家消化内镜质量控制中心专家委员会委员，中华医学会消化内镜学分会候任主任委员，中国医师协会介入医师分会副会长兼消化内镜介入专业委员会主任委员，中国医师协会消化内镜专业委员会副主任委员，中国医师协会超声内镜专家委员会主任委员，上海市医学会消化内镜专业委员会主任委员，*Endoslopic Ultrasound* 等数个杂志副主编及编委。获国家科技进步奖二等奖、军队科技进步奖二等奖等多项。主编、主译专著及教程多部：《现代腔内超声学》《消化超声内镜学》《消化超声内镜疑难病诊断图解》《内镜超声学（Endosonography）》第4版、消化超声内镜培训系列教程DVD多部。

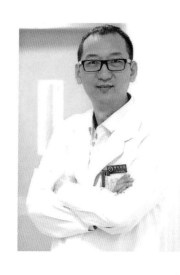

龚彪 主任医师、教授、博士研究生导师。现任"国家中医药管理局重点专科——上海中医药大学附属曙光医院脾胃病科负责人，"上海中医药大学附属曙光医院消化医学部部长、消化内科及消化内镜中心主任。擅长胆胰疾病的内镜诊治工作及胃镜、肠镜、胆道镜、超声内镜、胆胰子母镜、胆胰射频、儿童胆胰疾病内镜治疗、共聚焦检查等诊疗工作，近30 000余例ERCP诊治操作经验。主要学术任职：世界内镜医师协会中国消化内镜分会会长、中国中西医结合学会消化内镜分会副主任委员等。培养消化专业研究生10名，国内胆胰内镜诊治人才1500余名。主持国家级课题1项、市局级课题2项；获得军队医疗成果二等奖2次，三等奖1次以及其他各类奖项多次。近5年发表SCI论文15篇，核心期刊论文30篇，主编或参编专著6部。

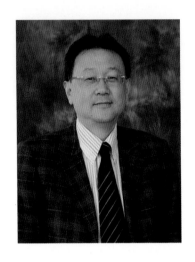

　　钟　良　主任医师、教授、博士研究生导师。复旦大学附属华山医院消化内镜中心主任兼消化科副主任，华山北院常务副院长兼消化科执行主任。复旦大学内镜研究所及胰腺病研究所副所长。擅长消化系统常见及疑难疾病的诊断和治疗，特别是消化道疾病的内镜下诊断和治疗技术，如胰腺占位的超声内镜诊治，胆道梗阻和结石的内镜诊治，消化道息肉及早癌的诊断和治疗等。担任中华医学会消化内镜分会超声内镜学组副组长，上海市医学会消化内镜分会侯任主任委员等。还担任《中华消化杂志》《中华消化内镜杂志》《国际消化病杂志》及 *Journal of Digestive Diseases* 等杂志编委。

前　言

胰胆疾病病种繁杂，鉴别及诊疗困难。由于探头与胰胆之间主要以一层薄薄的胃壁或肠壁相隔且可对病灶进行动态多角度扫查，病灶特征及细节几乎无所遁形，并可引导进行细针穿刺活检及引流等相关诊疗，故在胰胆疾病的鉴别及诊疗方面，线阵超声内镜引我们进入了一个新时代；然而，其影像的解读往往非常困难：其优势在于细节、其劣势也在细节，因为众多疾病细节往往相似度极高、伯仲难辨。为此，内镜医师需要对影像的细微变化极为敏感，对疾病病理及发病机制极为熟悉，从微小细节改变去诊断疾病、从细小差异去鉴别疾病，再从不同疾病的不同本质去理解、回推影像的细微差异，以使后续的诊断愈发准确；而这些超声内镜思维及敏感度的形成，是一个长期的训练过程，需要内镜医师以极大的耐心在人、镜、图三者合一的立体的空灵境界中不断地去"品"、去"悟"、去"思"……

上海交通大学医学院附属瑞金医院胰腺疾病诊疗中心是一个目前拥有 126 张床位、年手术量逾千台（其中达芬奇机器人辅助胰腺手术 300 余台）的集医疗、科研、教学、科普四位一体的大型综合现代化临床医疗中心。在传承张圣道、李宏为、彭承宏等几代瑞金医院胰腺人的优良传统的基础上，在学科带头人沈柏用教授的带领下，形成了胰腺疾病的"多学科诊断、个体化治疗、一条龙关爱"的诊疗新理念、"以临床促科研、以科研带临床、最终造福于病员"的发展新模式。近年来，在胰胆线阵超声内镜的临床诊疗方面积累了一些经验，发现了一些传统诊疗中易于被忽略的问题，为此，我们同有幸邀请到的国内有代表性的 13 家医疗中心的中青年胰胆疾病专家一起，将临床诊疗过程中的部分病例进行归类整理后加以呈现，与众多前辈、老师及同道一起领略胰胆线阵超声内镜的魅力。

全书分为四篇 10 章，含 236 个病例、241 张组合图片、983 段视频（109G 容量），囊括 53 个病种及其相应的高级别上皮内瘤变或癌变。第一章从 3D 解剖的角度，详细讲解了胰胆线阵超声内镜标准扫查时相应解剖结构，帮助初学者尽快进入胰胆线阵超声内镜的世界；第二章从组织病理学的角度，帮助读者理解病灶的超声内镜影像特征；影像部分分为三篇，包括胰腺疾病篇（第三章至第六章）、胰胆周围疾病篇（第七章、第八章）和胆系疾病篇（第九章、第十章），著者根据初诊或检查时影像学的表象，对病例进行大体分类，随后系统展现了多种胰胆疾病的不同线阵超声内镜影像学特征、一种胰胆疾病的多种线阵超声内镜影像学特征，并展示了上述不同病种或同一病种的不同或相同 CT、MRI 表现、组织病理特点。

全书着重突出了以下五大特色：一是组织病理的概念，组织病理不仅仅是确诊的证据，更是超声内镜医师理解超声影像的助手；二是大量视频影像，一个病例，不仅仅是提供了病灶的视频，更有数段甚至十数段表现病灶细节及周围细节的视频，尽量帮助读者进入线阵超声内镜的细细"品"、细细"悟"、静静"思"的境界：为什么要在某个部位反复扫查、在寻找什么；三是除了典型病例外，更多的是不典型病例的呈现：虽然典型表现是医患的渴望，但不典型表现才是临床的常态；四是许多病例的图片解说并未提供或提供得非常简单，需要读者就视频耐心品味后方可有所收获；五是调强 CT、MRI 读片能力的培养，此为超声内镜医师所必须熟悉的影像学基础。

胰腺疾病的诊疗方案的选择及确定过程非常复杂，本专著中所包含的病例资料，是以超声内镜为核心展开的，并非该病例的所有信息，故该病例无论是施行手术、内镜还是药物治疗，仅仅是就该病例的当时的具体情况而言，并非该疾病诊治指南，切勿生搬硬套；以瑞金医院胰腺疾病诊疗中心为例，行超声内镜的检查的患者中，约 1/3 的患者取消手术而在门诊随访复查，也正因为如此，许多具有典型表现的病例，如浆液性囊腺瘤、真性或假性囊肿、分支型 IPMN、肿块型胰腺炎、自身免疫性胰腺炎、淋巴瘤、脂肪胰等，由于无细胞学和组织病理诊断，并未在书中展示。

瑞金医院胰腺疾病诊疗中心线阵超声内镜的发展，是在瑞金医院消化内科诸位前辈、同仁的倾心指导、大力协助下发展壮大的，在此，特向瑞金医院消化内科诸位前辈、同仁表示深深的敬意和感谢！

本书适合从事与胰胆疾病专业相关的消化内科、普通外科等科室医者使用，尤其是从事胰胆疾病专业、消化内镜诊疗事业的医者，也适合非专业人员了解胰胆疾病及线阵超声内镜的参考。

胰腺疾病的病种繁杂，病因机制及临床表现等复杂，治疗措施多样。有兴趣的读者可继续参阅本人主编的胰腺方面专业书籍。

全书的酝酿、整理及完稿历时 10 个月余，然胰胆疾病复杂深奥，胰胆线阵超声内镜影像千变万化，加之编者水平有限，书中不足之处难以避免，恳请前辈及同道不吝赐教；全书的核心为胰胆疾病的线阵超声内镜的基本特征，加以条件所限，多数病例并未重点阐述如造影增强超声内镜（CE-EUS）或造影增强谐波超声内镜（CHE-EUS）等新兴技术；另外，本书多数病例的扫查，是在非静脉麻醉或在仅口服利多卡因胶浆局部麻醉的情况下完成的，加之检查目的差异、镜身及探头较粗、患者反应较剧烈等因素，部分病例的视频有时跳动较大、采录不完整或未及采录，敬请前辈及同道谅解。

编　者

2020 年 4 月 10 日于上海

目　录

第一篇　基 础 知 识

第二篇　胰 腺 疾 病

第三篇　胰胆周围疾病

第四篇　胆 系 疾 病

第一篇 基础知识

第一章　线阵超声内镜的胰胆探查

视频二维码
1-1

【引言】　胰胆纵轴超声内镜探头的视野仅是胰胆结构的一角，故其难点之一在于胰胆及其周围解剖结构的甄别及探头的定位及多角度多维度扫查时由多个局部信息形成整体特征的立体思想的形成……

本章，请扫描二维码中的教学视频。

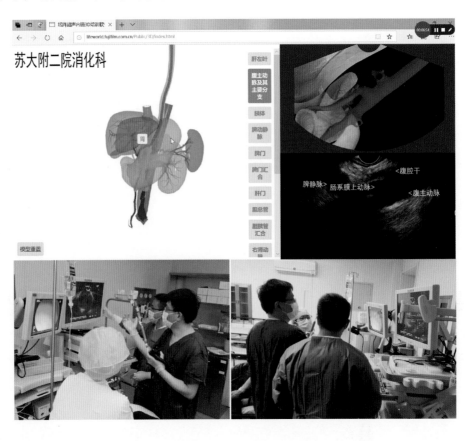

【主讲人简介】　**胡端敏**　主任医师，副教授，博士研究生导师，中国医药教育协会消化内镜分会委员，江苏省消化疾病委员会青年委员会副主任委员，江苏省消化内镜委员会超声内镜学组副组长等。苏州市医学重点人才，江苏省青年医学人才。2009 年赴美国纽约州立大学布法罗分校，2015 年赴日本自治医科大学，2018 年赴德国马格德堡大学访问学习。近年来一直从事超声内镜的临床工作、同时致力于胰腺癌分子发病机制研究，多项基础和临床研究结果发表在国外期刊及国内核心期刊上。发表论文 50 余篇，包括 *Gastroenterology* 等 SCI 杂志论文 20 余篇，中华系列杂志 10 余篇，参编专著一部，副主译专著一部，主审一部。获江苏省医学新技术引进奖 1 项，苏州市医学新技术引进奖 6 项。

第二章　胰腺疾病的病理诊断与超声内镜影像解读

【引言】　不同胰腺疾病的病理特征有哪些？线阵超声内镜下肉眼所见的影像学表现在显微镜下其病理组织学特征的表现是什么？超声内镜穿刺细胞学诊断、穿刺组织学诊断与手术切除标本的组织学诊断有何关联差异。

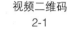

视频二维码
2-1

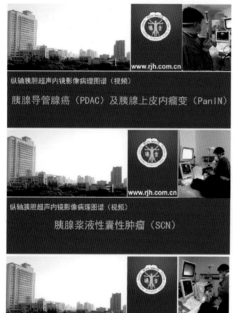

纵轴胰胆超声内镜影像病理图谱（视频）

胰腺导管腺癌（PDAC）及胰腺上皮内瘤变（PanIN）

纵轴胰胆超声内镜影像病理图谱（视频）

胰腺浆液性囊性肿瘤（SCN）

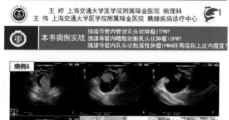

纵轴胰胆超声内镜影像病理图谱（视频）

胰腺腺泡细胞癌及其他病变

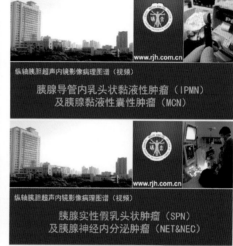

纵轴胰胆超声内镜影像病理图谱（视频）

胰腺导管内乳头状黏液性肿瘤（IPMN）
及胰腺黏液性囊性肿瘤（MCN）

纵轴胰胆超声内镜影像病理图谱（视频）

胰腺实性假乳头状肿瘤（SPN）
及胰腺神经内分泌肿瘤（NET&NEC）

本书病例实战：肠源性囊肿

病例41

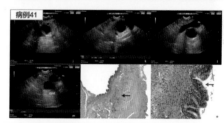

王　婷　上海交通大学医学院附属瑞金医院　病理科
王　伟　上海交通大学医学院附属瑞金医院　胰腺病疗中心

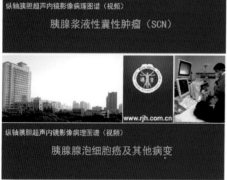

本书病例实战：
胰腺导管内管状乳头状肿瘤ITPN？
胰腺导管内嗜酸细胞乳头状肿瘤IOPN？
胰腺导管内乳头状黏液性肿瘤IPMN伴高级别上皮内瘤变？

病例6

本书病例实战：淋巴上皮囊肿

病例38

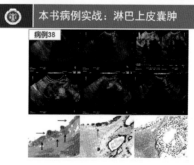

（王　婷　王　伟）

第二篇　胰腺疾病

第三章　胰腺囊性病变

【病情简介】　男，71岁。上腹隐痛不适1月余，外院就诊上腹部CT示：胰腺头部占位，胆总管狭窄。无烟酒嗜好；无糖尿病病史。

【实验室检查】　肿瘤学指标：NSE 23.33ng/ml，CA19-9 957.3U/ml，CA242 172.6U/ml，CEA、CA125、AFP等正常；血糖：4.75mmol/L；肝功能：TBIL 32.3μmol/L，余正常；肾功能：BUN 8.7μmol/L，UA 547μmol/L，余正常；血常规、DIC及止凝血指标等均正常；IgG4：0.25g/L（参考值：<2g/L）。

【影像学检查】　CT：胰头部导管腺癌伴阻塞性胰腺炎，MRI：PDAC（胰头颈部）伴胰体尾部阻塞性炎症。

【治疗】　出院等待EUS-FNA结果，后再次入院化疗。

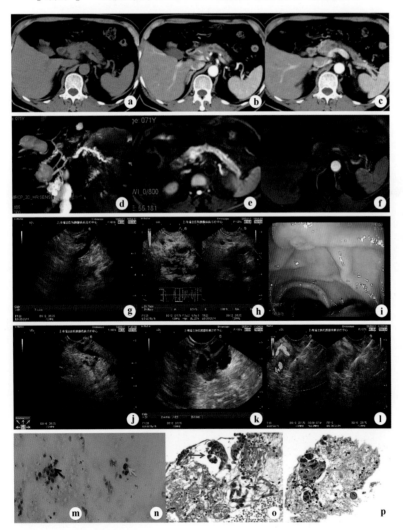

图像要点

EUS：头颈部分支胰管扩张，头部近乳头部见一无回声病灶，内见分隔及絮状回声，与分支胰管相通；头部近颈部一侧一低回声病灶，质地较硬，SIR=61.0，邻近胰管扩张。

EUS-FNA：（m、n）细胞学见小巢轻度异型的上皮细胞，细胞核增大（绿箭），染色较深，细胞质内有黏液样物质（黑箭），考虑黏液性上皮性肿瘤。

EUS-FNA：穿刺组织内见破碎的形态不规则的腺体（红箭，o）；灶区见异型细胞巢，细胞核大小差异明显、可见核分裂象（绿箭，p）；诊断：胰头穿刺组织内见少量重度异型上皮细胞。最后诊断：IPMN（分支型）。

【病情简介】　女，42岁。患者于2018年4月体检时发现胰腺峡部区域有一个直径20mm的囊肿，针吸细胞学诊断示黏液性囊肿。患者于2018年11月就诊于××医院，查腹部MRI增强示胰体部囊性占位，黏液性囊腺瘤可能，恶变待排。无烟酒嗜好；无糖尿病病史。

【实验室检查】　肿瘤学指标：CA19-9，CEA、CA125、AFP等正常；肝功能、肾功能、血常规、DIC及止凝血指标等均正常；血糖：6.11mmol/L；IgG4：0.54g/L（参考值：＜2g/L）。

【影像学检查】　CT：SCN可能，IPMN待排。

【治疗】　达芬奇-胰中段切除术。

病例2

精彩视频请扫描二维码

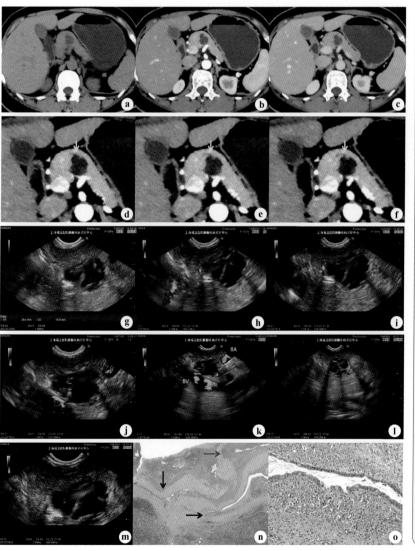

图像要点

a～c.CT平扫、增强动脉期及门脉期（层厚5cm），胰颈部见一枚大小约2.0cm×1.5cm的囊性低密度灶，形态呈分叶状，囊壁薄、强化不明显，腔内未见分隔或附壁结节。d～f.CT增强动脉期（层厚1mm），胰颈病灶似与主胰管相通（细箭）。

组织病理：n.胰腺内见一囊性占位（黑箭），上皮下方见卵巢样间质（红箭）；o.内衬上皮为单层立方/柱状黏液上皮（绿箭）。

诊断：胰腺黏液性囊性肿瘤（MCN）伴低级别上皮内瘤变。

【病情简介】 女，73岁。进食后右上腹间断胀痛6年，加重3个月，外院胃镜提示浅表萎缩性胃炎，病理示黏膜轻度慢性炎症；B超示肝小囊肿；胰头部实质性占位灶；胆囊小息肉样病灶；肝外胆管扩张。上腹部MRI增强示胰头下份小囊状异常信号灶，IPMN？肝囊肿；双肾小囊肿。无烟酒嗜好；无糖尿病病史。

【实验室检查】 肿瘤学指标：CA19-9、CEA、CA125、AFP等正常；肝功能、肾功能、血常规、DIC及止凝血指标等均正常；血糖：4.38mmol/L；IgG4：0.20g/L（参考值：＜2g/L）。

【影像学检查】 MRI：胰腺分裂，胰腺多发囊性灶。

【治疗】 2个月后外院行胰十二指肠切除术。

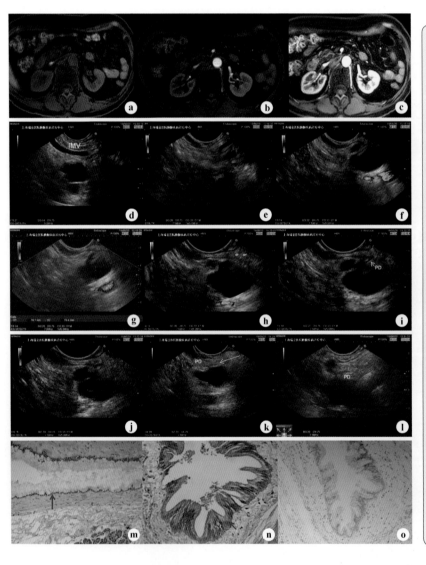

图像要点

组织病理：m.胰腺内导管扩张，导管内黏液柱状上皮增生；n.局灶上皮轻度异型增生；o.导管周围缺乏增生的"卵巢样间质"，其免疫组化染色孕激素受体阴性。

诊断：（胰头）胰腺导管内乳头状黏液性肿瘤（IPMN），局灶被覆黏液上皮轻度异型增生。

（病理：林 军）

【病情简介】　男,54岁。反复腹痛4年,发现胰腺肿物1个月。4年前无诱因出现上腹痛,当地医院诊断胰腺炎,外院CT及MRI考虑胰头囊性占位,非手术治疗后好转。此后反复发作。吸烟20年,每日20支;否认酗酒史。无糖尿病病史。

【实验室检查】　肿瘤学指标:CA19-9、CEA、CA125、AFP等正常;血糖:4.42mmol/L;肝功能、肾功能、血常规、DIC凝血指标、IgG4等均正常。

【影像学检查】　见下文。

【治疗】　胰十二指肠根治性切除术。

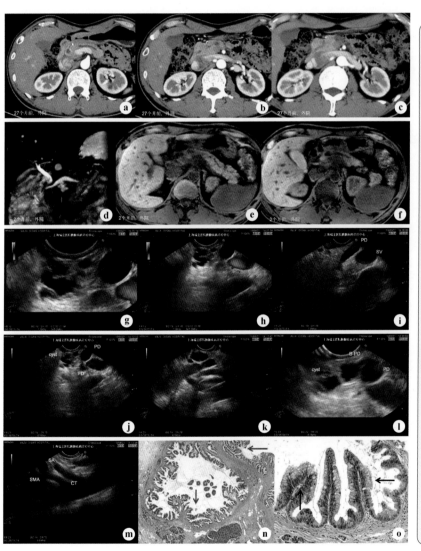

图像要点

组织病理:n.胰腺内多灶胰管扩张,内衬乳头状增生的黏液柱状上皮(红箭);o.局灶增生上皮细胞核呈杆状,假复层排列(黑箭)。

诊断:胰腺导管内乳头状黏液性肿瘤(IPMN)伴低级别上皮内瘤变

(临床资料:刘敏丰　何友钊)

【病情简介】 男，68 岁。体检发现胰腺占位 1 个月余，进一步就诊查上腹增强 MRI 示胰腺钩突部约 42mm×30mm 囊性为主占位影，增强后实性部分不均匀强化，囊性成分未见强化；右肾上腺结节影，约 26mm×15mm，明显不均匀强化。EUS+FNA 术诊断：胰头囊实性占位，IPMC 可能性大。有吸烟史，40 余年，1 包 / 天，否认酗酒史；糖尿病病史 10 余年，口服二甲双胍等药物治疗，血糖控制在 8mmol/L 左右。

【实验室检查】 肿瘤学指标：CA19-9、CEA、CA125、AFP 等正常；血糖：6.54mmol/L；肝功能：TBIL 25.6μmol/L，余正常；肾功能、血常规、DIC 及止凝血指标等均正常；IgG4：0.79g/L（参考值：< 2g/L）。

【影像学检查】 见下文。

【治疗】 Child 手术。

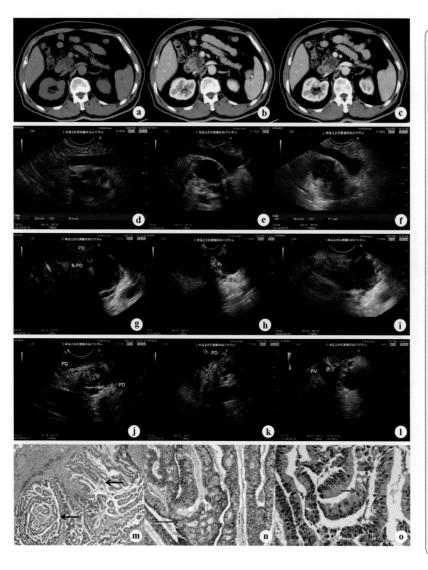

图像要点

CT 平扫及增强：示胰腺头部囊性低密度灶，4.0cm×3.5cm，上游主胰管未见明显扩张（a～c）。

组织病理：m.胰腺导管扩张，上皮高度增生呈乳头状（黑箭）；n.局部增生细胞呈筛孔状（红箭）；o.细胞核高度异型，可见核分裂象（红箭）。

诊断：胰腺导管内乳头状黏液性肿瘤（IPMN）伴局灶高级别上皮内瘤变。

【病情简介】　女，48 岁。体检发现腹腔占位 10 日余。患者外院体检超声发现左上腹密度不均肿块，大小 51mm×51mm。无烟酒嗜好；无糖尿病病史。

【实验室检查】　肿瘤学指标：CA19-9、CEA、CA125、AFP 等正常；血糖：4.42mmol/L；肝功能、肾功能、血常规、DIC 及止凝血指标等均正常；IgG4：0.53g/L（参考值：< 2g/L）。

【影像学检查】　MRI：胰尾部占位，病灶与胰管相通，IPMN 可能。

【治疗】　机器人辅助下胰体尾切除术。

病例 6

精彩视频请扫描二维码

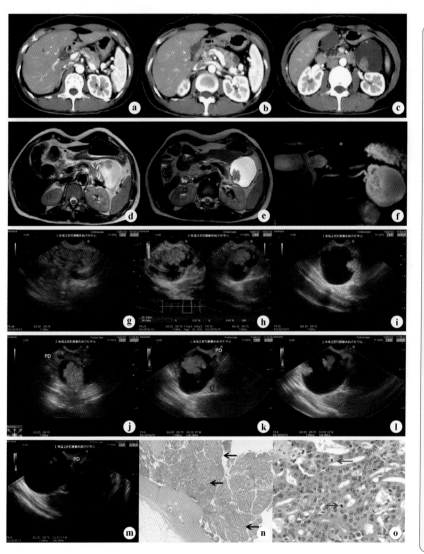

图像要点

CT：胰腺体部胰管扩张（a）；胰腺尾部囊实性占位，囊壁毛糙，附壁见多发不规则结节状软组织密度影，增强后呈渐进性中等 - 明显强化（b、c）。MRI：胰尾部囊实性占位，实性部分呈菜花样（d、e），病灶与胰管相通，胰管可见轻度扩张（f）。

组织病理：胰腺导管扩张，上皮高度增生呈管状、筛孔状（n）；细胞密度较高，可见较多核分裂象（o）。

诊断：胰腺导管内管状乳头状肿瘤（ITPN）。

【病情简介】　女，45岁。体检发现胰腺囊性占位1年余。患者1年前体检上腹部CT发现胰头部囊性病变，当时考虑暂无手术指征，定期随访，本次入院前复查CA19-9 42.2U/ml（前次住院CA19-9 29.10U/ml，CA242 30.2U/ml）。无烟酒嗜好；无糖尿病病史。

【实验室检查】　肿瘤学指标：CA19-9 33.90U/ml，CA242 35.0U/ml，CEA、CA125、AFP等正常；血糖：4.97mmol/L；肝功能、肾功能、凝血指标、血常规等均正常；IgG4：0.46g/L。

【影像学检查】　CT：胰腺钩突部浆液性囊腺瘤可能大。

【治疗】　达芬奇胰十二指肠切除术。

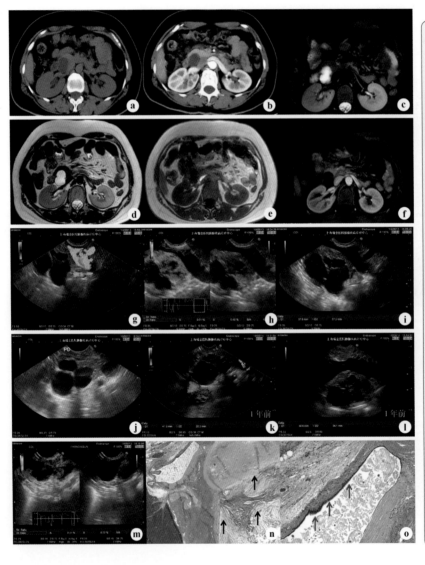

【图像要点】

CT：a，b.胰头部囊性低密度灶，大小约3.3cm×2.7cm，壁薄，边界尚清，增强后病灶未见明显强化，未见明确壁结节影，胰管未见扩张。

MRI：c～f.胰头部囊性占位，边界清晰，T2WI高信号，T1WI低信号，增强后内见轻度强化分隔影。

组织病理：n.胰腺内见一囊性占位，囊壁纤维化伴胆固醇结晶形成（黑箭），内衬上皮大部分脱落（蓝箭）；o.灶区可见内衬上皮为黏液柱状上皮（红箭），未见肯定的卵巢样间质。

诊断：胰腺黏液上皮性囊性病变，倾向为导管内乳头状黏液性肿瘤（IPMN）。

【病情简介】　女，69 岁。体检发现胰腺占位 1 年余。患者 1 年前外院增强 MRI 提示胰腺钩突部分支型导管内乳头状瘤。无烟酒嗜好；无糖尿病病史。

【实验室检查】　肿瘤学指标：CA19-9、CEA、CA125、AFP 等正常；肝功能、肾功能、血常规、DIC 及止凝血指标等均正常；血糖：4.25mmol/L；IgG4：0.7g/L（参考值：< 2g/L）。

【影像学检查】　CT：胰头部 IPMN（分支型）可能性大。

【治疗】　达芬奇胰腺肿瘤根治术。

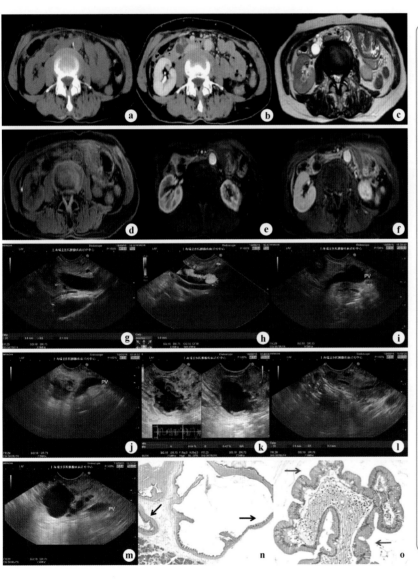

CT：a，b.胰头部囊性低密度灶，大小约 3.3cm×2.7cm，壁薄，边界尚清，增强后病灶未见明显强化，未见明确壁结节影，胰管未见扩张。

MRI：c ～ f.胰头部囊性占位，边界清晰，T2WI 高信号，T1WI 低信号，增强后内见轻度强化分隔影。

组织病理：n.胰腺内见一囊性占位，囊壁纤维化伴胆固醇结晶形成（黑箭），内衬上皮大部分脱落（蓝箭）；o.灶区可见内衬上皮为黏液柱状上皮（红箭），未见肯定的卵巢样间质。

诊断：胰腺黏液上皮性囊性病变，倾向为导管内乳头状黏液性肿瘤（IPMN）。

病例9

精彩视频请
扫描二维码

【病情简介】 男，59岁。发现胰腺占位5个月余。外院增强CT发现胰头囊性灶，IPMN可能性大，我院复查增强MRI示胰头区囊性占位，考虑IPMN可能。无烟酒嗜好；无糖尿病病史。

【实验室检查】 肿瘤学指标：CA19-9、CEA、CA125、AFP等正常；血糖：5.94mmol/L；肝功能：TBIL 27.2μmol/L，余正常；肾功能、血常规、止凝血指标等均正常；IgG4 < 0.06g/L。

【影像学检查】 CT：胰头部胰管不规则扩张，拟IPMN可能性大。

【治疗】 胰十二指肠切除术。

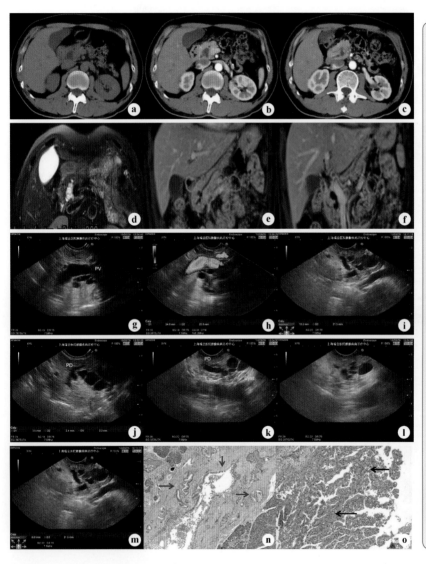

图像要点

CT：胰腺头部见一囊性低密度灶，形态欠规则，边界尚清，未见明确壁结节影，增强后病灶边缘轻度强化，胰头部局部主胰管及分支胰管不规则扩张（a～c）。

MRI：胰腺头部囊性占位，形态欠规则，边界清晰，T2WI高信号，T1WI低信号，内见分隔，与主胰管相通，主胰管轻度扩张（d～f）。

组织病理：n.胰腺内多灶胰管扩张，内衬黏液柱状上皮（红箭）；o.局灶增生上皮呈复杂分支乳头状（黑箭）。

诊断：胰腺导管内乳头状黏液性肿瘤（IPMN）伴局灶高级别上皮内瘤变。

【病情简介】 男，66岁。反复上腹痛7个月余。7个月前外院腹部CT提示急性胰腺炎；胰腺囊肿。2个月前外院行CT提示急性胰腺炎、胰腺钩突部囊性灶、胆囊结石、胆囊炎、肝囊肿、双肾小结石。行MRCP提示胆囊炎，胆泥淤积，胆囊底壁腺肌症；胰腺边缘模糊，结合临床；胰体、胰尾多发小囊性灶，考虑IPMN可能大；胰头钩突区囊性灶，2周前在我院行超声胃镜提示胰腺多发囊性占位（分支型IPMN）；胰腺慢性炎性改变；胆囊结石；胆管炎。吸烟50年，7支/日；无酗酒史；无糖尿病病史。

【实验室检查】 肿瘤学指标：CA19-9、CEA、CA125、AFP等正常；血糖：4.30mmol/L；肝功能、肾功能等均正常；血常规：HGB 118g/L，余正常；DIC及止凝血指标：纤维蛋白降解产物6.3mg/L，DD 2.07mg/L，余正常；IgG4：0.56g/L（参考值：< 2g/L）。

【影像学检查】 CT：胆囊底部壁增厚，胰头部多发囊性占位。

【治疗】 胰十二指肠切除术。

精彩视频请扫描二维码

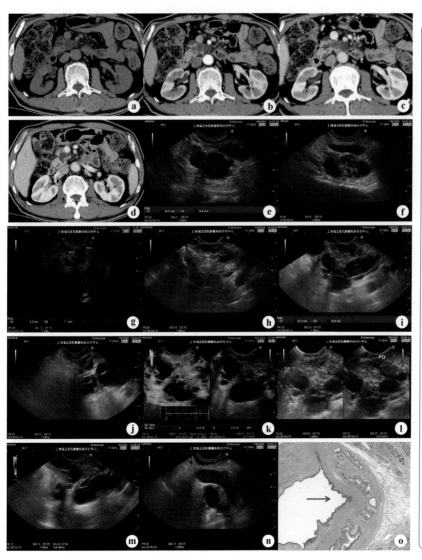

图像要点

CT：胰头部可见多发类圆形低密度影，边界尚清，CT增强扫描：囊性成分未见明显对比强化，分隔轻度强化，与胰管相通。

组织病理：胰腺主胰管及分支胰管扩张，内衬单层黏液上皮（o）。

诊断：胰腺导管内乳头状黏液性肿瘤（IPMN）伴低级别上皮内瘤变。

病例 11

精彩视频请
扫描二维码

【病情简介】　男，57岁。体检发现胰腺占位。外院检查CT示胰头钩突占位。无烟酒嗜好；无糖尿病病史。

【实验室检查】　肿瘤学指标：NSE 19.88 ng/ml，CA19-9、CEA、CA125、AFP等正常；血糖：5.10mmol/L；肝功能、肾功能、血常规、IgG4、DIC及止凝血指标等均正常。

【影像学检查】　见下文。

【治疗】　机器人辅助胰十二指肠切除术。

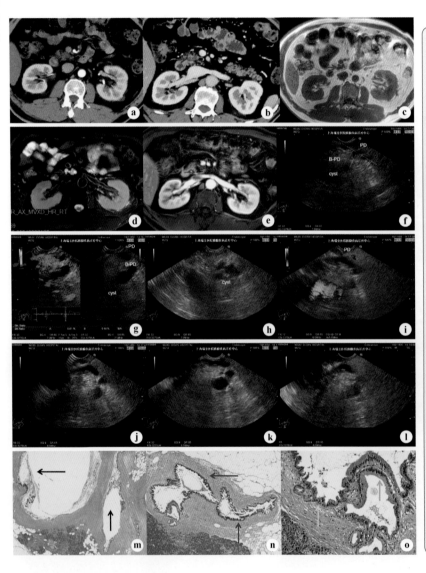

图像要点

CT增强：胰头钩突见囊性灶，增强后分隔轻度强化，囊性成分未见强化（a、b）；T1WI病灶呈低信号，fsT2WI呈高信号，增强后未见强化（c～e）。

组织病理：胰腺内多灶胰管扩张，腔内见黏液（黑箭，m）；扩张胰管内上皮增生（红箭，n）；增生上皮部分呈单层黏液柱状（绿箭），部分呈乳头状（黄箭，o）。

诊断：胰腺导管内乳头状黏液性肿瘤（IPMN）伴低级别上皮内瘤变。

（临床资料：刘敏丰
何友钊）

病例 12

精彩视频请扫描二维码

【病情简介】 男，65岁。发现胰腺占位1月余。于外院就诊，腹部、盆腔CT提示胰腺颈部前缘见囊性灶，大小约为16mm×24mm，体尾部略显饱满，胰尾部见稍低密度结节，直径约5mm，MRCP，提示胰腺颈部见一囊状信号，T1WI为高信号，内见分隔，大小约为3.0cm×1.9cm，动态增强边缘强化及分隔轻度延迟强化，病灶似与分支胰管相通；胰腺体尾部亦见一直径约0.3cm小囊状无强化灶。无烟酒嗜好；无糖尿病病史。

【实验室检查】 肿瘤学指标：CA19-9、CEA、CA125、AFP等正常；血糖：5.21mmol/L；肝功能、肾功能、DIC及止凝血指标等均正常；血常规：血红蛋白119g/L，余正常；IgG4：0.28g/L（参考值：＜2g/L）。

【影像学检查】 见下文。

【治疗】 胰体尾切除术。

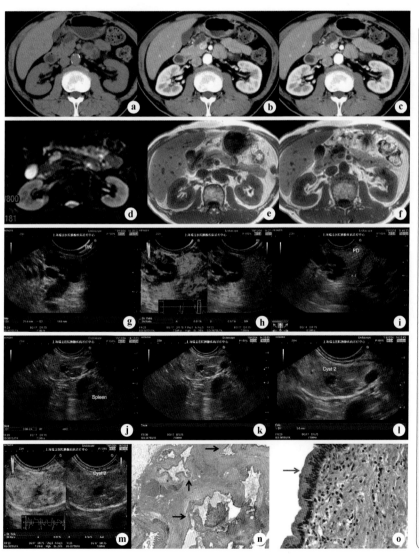

图像要点

组织病理：n.胰腺多处胰管扩张（黑箭）；o.扩张胰管内衬单层黏液上皮，部分核假复层排列（红箭）。

诊断：胰腺导管内乳头状黏液性肿瘤（IPMN）伴低级别上皮内瘤变。

【病情简介】　女，66 岁。体检发现胰腺占位性病变 2 年余，2 年前体检上腹部 MRI 平扫 +DWI+MRCP+ 增强，胰腺钩突部钙化灶考虑；胰头、颈部多发囊肿考虑。1 年前随访上腹部 CT 平扫 + 胸部 CT 平扫，右肺中叶及左肺下叶纤维灶，胰腺颈部囊性灶。半年前肝胆胰脾超声，胰腺囊肿。2 周前于我院门诊行胰腺 CTA 示：胰头颈部囊性占位，考虑分支型 IPMN 可能性大，浆液性囊腺瘤不排除，胰周大血管未见受累。无烟酒嗜好；无糖尿病病史。

【实验室检查】　肿瘤学指标：AFP 9.37ng/ml，NSE 17.49ng/ml，CA19-9、CEA、CA125 等正常；血糖：4.64mmol/L；肝功能、肾功能、血常规、DIC 及止凝血指标等均正常；IgG4：0.09g/L。

【影像学检查】　CT、MRI: MRCP 示：胰腺头、体部囊性灶；肝总管及胆总管轻度扩张。

【治疗】　开腹胰中段切除术 + 胰肠 Roux-en-Y 吻合术。

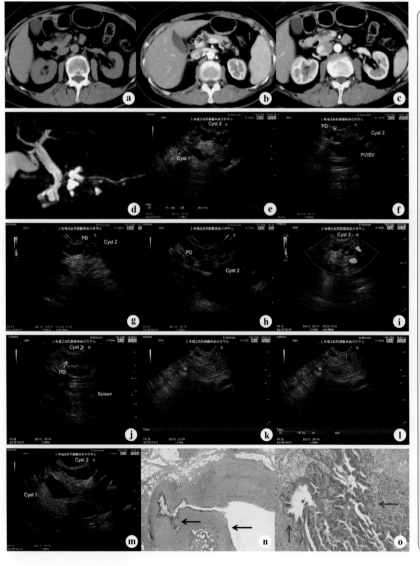

【图像要点】

胰头颈体尾部多发囊性低密度灶，增强后囊性成分未见强化，其内见较薄分隔强化（a～c）；MRCP 胰腺见多发大小不等囊性灶（d）。

组织病理：胰腺内胰管扩张伴内衬上皮增生（黑箭，n）；增生上皮呈乳头状（红箭，o）。

诊断：胰腺导管内乳头状黏液性肿瘤（IPMN）伴低级别上皮内瘤变。

【病情简介】　女，51岁。左腹隐痛2年余。外院初诊MRI发现胰腺体部占位1.0cm×1.2cm，超声胃镜见胃底间质瘤，同时见胰腺囊性灶（分支胰管型IPMN），诊断为胃间质瘤，2017年7月于外院行胃底肿物内镜下剥除术。2017年底再次复查上腹部MRI+MRCP示胰体部见囊性灶，大小为2.0cm×1.8cm，无强化，后腹膜未见肿大淋巴结。无烟酒嗜好；无糖尿病病史。

【实验室检查】　肿瘤学指标：CA19-9、CEA、CA125、AFP等正常；血糖：5.34mmol/L；肝功能、肾功能、血常规、DIC及止凝血指标等均正常。

【影像学检查】　MRI：胰体部囊性灶，首先考虑黏液性囊腺瘤可能。

【治疗】　机器人辅助胰体尾切除术（保脾）。

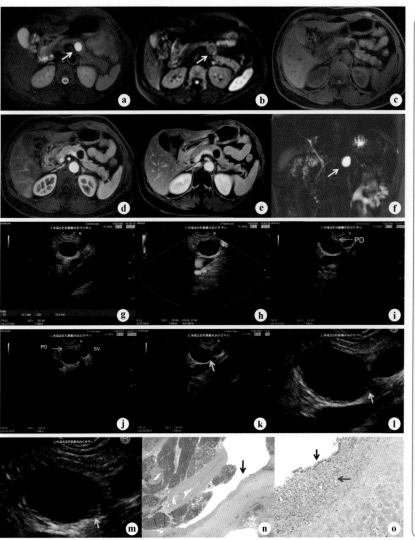

【图像要点】

MRI，T2WI示胰体部囊性灶（a）；DWI示肿块呈低信号（b）；T1WI呈低信号（c）；增强后肿块不强化（d，e）；MRCP示主胰管受压改变（f）。

组织病理：胰腺内可见一囊性肿瘤（n）；囊壁内衬单层黏液柱状上皮细胞（黑箭），上皮下可见卵巢样间质（红箭，o）。

诊断：胰腺黏液性囊性肿瘤（MCN）。

【病情简介】 女，22 岁。体检发现胰腺占位 1 月余。外院体检 CT 示胰体尾浆液性囊腺瘤，大小为 4.8cm×4.7cm。无烟酒嗜好；无糖尿病病史。

【实验室检查】 肿瘤学指标：CA242 32.6U/ml，CA19-9、CEA、CA125、AFP 等正常；血糖：5.21mmol/L；肝功能、肾功能、血常规、DIC 及止凝血指标等均正常。

【影像学检查】 CT：胰腺体尾部黏液性囊腺瘤可能。

【治疗】 机器人辅助胰体尾切除术（保脾）。

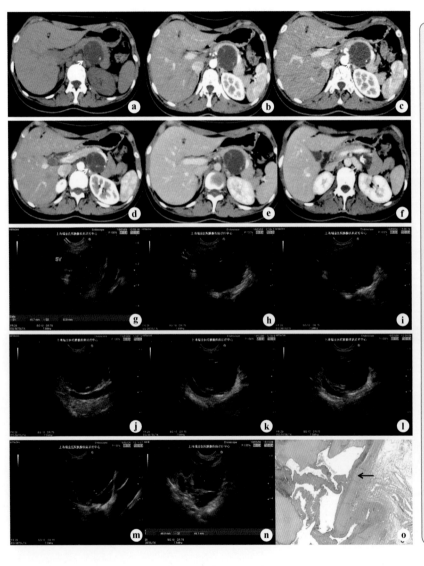

图像要点

CT 平扫胰体部囊性灶，见分隔及钙化（a）；肿块分隔强化，囊性成分不强化（b～e）；肿块下部可见斑片状钙化（f）。

组织病理：胰腺内肿瘤呈多房囊性，囊壁内衬单层黏液柱状上皮细胞，上皮下方见卵巢样间质（黑箭）。

诊断：胰腺黏液性囊性肿瘤（MCN）。

【病情简介】 女，40岁。1个月前行CT检查提示胰尾部占位，我院MRI提示胰腺尾部占位考虑黏液性囊腺瘤可能。无烟酒嗜好；无糖尿病病史。

【实验室检查】 肿瘤学指标：CA19-9、CEA、CA125、AFP等正常；血糖：5.84mmol/L；肝功能、肾功能、血常规、DIC及止凝血指标等均正常。

【影像学检查】 MRI：胰腺尾部占位，黏液性囊腺瘤可能。

【治疗】 机器人胰体尾切除术。

病
例
16

精彩视频请
扫描二维码

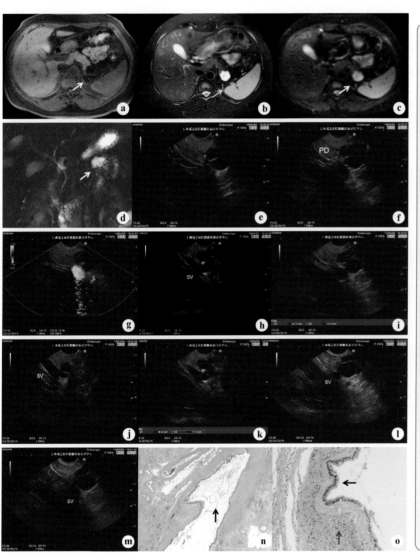

图像要点

胰尾部T1WI低信号灶（a）；T2WI呈高信号（b）；DWI呈分叶状高信号，分隔呈低信号（c）；MRCP邻近胰管未见扩张（d）。

组织病理：n.胰腺内见一囊性占位，囊腔内少许黏液样分泌物（黑箭）；o.囊壁内衬单层黏液柱状上皮（黑箭），上皮下方有胶原带及少量卵巢样间质（红箭）。

诊断：胰腺黏液性囊性肿瘤（MCN）。

【病情简介】 女，42岁。心前区疼痛伴腰背痛2月余。外院超声示：胰尾部囊形结构，肝、胆、胆管、脾未见异常，上腹部MRI示胰腺体部占位，考虑囊肿。无烟酒嗜好；无糖尿病病史。

【实验室检查】 肿瘤学指标：CA19-9、CEA、CA125、AFP等正常；血糖：5.53mmol/L；肝功能、肾功能、血常规、DIC及止凝血指标等均正常。

【影像学检查】 CT：胰颈体部囊性占位，考虑黏液性囊腺瘤可能性大，MRI：胰体近颈部囊性占位，考虑黏液性囊腺瘤。

【治疗】 达芬奇胰体尾切除术（保脾）。

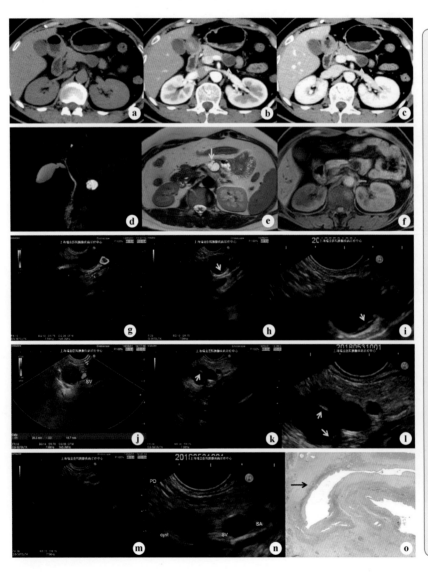

图像要点

CT平扫、增强动脉期及门脉期，胰体部见一枚大小约2.2cm×1.9cm的类圆形厚壁囊性灶，内伴略厚分隔，增强后囊壁及分隔轻度强化（细箭，a～c）。MRI、MRCP、T2WI、T1WI+fs序列，胰体部见一枚多房囊性灶，囊壁及分隔厚薄不均（粗箭），囊液呈均匀T1低信号、T2高信号（d～f）。

组织病理：胰腺内囊性占位，内衬黏液柱状上皮，上皮下方见卵巢样间质（黑箭）。

诊断：胰腺黏液性囊性肿瘤（MCN）。

【病情简介】　女，60 岁。体检发现胰腺占位 2 周余。患者外院体检腹部超声发现胰腺尾部后方囊性占位，最大直径 4.2cm；外院 CT 示胰腺尾部囊性占位，最大直径 4.8cm。无烟酒嗜好；无糖尿病病史。

【实验室检查】　肿瘤学指标：CA19-9 54.80U/ml，CEA、CA125、AFP 等正常；血糖：5.63mmol/L；肝功能、肾功能、血常规、DIC 及止凝血指标等均正常；IgG4：0.12g/L。

【影像学检查】　见下文。

【治疗】　胰体尾切除术。

病例 20

精彩视频请扫描二维码

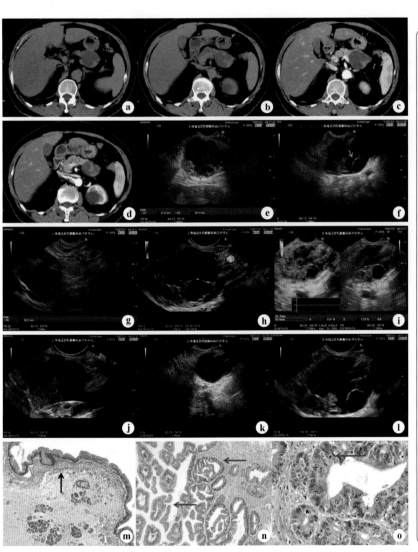

图像要点

CT：a、b. 胰腺体尾部一不规则囊性低密度灶，壁厚、密度不均匀，内见厚分隔影；c、d. 增强后囊壁及分隔呈中等强化，胰管未见明显扩张。

组织病理：m. 胰腺内一囊性占位，内衬黏液上皮，可见卵巢样间质（黑箭）；n. 局部增生细胞呈乳头状、筛孔状（红箭）；o. 细胞核高度异型，可见核分裂象（红箭）。

诊断：胰腺黏液性囊性肿瘤（MCN）伴局灶高级别上皮内瘤变。

【病情简介】 女，43岁。患者于2018年10月末，外院体检上腹部CT示黏液性囊腺瘤，当地医院复查胰腺增强CT仍提示胰体黏液性囊腺瘤。无烟酒嗜好；无糖尿病病史。

【实验室检查】 肿瘤学指标：CA19-9、CEA、CA125、AFP等正常；血糖：4.86mmol/L；肝功能、肾功能、DIC及止凝血指标等均正常；血常规：N% 40.2%，Ly% 43.9%，余正常；IgG4：0.78g/L（参考值：＜2g/L）。

【影像学检查】 CT：胰体部囊性灶，首先考虑浆液性囊腺瘤可能，MRI：胰尾部囊性灶。

【治疗】 机器人辅助下胰体尾切除术。

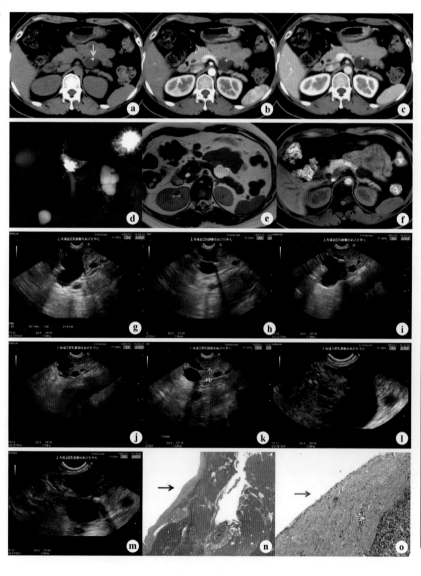

图像要点

　　胰体部见囊性低密度灶，囊壁菲薄、局部伴斑点状钙化（细箭），增强强化不明显（a～c）；MRCP、T2WI及T1WI+fs序列，胰体部囊性灶大小约3.6cm×2.1cm，形态不规则，囊壁菲薄，腔内未见分隔或附壁结节，囊液呈均匀水样信号（d～f）。

　　组织病理：胰腺内见一囊性病变，囊壁菲薄（黑箭，n）；囊壁内未见肯定的内衬上皮，未见卵巢样间质（红箭，o）。

　　诊断：胰腺良性囊性病变。

【病情简介】　女，35 岁。后背疼痛 2 周余。外院 CT 提示胰腺钩突部囊性占位，胰腺导管内乳头状黏液性肿瘤。3 天后复查 MRI 示胰腺钩突部囊性占位，考虑 IPMN 可能。AFP1.9ng/ml，CEA0.6ng/ml，CA125 10.2U/ml，CA19-9 7.89U/ml。无烟酒嗜好；无糖尿病病史。

【实验室检查】　肿瘤学指标：NSE 22.41ng/ml，CA19-9、CEA、CA125、AFP 等正常；血糖：5.20mmol/L；肝功能、肾功能、血常规、DIC 及止凝血指标等均正常；IgG4: 0.38g/L。

【影像学检查】　见下文。

【治疗】　胰十二指肠切除术。

病例 22

精彩视频请
扫描二维码

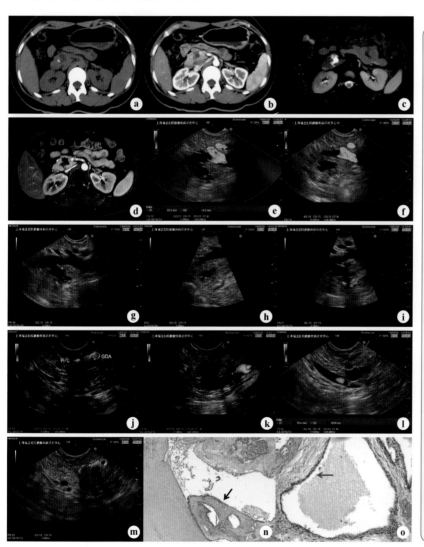

图像要点

CT 平扫及增强：见胰头分叶状囊性低密度灶，最大截面大小约 1.7cm×2.0cm，壁薄，边界清，囊壁见条状钙化影，中央可见星芒状分隔影（a、b）；MRI fsT2WI：见胰头部分叶状中高信号灶（c）；MRI 增强：胰头部病灶未见强化（d）。

组织病理：胰腺内一囊性肿瘤，囊壁纤维化（n）；囊壁内衬单层立方上皮（o）。

诊断：胰腺浆液性囊腺瘤（SCN）。

【病情简介】 女，51岁。体检超声发现胰腺占位1月余。外院查增强CT见胰腺头颈部囊性占位性病变（36.1mm×54.4mm×61.1mm），考虑胰腺囊腺瘤。无烟酒嗜好；无糖尿病病史。

【实验室检查】 肿瘤学指标：CA19-9、CEA、CA125、AFP等正常；血糖：4.43mmol/L；肝功能、肾功能、DIC及止凝血指标等均正常；血常规：N% 74.3%，Ly% 19.0%，余正常；IgG4：0.22g/L（参考值：< 2g/L）。

【影像学检查】 见下文。

【治疗】 胰体尾+脾切除术。

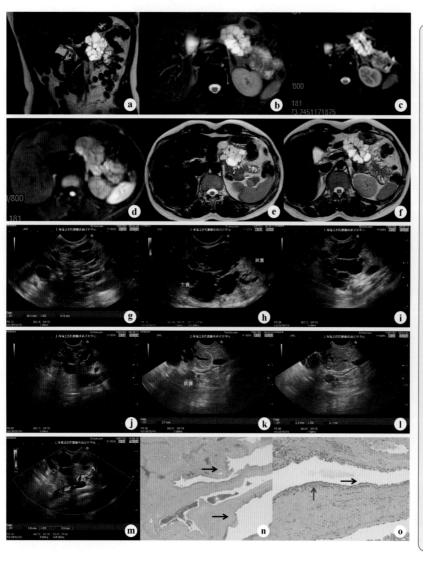

图像要点

组织病理：n.胰腺内一多房囊性肿瘤（黑箭）；o.囊壁内衬单层立方上皮（黑箭），上皮下方见微血管（红箭）。

诊断：胰腺浆液性囊腺瘤（SCN）。

【病情简介】　男，53 岁。发现胰尾部占位 2 周余。患者 2 周前体检发现胰尾占位，外院行 MRI 增强示胰尾部一卵圆形长 T1、长 T2 信号，边缘清晰，截面 1.2cm×1.0cm，内多发分隔。无烟酒嗜好；无糖尿病病史。

【实验室检查】　肿瘤学指标：CA125 149.6U/ml，CA19-9、CEA、AFP 等正常；血糖：7.05mmol/L，肾功能、DIC 及止凝血指标等均正常；肝功能：ALT 110U/L，PA 162mg/L，γ-GT 120U/L，ALP188U/L，余正常；血常规：WBC 13.34×10^9/L，N% 89.2%，余正常。

【影像学检查】　CT、MRI：胰体尾增大伴强化不均，胰尾囊性占位。

【治疗】　胰体尾＋脾切除术。

病例 24

精彩视频请扫描二维码

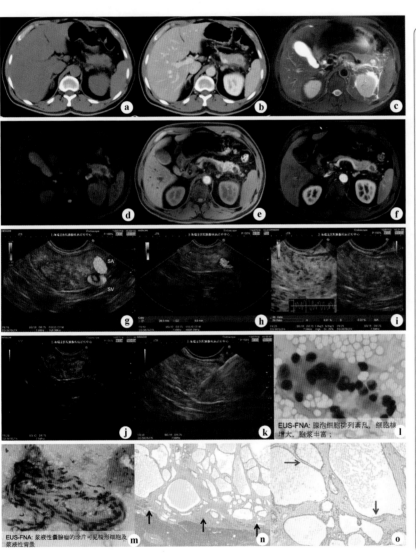

EUS-FNA：腺泡细胞排列紊乱，细胞核增大，胞浆丰富；l

EUS-FNA：浆液性囊腺瘤的涂片可见梭形细胞及浆液性背景　m

图像要点

CT 平扫及增强示胰尾部囊性灶，胰尾周围可见渗出（a、b）；MRI 示胰尾部示 T1WI 低信号 T2WI 中高信号灶，DW 呈低信号，增强后未见强化，胰尾周围 T2WI 见渗出（c～f）。

组织病理：胰腺内一多房囊性占位（n）；囊壁内衬单层立方上皮（o）。

诊断：胰腺浆液性微囊腺瘤（SMAP）。

【病情简介】　男，55 岁。3 个月内体重减轻 4kg。外院肿瘤学指标示 CEA 20.82ng/ml，CA19-9 211.7U/ml，CT 发现胰头及胰体部病灶伴胰管扩张及周围渗出。患者吸烟史 30 余年，1 包 / 天；无饮酒嗜好；糖尿病史 10 余年。

【实验室检查】　肿瘤学指标：CEA 18.75ng/ml，CA19-9 149.2U/ml，余正常；肾功能：SCr 50μmol/L，余正常；血糖：14.02mmol/L；肝功能、血常规及凝血功能等指标均正常。

【影像学检查】　胰腺 CT 发现胰腺混合型 IPMN 恶变 / 导管腺癌形成（病灶侵犯脾动脉、胃体下壁，接触腹腔干）；胰周、肝门区、腹膜后多发淋巴结显示，部分考虑转移性。

【治疗】　胰腺全切除术。

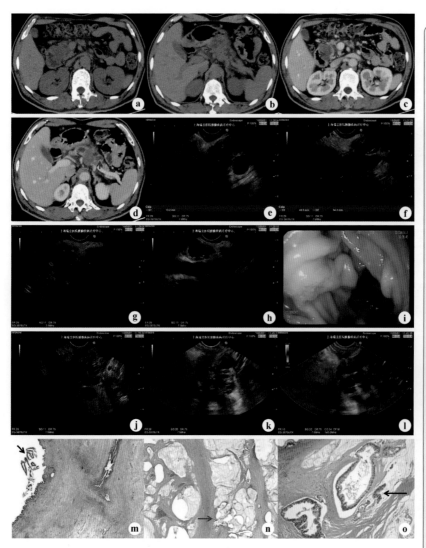

图像要点

胰头部见一枚分叶状囊实性灶，腔内多发厚薄不均分隔影，囊腔内附壁多发软组织结节影，邻近十二指肠球降部受压推移（a、c）。胰体部另见一实性团块灶，边界不清，增强扫描呈轻度渐进性延迟强化，病灶侵犯脾动静脉、管腔狭窄，与胃体下壁分界不清。主副胰管及胰体尾部多个分支胰管不均匀扩张伴囊状改变，胰体实性病灶处主胰管中断，胰头囊实性病灶与胰管相通（b、d）。

组织病理：胰腺内胰管扩张，上皮增生成乳头状（m）；局部肿瘤富含黏液，呈浸润性生长（n）；黏液内漂浮有异型腺体（o）。

诊断：胰腺导管内乳头状黏液性肿瘤（IPMN）伴相关浸润性癌，癌成分为黏液腺癌（胶样癌）。

【病情简介】　女，52岁。体检发现胰头区囊状低密度影2个月，我院增强MRI示胰头区囊性病变，考虑囊腺瘤。无烟酒嗜好；无糖尿病病史。

【实验室检查】　肿瘤学指标：CA19-9、CEA、CA125、AFP等正常；血糖：5.7mmol/L；肝功能、血常规、DIC及止凝血指标等均正常；肾功能：SCr 49μmol/L，余正常；IgG4：0.33g/L。

【影像学检查】　MRI：胰头区囊性病变，考虑囊腺瘤。

【治疗】　达芬奇胰十二指肠切除术。

病例 26

精彩视频请扫描二维码

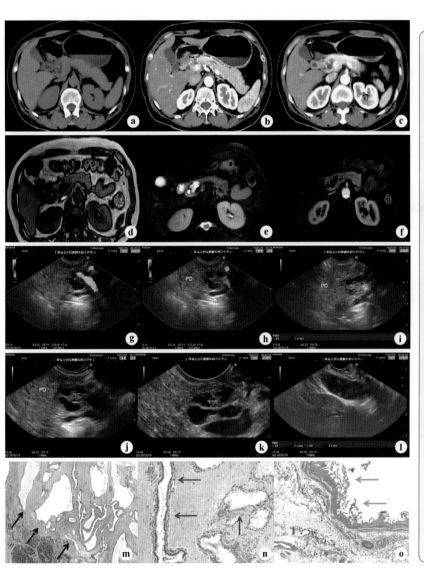

图像要点

CT：胰头部见一分叶状囊性低密度灶，大小约25mm×15mm，壁薄，边界尚清，中央可见星芒状分隔影及斑点样钙化影，未见明确壁结节影，增强后可见分隔渐进性轻度强化，胰体部胰管扩张（a～c）。MRI：胰头部囊性占位，边界清晰，内见分隔，T1WI低信号，T2WI高信号，增强后分隔轻度强化（d～f）。

组织病理：胰腺内一多房囊性占位（m）；囊壁内衬单层立方上皮（n）。

诊断：胰腺浆液性微囊腺瘤（SMAP）。胆囊部分黏膜脱落（o），诊断：慢性胆囊炎。

精彩视频请
扫描二维码

【病情简介】 男，66岁。体检发现胰腺占位7月余，2个半月前第一次住院，住院前发现胸腹主动脉斑块伴局部破溃，故于2个月先前行TRVAR术，置入CASTOR支架，口服阿司匹林；现停药1周再次住院。无烟酒嗜好；无糖尿病病史。

【实验室检查】 肿瘤学指标：CA19-9、CEA、CA125、AFP等正常；血糖：4.94mmol/L；肝功能、肾功能、血常规等均正常；DIC及止凝血指标：DD 1.17mg/L，余正常；IgG4: 0.34g/L。

【影像学检查】 CT：胰腺占位性病变。

【治疗】 机器人辅助胰体尾+脾切除术。

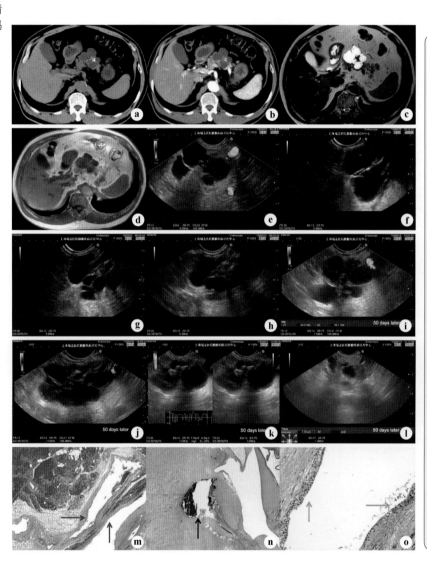

图像要点

CT：a、b.胰头部见一分叶状囊实性低密度灶，34.2mm×35.7mm，内见分隔及斑点钙化灶，壁薄，边界清楚，胰头部主胰管未见扩张，增强后病灶分隔轻度强化。c、d.MRI：胰头部异常信号灶，T2WI高信号，T1WI低信号，内见厚薄不均分隔，与胰管不相通，胰管未见扩张。

组织病理：胰腺内一囊性肿瘤（m）；囊壁纤维化伴灶区钙化（n）；囊壁内衬上皮为单层立方上皮（o）。

诊断：胰腺浆液性囊性肿瘤（SCN）。

【病情简介】　男，41岁。反复上腹部疼痛2年余。初诊考虑急性胰腺炎，给予非手术治疗，症状缓解。1个月前患者再次出现上腹部疼痛，外院行MRI+MRCP示慢性胰腺炎伴胰体尾。吸烟史15年，5～20支/天，饮酒史25年，白酒，半斤/天，已戒酒1个月；发现糖化血红蛋白增高1个月。

【实验室检查】　肿瘤学指标：CA125 38.9U/ml，CA19-9 650.7U/ml，CA242 98.3U/ml，余正常；DIC及止凝血指标：DD 1.16mg/L，Fg 4.5g/L，余正常；血糖：7.86mmol/L；肝肾功能及血常规均正常。

【影像学检查】　CT提示慢性胰腺炎，胰腺多发钙化，胰体尾部混杂密度团块影，胆囊内胆泥淤积；增强MRI提示慢性胰腺炎伴主胰管及分支胰管多发结石，胰腺多发假性囊肿、胰周炎性渗出，累及胰周大血管，并粘连胃体下壁，胰源性门静脉高压，腹腔少量积液。

【治疗】　胰体尾切除术。

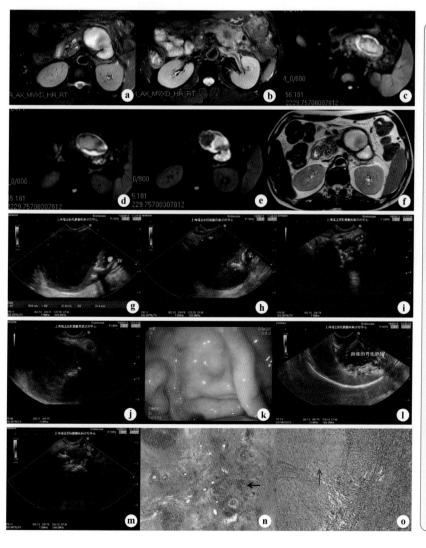

图像要点

组织病理：胰腺腺泡萎缩，间质纤维组织增生伴炎症细胞浸润（n）；局部坏死，可见含铁血黄素沉积，组织细胞反应（o）。

诊断：慢性胰腺炎（CP）伴局部坏死、出血。

【病情简介】 女，29 岁。体检发现胰腺囊性占位 3 月余。患者 3 个月前体检，B 超发现胰腺区低回声占位，复查上腹部增强 CT 示胰腺尾部囊性占位，考虑实性假乳头状瘤可能大，囊腺瘤或其他待排。无烟酒嗜好；无糖尿病病史。

【实验室检查】 肿瘤学指标：CA19-9、CEA、CA125、AFP 等正常；血糖：5.04mmol/L；肝功能：ALT 7U/L，余正常；肾功能、血常规、DIC 及止凝血指标等均正常；IgG4：0.13g/L。

【影像学检查】 CT：胰腺尾部囊性灶，首先考虑浆液性囊腺瘤可能。

【治疗】 达芬奇胰体尾 + 脾切除术。

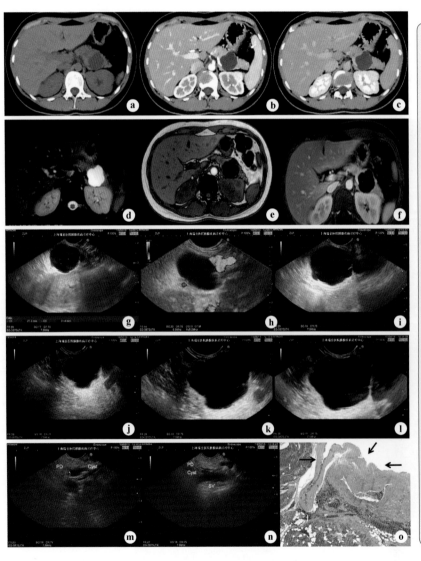

图像要点

CT：胰腺体尾部见一囊性低密度灶，大小约 3.6cm×3.5cm，壁薄，病灶略呈分叶状，边界尚清，未见明确壁结节影，增强后病灶未见明显强化，胰管未见扩张（a～c）。

MRI：胰腺体尾部囊性占位，边界清晰，T2WI 高信号，T1WI 低信号，增强后未见明显强化（d～f）。

组织病理：胰腺内见一单房囊性占位，内衬单层立方或扁平上皮。

诊断：胰腺浆液性寡囊腺瘤（SOAP）。

【病情简介】　女，60 岁。发现胰腺占位半月余。患者体检行上腹部 CT 示胰头部稍低密度灶（直径 2..2cm）占位？胰管扩张，复查胰腺增强 MRI 示胰腺头部、颈体部囊性占位，考虑肿瘤性病变（囊腺瘤？ IPMN 待排）。无烟酒嗜好；无糖尿病病史。

【实验室检查】　肿瘤学指标：CA19-9 43.8U/ml，CEA、CA125、AFP 等正常；血糖：5.53mmol/L；肝功能、肾功能、血常规、DIC 及止凝血指标等均正常；IgG4：0.47g/L。

【影像学检查】　MRI：胰头部囊性灶，拟 IPMN。

【治疗】　胰十二指肠切除术。

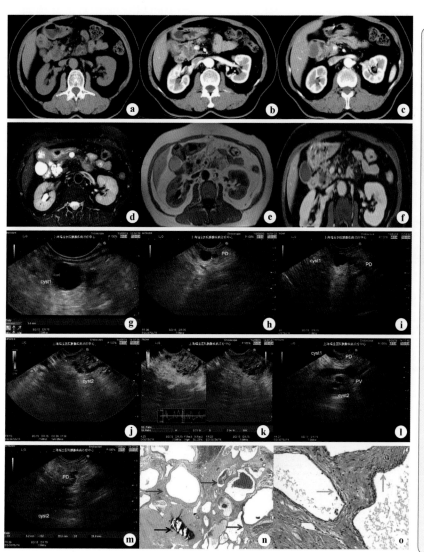

图像要点

CT：胰腺头部见一囊性低密度灶，壁薄，病灶略呈分叶状，边界尚清，内见分隔，未见明确壁结节影，增强后分隔轻度强化，胰管扩张（a ~ c）。MRI：胰腺头部囊性占位，边界清晰，T2WI 高信号，T1WI 低信号，内可见分隔，与主胰管相通，增强后分隔轻度强化（d~f）。

组织病理：胰腺内一多房囊性肿瘤（n），囊壁局灶钙化（黑箭）；囊壁内衬上皮为单层立方上皮（o）。

诊断：胰腺浆液性囊性肿瘤（SCN）。

【病情简介】　女，67 岁。发现胰腺占位性病变两年余。患者于 2 年前体检上腹部 CT 示胰尾部稍增大，见约 25mm×20mm 大小囊性灶，CT 值约 2HU。1 年前上腹部 CT 增强示胰尾部可见直径约 28mm 囊性灶，边界清晰，其内密度呈液性，CT 值约 4HU。4 个月前上腹部 CT 增强示胰尾部稍增大，见 25mm×35mm 大小的囊性灶，CT 值约 2HU，密度均匀，增强后未见强化结节，边缘光整，部分边缘可见分隔。胰管未见扩张。1 个月前上腹部 CT 示胰腺尾部见大小约 3.5cm×2.5cm×3cm 的低密度灶，CT 值约 5HU，边界欠清，密度尚均匀。

诊断：胰腺尾部囊性占位病灶。无烟酒史，无糖尿病病史。

【实验室检查】　肿瘤学指标：NSE 29.83ng/ml，CA19-9、CEA、CA125、AFP 等正常；血糖：6.25mmol/L；肝功能：PA 164mg/L，ALT 94U/L，AST108U/L，余正常；肾功能：UA 441μmol/L，余正常；血常规：正常；DIC 及止凝血指标：纤维蛋白降解产物 8.8mg/L，D-dimer 2.30mg/L 余正常；IgG4：0.10g/L（参考值：＜ 2g/L）。

【影像学检查】　CT：胰体部囊性灶，考虑浆液性囊腺瘤可能大。

【治疗】　腹腔镜下胰体尾切除术＋胆囊切除术。

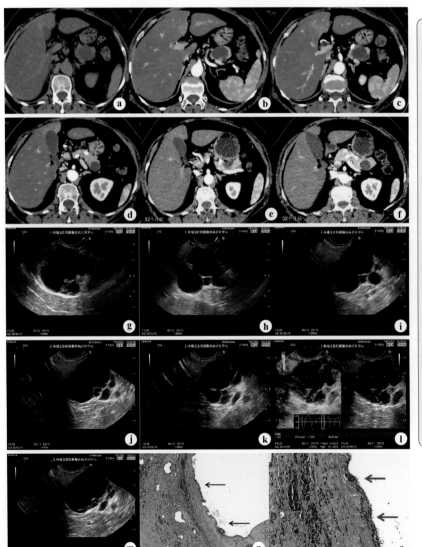

【图像要点】

组织病理：胰腺内见一囊性占位（n）；内衬上皮为单层立方上皮（o）。

诊断：胰腺浆液性寡囊腺瘤（SOAP）。

【病情简介】　女，49 岁。发现胰腺占位近 1 个月。患者 1 个月前因鼓膜穿孔行术前检查发现胰尾部囊性低密度影伴囊壁钙化，考虑囊腺瘤，黏液性囊腺瘤可能性大，复查上腹部 MRI 发现胰尾部可见大小约 1.7cm×2.0cm 类圆形异常信号，边界清晰光整，增强扫描未见明显强化，考虑囊腺瘤。无烟酒嗜好；无糖尿病病史。

【实验室检查】　肿瘤学指标：CA19-9、CEA、CA125、AFP 等正常；血糖：5.13mmol/L；肝功能、肾功能、血常规、DIC 及止凝血指标等均正常；IgG4：0.06g/L（参考值：< 2g/L）。

【影像学检查】　见下文。

【治疗】　根治性胰腺次全切除术 + 胰体尾切除术。

病例 32

精彩视频请扫描二维码

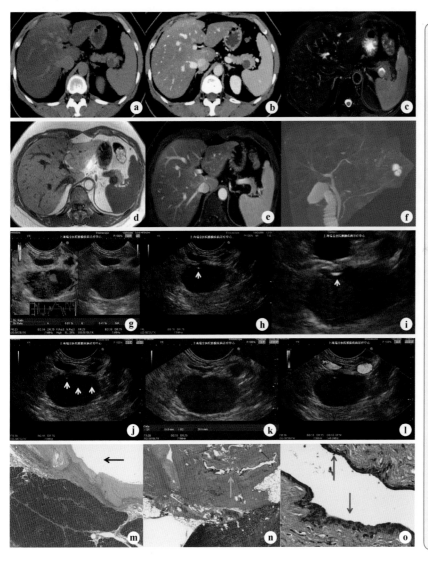

图像要点

CT：胰尾部类圆形囊性低密度影，大小约 2.1cm×1.7cm，边界清楚、光整，见斑点状钙化（a），增强后病灶强化不明显（b）。

MRI：胰腺尾部异常信号灶，T2WI 高低混杂信号（c），T1WI 等低混杂信号，考虑瘤内出血可能（d），增强后未见明显强化（e）。

MRCP：胰尾部囊性灶，胰胆管未见明显异常（f）。

组织病理：m. 胰腺内一多房囊性占位，大部分囊壁内衬上皮退变、消失；n. 局灶囊壁有内衬上皮；o. 内衬上皮为立方或扁平上皮。

诊断：胰腺浆液性囊性肿瘤（SCN）。

【病情简介】　女，68岁。间断性下腹部疼痛半月余，外院初诊腹部彩超示肝囊肿，肝门胆管呈囊样扩张，最宽处为12mm，肝内胆管略扩张；胆囊壁稍毛糙，胆囊多发息肉，较大直径为5mm，胆囊内见泥沙样结石，范围在25mm×19mm；胰腺显示不清，上腹部胰腺位可见两个无回声液性暗区，最大直径为22mm；MRCP示左右肝总管及其肝内胆管、胆总管可见扩张、积液，其内未见明显低信号影，胆囊底见泥沙样低信号影。胰头体部见多发囊性灶，胰管见节段性扩张，考虑IPMN可能。追问病史，体重近1个月下降约5kg。无烟酒嗜好；无糖尿病病史。

【实验室检查】　肿瘤学指标：NSE 22.21ng/ml，CA19-9、CEA、CA125、AFP等正常；血糖：5.54mmol/L；肝功能：ALP 179U/L，γ-GT 267U/L，TBIL 30.5μmol/L，余正常；肾功能：正常；血常规：N% 74.3%，Ly% 19.3%，余正常；DIC及止凝血指标：Fg 5.3g/L，DD 0.62mg/L，余正常；IgG4：3.11g/L（参考值：＜2g/L）。

【影像学检查】　CT：胰腺头部囊实性占位伴主胰管扩张，考虑IPMN癌变，MRI：腺多发囊性灶，胰管不规则扩张，拟IPMN可能大，PET-CT：胰头占位，代谢异常增高。

【治疗】　胰腺肿瘤姑息手术。

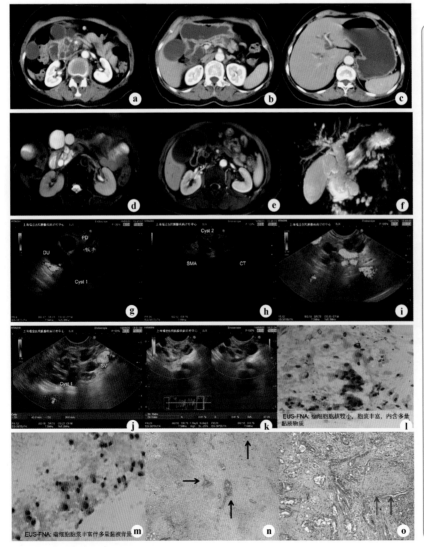

图像要点

增强CT：示胰头部囊实性占位伴主胰管及肝内外胆管扩张，胰头部病灶大小约为4.7cm×3.7cm，十二指肠淤滞（箭号，a～c）；MRI fsT2WI示胰头部多发高信号灶（d）；MRI增强扫描示胰头部囊实性团片影（e）；MRCP示胰头区域中高信号团片影，胆系扩张，胰管全程不规则扩张(f)。

组织病理：胰腺基本结构被破坏，异型腺体增生伴纤维化（黑箭，n）；肿瘤组织侵犯神经（红箭，o）。

诊断：胰腺导管腺癌。

【病情简介】 男，65岁。间断性左下腹隐痛2月余，外院腹部CT示胰体可见一大小约41.5mm×52mm囊性低密度影，周围脂肪间隙模糊，远端胰管扩张，进一步复查腹部CT示胰腺体尾多发囊性灶，呈多房改变，较大一处长径约53mm，其余均为长径3～15mm小囊，呈蜂窝状改变，与主胰管关系不确切。无吸烟饮酒史；糖尿病1年余，口服格列美脲，血糖控制尚可。

【实验室检查】 肿瘤学指标：CA19-9 104.70U/ml，CEA、CA125、AFP等正常；血糖：7.40mmol/L；肝功能、血常规、DIC及止凝血指标等均正常；肾功能：SCr 56μmol/L，余正常；IgG4：0.36g/L（参考值：＜2g/L）。

【影像学检查】 见下文。

【治疗】 胰体尾＋脾切除术。

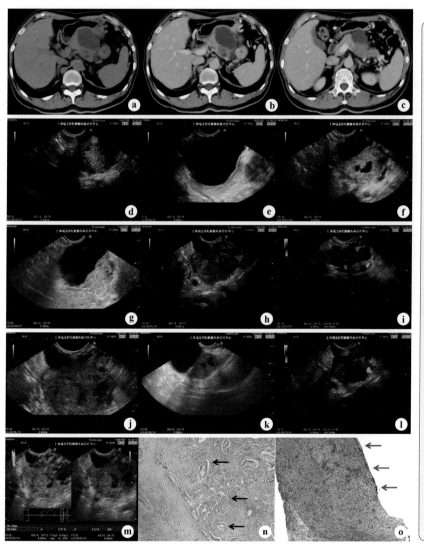

图像要点

CT平扫及增强示胰腺体尾部低密灶，6.1cm×2.5cm，增强扫描呈轻度延迟渐进性强化；胰周可见多发大小不一囊性灶，小网膜囊区较大之一径约6.0cm（a～c）。

组织病理：胰腺内基本结构被破坏，异型腺体浸润性生长，间质纤维组织增生（黑箭），诊断：胰腺导管腺癌（n）；胰腺另见一良性囊肿，未见肯定的内衬上皮（红箭），考虑为假性囊肿（o）。

【病情简介】　男，55 岁。中上腹隐痛 1 个月。我院胃镜示慢性浅表萎缩性胃炎，腹部 CT 示肝脏多发低密度灶，部分囊肿，部分小病灶性质待定，肝右叶饱满下强化灶，血管瘤可能，胰腺钩突区增大伴密度不均，MRCP 示肝脏及双肾多发高信号影，脾脏可疑高信号影，胰头增大伴信号异常。患者有吸烟史 40 余年，平均每日 1 包；无饮酒嗜好；无糖尿病病史。

【实验室检查】　肿瘤学指标：CA19-9、CEA、CA125、AFP 等正常；血糖：5.33mmol/L；肝功能、肾功能、血常规、DIC 及止凝血指标等均正常；IgG4 < 0.06g/L（参考值：< 2g/L）。

【影像学检查】　CT：PDAC（胰腺钩突部）可能，MRI：胰体部胰管显示不清，胰管未见明显扩张。

【治疗】　胰十二指肠根治术 + 腹腔淋巴结清扫术 + 胰周神经切除术。

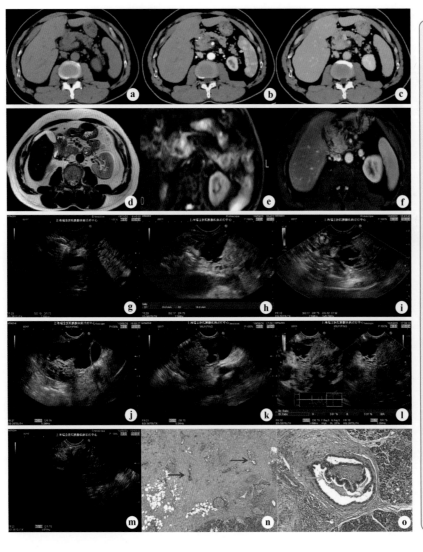

图像要点

CT：平扫胰腺钩突形态不规则，边缘模糊（a），增强后钩突部小片状相对低强化区，部分包绕肠系膜上动脉，上游胰管轻度扩张（b、c）。MRI：胰头增大，T2WI 呈稍高信号（d），DWI（b=800）高信号（e），增强扫描胰头不均匀中度强化（f）。

组织病理：n.胰腺基本结构被破坏，可见异型腺体(红箭)伴纤维组织增生；o.肿瘤组织侵犯神经（绿箭）。

诊断：胰腺导管腺癌。

【病情简介】　女，31 岁。发现胰尾旁囊肿 1 年余。患者 1 年前外院体检超声发现胰尾旁囊性块（44mm×58mm×31mm），考虑为囊肿。1 年后复查超声示胰尾旁囊肿（50mm×63mm×51mm）。无烟酒嗜好；无糖尿病病史。

【实验室检查】　肿瘤学指标：CA125 571.9U/ml，CA19-9、CEA、AFP 等正常；血糖：4.68mmol/L；肝功能、肾功能、血常规、DIC 及止凝血指标等均正常。

【影像学检查】　CT：胰腺体尾部上方囊性灶；MRI：胰尾上方囊性灶。

【治疗】　腹膜后肿物扩大切除术。

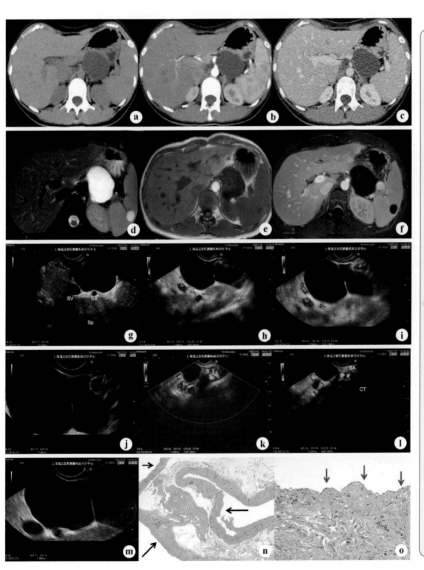

图像要点

CT：平扫胰腺体尾部上方可见一囊性密度影（细箭），边界清晰，大小约 54mm×45mm（a），增强后未见明显强化，邻近血管及脏器受推挤改变未见受累（b、c）。MRI：病灶界清，fsT2WI 呈高信号（d），T1WI 呈低信号（e），增强扫描未见强化，脾脏亦见一小囊性灶（f）。

组织病理：后腹膜处一囊性占位，囊壁内见平滑肌（n）；囊壁内衬单层扁平上皮，细胞排列稀疏（o）。

诊断：后腹膜脉管瘤。

【病情简介】　女，55 岁。体检发现腹膜后肿物 5 年余。患者 5 年前外院 B 超发现左肾上极前上缘至腹膜后间隙囊肿，最大直径 3.9cm，每年随访，2019 年 3 月 30 日复查囊肿最大径 5.3cm，我院上腹部增强 CT 提示胰周、肝胃间隙、胃肾间隙片状低密度灶，拟淋巴管囊肿可能性大。无烟酒嗜好；无糖尿病病史。

【实验室检查】　肿瘤学指标：CA19-9、CEA、CA125、AFP 等正常；血糖：4.81mmol/L 肝功能：AST 46U/L，余正常；肾功能、血常规、DIC 及止凝血指标等均正常；IgG4：0.5g/L。

【影像学检查】　CT：胰周、肝胃间隙、胃肾间隙片状低密度灶，考虑淋巴管囊肿可能性大。

【治疗】　腹膜后肿物切除术。

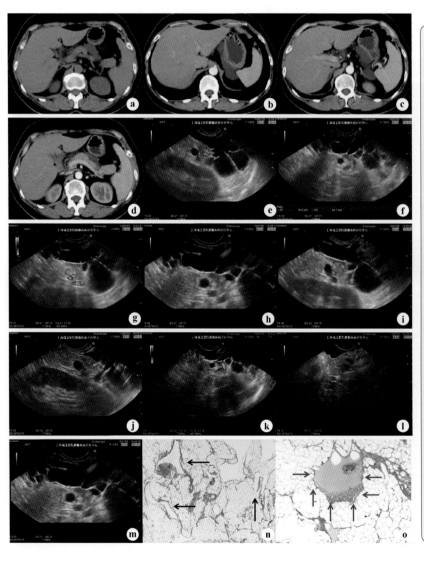

图像要点

CT：胰胃间隙见一团片状液性低密度影，边界清晰，形态不规则，钻缝样生长，CT 值约 15HU，边界清晰，增强后未见明显强化，胰管未见明显扩张。

组织病理：腹膜后脂肪组织内见囊性占位，囊壁菲薄(n)；囊壁内衬单层扁平上皮，囊内含淋巴液和淋巴细胞(o)。

诊断：腹膜后囊性淋巴管瘤。

【病情简介】　男，67 岁。检查发现胰腺尾部占位 19 日，3 周前外院行腹部 CT 示胰腺尾部区域占位，3 周前我院就诊行胰腺增强磁共振示胰腺尾部占位，SPN？NET？胰周多发淋巴结显示。吸烟 30 年，20 支 / 日，无饮酒嗜好；否认糖尿病病史。

【实验室检查】　肿瘤学指标：CA19-9、CEA、CA125、AFP 等正常；血糖：5.93mmol/L；肝功能：PA 160mg/L，ALT 7U/L，TBIL 4.4μmol/L，余正常；肾功能：正常；血常规：HGB 98g/L，余正常；DIC 及止凝血指标：Fg 4.5g/L，FDP 11.1mg/L，DD 3.26mg/L，余正常。

【影像学检查】　CT：胰尾部占位。

【治疗】　达芬奇机器人辅助胰体尾切除术 + 脾切除。

病例 38

精彩视频请扫描二维码

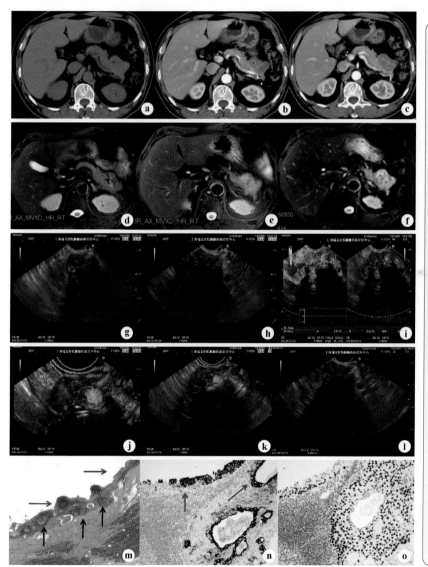

图像要点

组织病理：胰腺内见一囊肿，囊壁见大量淋巴细胞及淋巴滤泡（黑箭？），囊壁内衬上皮无异型（红箭，m）；囊壁内衬上皮部分表达腺上皮标记 CK7（红箭，n）；囊壁内衬上皮部分表达鳞状上皮标记 P40（绿箭，o）。

诊断：胰腺淋巴上皮囊肿。

病例 39

【病情简介】 男，50岁。体检发现胰腺占位性病变5年余。5年前体检发现胰体尾部巨大囊肿。后续随访不详，1周前无明显诱因出现上腹剧痛。糖尿病史2年，无烟酒嗜好。

【实验室检查】 肿瘤学指标：CA19-9、CEA、CA125、AFP等正常；血糖：13.93mmol/L；肝功能、肾功能、血常规等均正常；DIC及止凝血指标：DD 0.56mg/L，Fg 4.3g/L，余正常。

【影像学检查】 CT：胰腺体尾部囊性病灶，假性囊肿可能；胰头部多发小囊性灶，IPMN待排；胰腺头颈体部多发钙化灶。

【治疗】 达芬奇辅助胰腺囊肿内引流术。

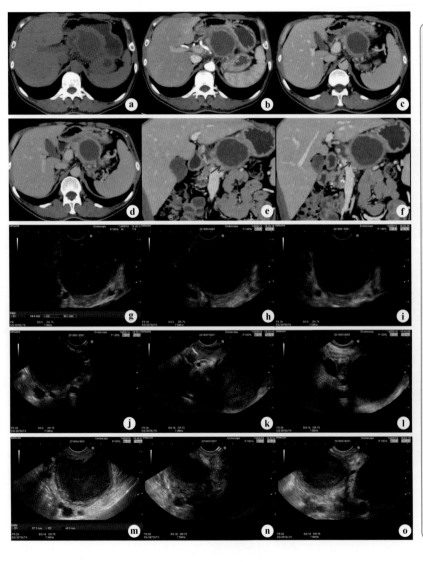

图像要点

胰体部厚壁囊性灶（a）；囊壁强化（b～d）；冠状位示厚壁囊性灶，与胃体部粘连（e～f）。

最后诊断：慢性胰腺炎（CP）、胰腺假性囊肿。

【病情简介】 女，60岁。患者于2018年9月，无明显诱因自感上腹部疼痛。糖尿病病史2年，无烟酒嗜好。

【实验室检查】 肿瘤学指标：CA19-9 46.10U/ml，CEA、CA125、AFP等正常；血糖：6.54mmol/L；肝功能：ALT 162U/L，AST 104U/L，γ-GT 143U/L，余正常；肾功能、血常规、DIC及止凝血指标等均正常。

【影像学检查】 CT：胰腺占位，胰头钩突部软组织密度肿块影。

【治疗】 胰十二指肠切除术。

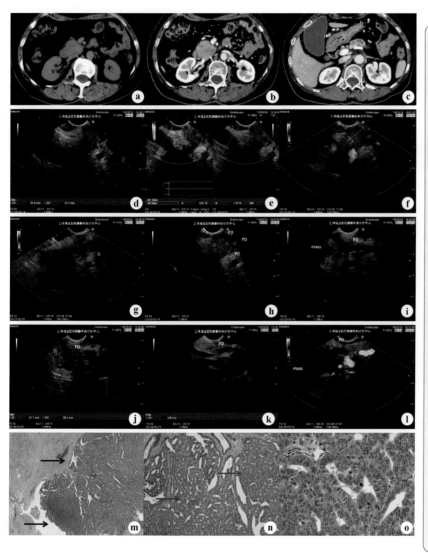

病例 40

图像要点

胰头钩突部软组织密度肿块影，边界不清，最大截面大小约2.3cm×1.5cm，增强扫描呈轻中度延迟性强化，强化程度始终低于正常胰腺实质，病灶处胰管截断，其上游胰管扩张（a～c）。

组织病理：胰管扩张，其内见一结节（m）；结节由不规则腺管样、筛孔状结构构成（n）；肿瘤细胞异型明显，可见核分裂象（o）。

诊断：胰腺导管内管状乳头状肿瘤（ITPN）。

【病情简介】　女，51 岁。患者 1 个月前腹部 B 超体检发现胰腺占位，进一步行胰腺超声提示胰腺头部囊性占位，外院行胰腺 MRI 增强示胰腺导管内黏液样乳头状瘤。无烟酒嗜好，无糖尿病病史。

【实验室检查】　肿瘤学指标：CA19-9、CEA、CA125、AFP 等正常；血糖：5.67mmol/L；肝功能：ALT 9U/L，余正常；肾功能：SCr 47μmol/L，余正常；血常规、DIC 及止凝血指标等均正常；IgG4：0.15g/L（参考值：< 2g/L）。

【影像学检查】　见下文。

【治疗】　胰十二指肠切除术。

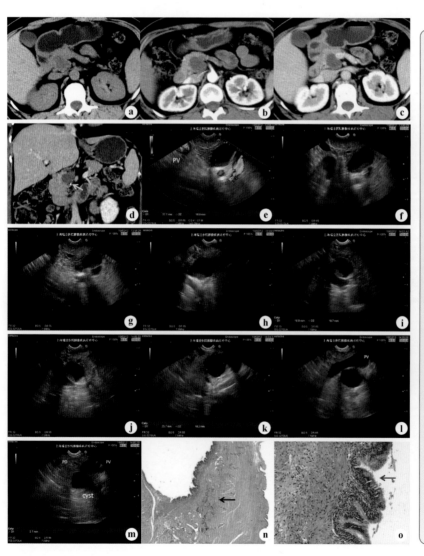

图像要点

a ～ c. 为 CT 平扫、增强动脉期及门脉期（横断面），胰头部见一大小约 3.0cm×2.1cm 的分叶状囊性灶，囊壁薄，腔内未见强化分隔或附壁结节，囊液密度偏高、CT 值约 36HU。d. 为 CT 增强门脉期（冠状面重建），病灶下缘囊壁见点状钙化（细箭）。

组织病理：胰腺内见一囊肿，囊壁为平滑肌组织，囊壁旁局灶见少量黏液腺（n）；囊壁内衬复层纤毛柱状上皮(o)。

诊断：肠源性囊肿。

【病情简介】　女，75 岁。体检发现胰腺占位 9 年。患者 9 年前体检发现胰腺占位，后续随访不详。9 年后我院查腹部 MRI 示胰体部囊性灶，IPMN 可能考虑，其他待排。无烟酒嗜好，无糖尿病病史。

【实验室检查】　肿瘤学指标：CA19-9、CEA、CA125、AFP 等正常；血糖：5.41mmol/L；肝功能、肾功能、血常规、DIC 及止凝血指标等均正常。

【影像学检查】　CT：胰体尾部囊性灶，IPMN？单纯囊肿？浆液性囊腺瘤，MRI：胰体部囊性占位，单纯囊肿？浆液性囊腺瘤？ IPMN（分支型）？

【治疗】　保脾胰体尾肿瘤切除术。

病
例
42

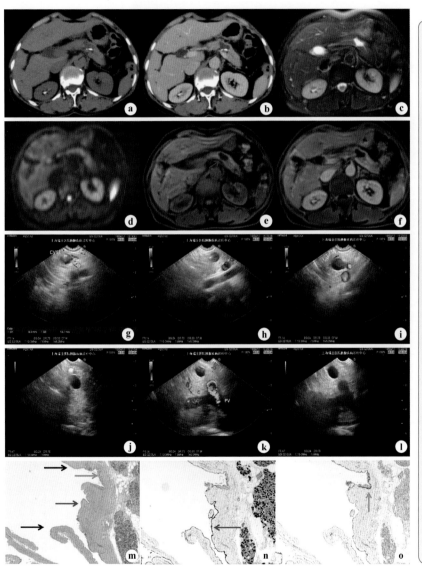

图像要点

胰体部肿块伴钙化（a）；肿块形态不规则，未见明显强化（b）；MRI T2WI 肿块呈高信号（c）；DWI 信号略增高（d）；肿块未见强化，胰管未见扩张（e、f）。

组织病理：胰腺内见一囊性占位（黑箭），囊壁大部分内衬单层立方上皮（红箭），灶区内衬上皮鳞状化生（绿箭，m）；单层立方上皮表达腺上皮标记 CK7（n）；灶区表达鳞状上皮标记 P40（o）。

诊断：胰腺浆液性寡囊腺瘤（SOAP），灶区内衬上皮鳞状化生。

【病情简介】　女，65岁。磁共振发现胰腺颈部囊性占位2年，初为16mm×12mm，2周前复查为23mm×17mm。胆囊切除术2年，无烟酒史，无糖尿病病史。

【入院后实验室检查】　肝功能正常；肿瘤学指标正常；IgG4 0.13g/L；血糖：5.62mmol/L。血常规及肾功能均正常。

【入院后影像学检查】　CT及MRI示头部及颈体部2处囊性占位，考虑IPMN。

【入院后治疗】　机器人辅助胰十二指肠切除术。

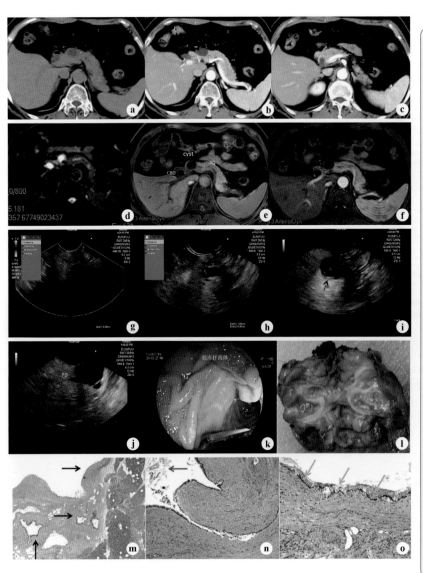

图像要点

EUS：胰腺头部见一大小约1.82cm×1.55cm无回声病灶，内部可见一大小约0.78cm×0.64cm附壁低回声结节影，动态观察病灶与主胰管相通。胰腺颈体部见一大小约1.04cm×0.3cm无回声病灶，内部回声均匀，呈长条形串珠状，病灶毗邻脾静脉，动态观察与分支胰管相通。内镜下观察十二指肠乳头口有黏液流出。

病理：m.胰腺内见一多房囊性占位(黑色箭号)；n.囊内见少量黏液(红箭)，局部囊壁隆起呈乳头状（绿箭）；o.囊壁内衬单层黏液上皮(蓝箭)，上皮下方无卵巢样间质。

诊断：胰腺导管内乳头状黏液性肿瘤伴低级别上皮内瘤变。

【病情简介】　女，33岁。患者2017年体检发现胰腺体尾部囊性占位。2018年9月22日至外院行MRI平扫胰腺体尾部囊性占位，考虑囊腺瘤可能性大。无烟酒嗜好，无糖尿病病史。

【实验室检查】　肿瘤学指标：CA19-9、CEA、CA125、AFP等正常；血糖：5.58mmol/L；肝功能：ALT 7U/L，TBIL 33.4μmol/L，余正常；血常规：N% 79.1%，余正常；肾功能、DIC及止凝血指标等均正常。

【影像学检查】　见下文。

【治疗】　达芬奇机器人辅助胰腺肿瘤切除术。

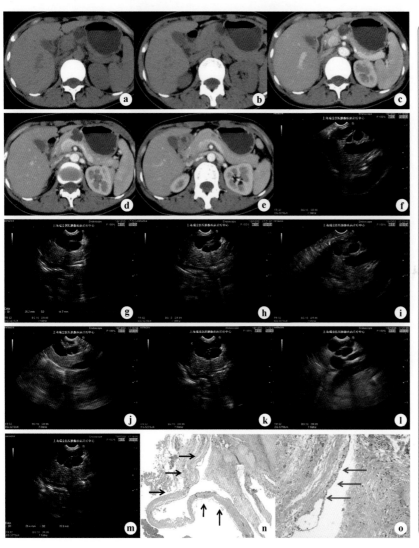

图像要点

平扫CT及增强CT：示胰颈部见一分叶状囊性低密度灶，最大截面约1.8cm×1.9cm，壁薄，边界尚清，内见"中央瘢痕"影，未见明确壁结节影，增强后可见分隔渐进性轻度强化，主胰管未见扩张。

组织病理：胰腺内见一囊性占位(n)；囊壁局部内衬单层立方上皮(o)。

诊断：胰腺浆液性囊腺瘤（SCN）。

【病情简介】 女，57 岁。上腹部疼痛伴牵涉痛 2 个月。我院查腹部增强 CT：示胰腺体部多发囊性密度灶。无烟酒嗜好，无糖尿病病史。

【实验室检查】 肿瘤学指标：NSE 17.95ng/ml，CA19-9、CEA、CA125、AFP 等正常；血糖：6.53mmol/L；肝功能、肾功能、血常规、DIC 及止凝血指标等均正常；IgG4：0.56g/L。

【影像学检查】 CT：胰腺体部多发囊性密度灶。

【治疗】 胰体尾 + 脾脏切除术。

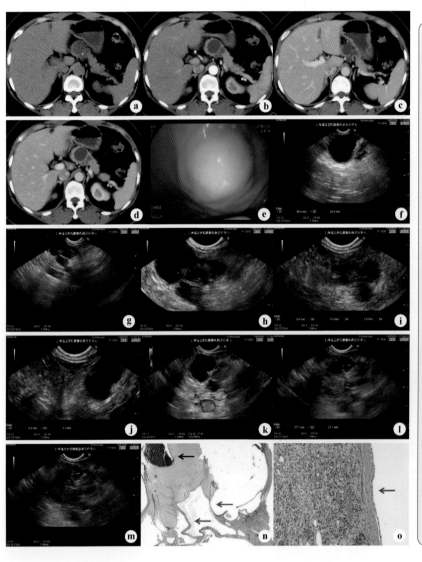

图像要点

组织病理：胰腺内见一多房囊性肿瘤（红箭），囊壁厚薄不一，可见胶原化、钙化（黑箭，n）；囊壁内衬单层立方上皮（红箭，o）。

诊断：胰腺浆液性微囊腺瘤（SMAP）。

【病情简介】　男，46 岁。患者于 1 个月前，CT 平扫提示胰腺 4cm 囊性病变，发现胰腺肿物。无烟酒嗜好，无糖尿病病史。

【实验室检查】　肿瘤学指标：NSE 20.93ng/ml，CA19-9、CEA、CA125、AFP 等正常；血糖：5.94mmol/L；肝功能：γ-GT 74U/L，余正常；肾功能、血常规、DIC 及止凝血指标等均正常；IgG4：0.29g/L（参考值：< 2g/L）。

【影像学检查】　见下文。

【治疗】　胰体尾切除术。

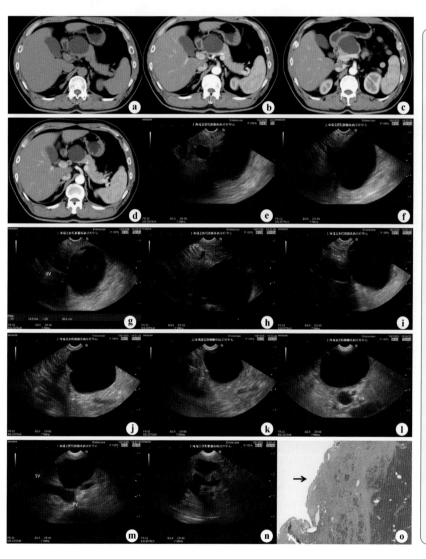

病例 46

图像要点

CT 平扫及增强：示胰腺颈部 4.7cm×5.1cm 囊性灶，无强化，未见明显分隔，胰管显示未见扩张。

组织病理：胰腺内见一单房囊性肿瘤，囊壁内衬单层立方上皮，上皮下方未见卵巢样间质（黑箭）。

诊断：胰腺浆液性寡囊腺瘤（SOAP）。

【病情简介】 男，42岁。体检发现胰腺占位4月余，我院腹部MRI增强示胰尾部囊实性占位，1.6cm×1.8cm，考虑囊腺瘤；肝内多发囊性灶，多发脉管瘤；肝内多发血管瘤；胆囊多发息肉。无烟酒嗜好，无糖尿病病史。

【实验室检查】 肿瘤学指标：CA19-9、CEA、CA125、AFP等正常；血糖：6.60mmol/L；肝功能、肾功能、血常规、DIC及止凝血指标等均正常；IgG4：0.32g/L（参考值：＜2g/L）。

【影像学检查】 见下文。

【治疗】 机器人胰体尾切除术＋脾切除术。

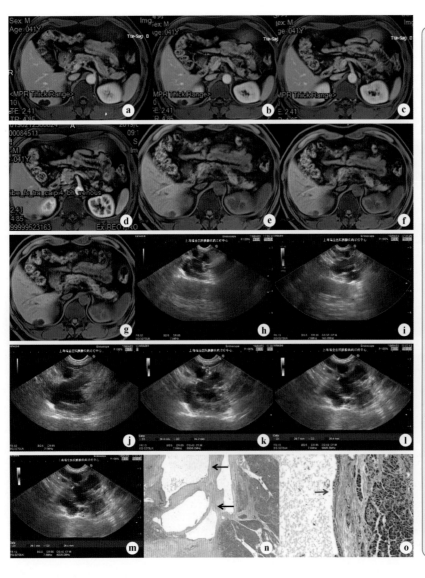

图像要点

组织病理：胰腺内见一多房囊性肿瘤，囊壁厚薄不一（黑箭，n）；囊壁内衬单层立方上皮（红箭，o）。

诊断：胰腺浆液性囊腺瘤（SCN）。

【病情简介】　女，61 岁。中上腹痛 8 个月。我院 MRP 示胰腺体位交界部囊性占位，首先考虑浆液性囊腺瘤可能，门诊超声胃镜提示胰腺囊性占位（分支型 IPMN 可能性大，MCN 待排）。无烟酒嗜好，无糖尿病病史。

【实验室检查】　肿瘤学指标：CA19-9、CEA、CA125、AFP 等正常；血糖：5.5mmol/L；肝功能、肾功能、血常规、DIC 及止凝血指标等均正常。

【影像学检查】　CT、MRI：胰腺体尾部囊性灶。

【治疗】　达芬奇机器人辅助下胰体尾切除术。

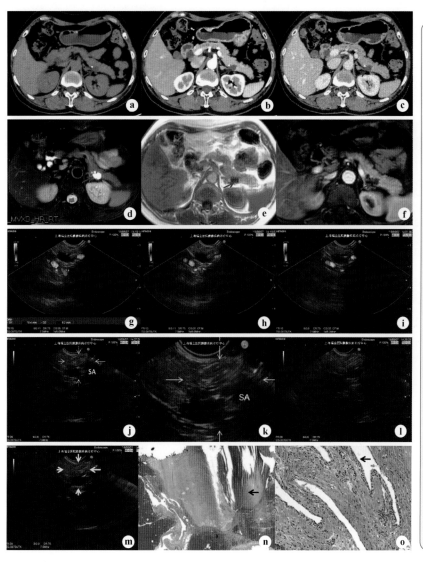

病例48

图像要点

胰体尾部见一薄壁分叶囊性低密度，边界清，内见分隔影及斑点状钙化，增强后分隔及囊壁轻度强化（a～c）。

胰体尾病灶，大小 2.1cm×1.0cm；边界清；形态分叶状。信号特征：病灶呈囊性；囊壁薄、均匀，腔内数枚细小分隔影，T2WI 序列示囊腔附壁几枚点状低信号充盈缺损；囊液呈 T1 低、T2 高信号；增强后囊壁、分隔呈轻度强化（d～f）。

组织病理：胰腺内一多房囊性占位（红箭），局部囊壁胶原化伴钙化(黑箭，n)；囊壁内衬单层立方上皮（黑箭，o）。

诊断：胰腺浆液性囊腺瘤（SCN）。

【病情简介】 56 岁，发现胰腺囊肿 1 年余。外院查上腹部 CT 示胰腺囊肿，未予重视。近来自觉左肋骨下剧烈疼痛，查血清淀粉酶 253U/L，尿淀粉酶 11382U/ml，上腹部 CT 提示胰尾部低密度灶，考虑假性囊肿可能，非手术治疗疼痛未缓解。无烟酒史，无糖尿病病史。

【实验室检查】 肿瘤学指标：CA19-9、CEA、CA125、AFP 等正常；血糖：4.9mmol/L；肝功能、肾功能、血常规、DIC 及止凝血指标等均正常。

【影像学检查】 CT：胰尾部囊性密度占位。

【治疗】 胰体尾 + 脾切除术。

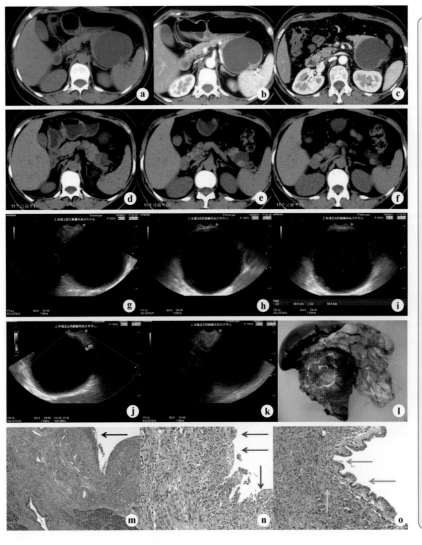

图像要点

组织病理：胰腺内见一囊性占位（黑箭，m）；囊壁内衬上皮大部分脱落，可见炎性肉芽组织增生（红箭，n）；局部内衬少量柱状上皮（绿箭），上皮下方见卵巢样间质（黄箭，o）。

诊断：胰腺黏液性囊性肿瘤（MCN）伴局部低级别上皮内瘤变。

【病情简介】　女，51岁。体检发现胰腺占位6月余。外院CT发现胰体部占位，考虑黏液性囊腺瘤可能大。无烟酒嗜好，无糖尿病病史。

【实验室检查】　肿瘤学指标：CA19-9、CEA、CA125、AFP等正常；血糖：4.85mmol/L；肝功能、肾功能、血常规、DIC及止凝血指标等均正常。

【影像学检查】　CT：胰腺体部囊性灶，考虑黏液性囊腺瘤可能，MRI：胰体部囊性占位，考虑黏液性囊腺瘤。

【治疗】　保留脾脏的达芬奇胰体尾切除。

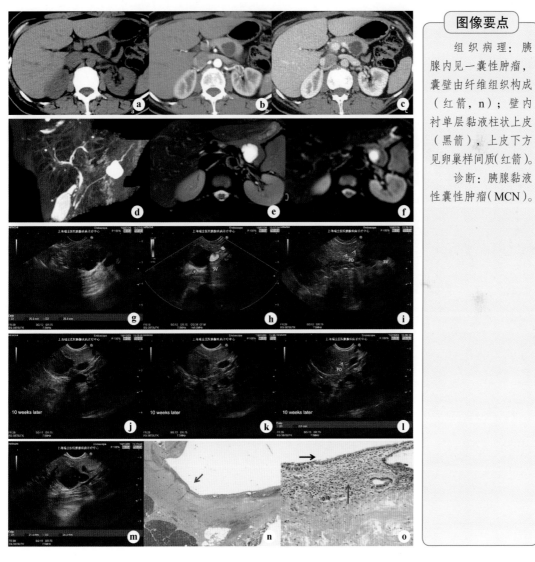

图像要点

组织病理：胰腺内见一囊性肿瘤，囊壁由纤维组织构成（红箭，n）；壁内衬单层黏液柱状上皮（黑箭），上皮下方见卵巢样间质(红箭)。

诊断：胰腺黏液性囊性肿瘤（MCN）。

病例
50

病例51

【病情简介】 女，43岁。发现胰腺占位2月余。患者2个月前不慎外伤，我院门诊CT提示胰体尾部囊性病灶。无烟酒嗜好，无糖尿病病史。

【实验室检查】 肿瘤学指标：CA19-9、CEA、CA125、AFP等正常；血糖：4.5mmol/L；肝功能、肾功能、血常规等均正常；DIC及止凝血指标：DD 0.77mg/L，余正常。

【影像学检查】 CT：胰体尾部囊性病灶，MRI：胰体尾部囊性占位，考虑黏液性囊腺瘤。

【治疗】 胰体尾切除术+脾切除术。

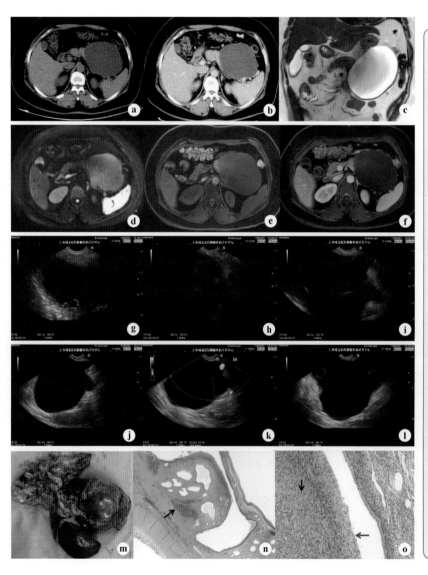

图像要点

CT：示胰尾部巨大囊性占位，不强化（a、b）；T2WI胰尾部病灶呈高信号（c），DWI信号略增高（e）；胰尾部病灶呈低信号、不强化（e、f）。

组织病理：胰腺内肿瘤呈囊性（黑箭，n）；囊壁内衬单层黏液柱状上皮细胞（红箭），上皮下方见卵巢样间质（黑箭，o）。

诊断：胰腺黏液性囊性肿瘤（MCN）。

【病情简介】　女，55岁。患者于8个月前体检发现肾性囊肿，5个月前外院查胰腺CT发现胰尾囊腺瘤，未予治疗，建议定期复查。2个月前当地医院复查经MRI发现胰尾囊腺瘤无明显增大。无烟酒嗜好，无糖尿病病史。

【实验室检查】　肿瘤学指标：NSE 17.95ng/ml，CA19-9、CEA、CA125、AFP等正常；血糖：4.71mmol/L；肝功能：ALT 8U/L，余正常；肾功能、血常规、DIC及止凝血指标等均正常；IgG4：0.96g/L（参考值：＜2g/L）。

【影像学检查】　CT：胰尾部囊性灶，首先考虑黏液性囊腺瘤可能，MRI：胰尾部囊腺瘤。

【治疗】　达芬奇机器人辅助胰体尾切除术。

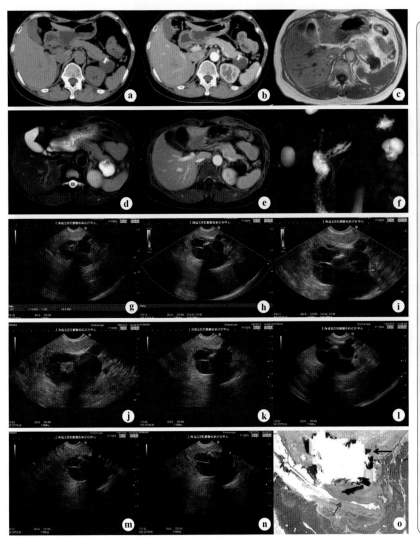

病例 52

图像要点

CT平扫：示胰尾部低密度灶伴边缘钙化灶，边界清（a）；增强CT：示胰腺尾部占位灶未见异常强化（b）；MRI：T1WI示胰尾部低信号灶（c）；MRI：T2WI示胰尾部高信号灶，边界清（d）；MRI增强扫描：示胰尾部低信号灶未见强化（e）；MRCP示胰尾部高信号灶（f）。

组织病理：胰腺内见一囊性肿瘤（红箭），囊壁可见胶原化及钙化改变，囊壁内衬单层黏液上皮，上皮下方可见卵巢样间质。

诊断：胰腺黏液性囊性肿瘤（MCN）。

【病情简介】 女，51岁。上腹部隐痛不适2个月。外院MRI发现胰腺体部囊性病变，大小约31mm×27mm×32mm，肝左外叶小囊肿。无烟酒嗜好，无糖尿病病史。

【实验室检查】 肿瘤学指标：CA19-9、CEA、CA125、AFP等正常；血糖：5.23mmol/L；肝功能、肾功能、血常规、DIC及止凝血指标等均正常。

【影像学检查】 CT：胰体部浆液性囊腺瘤可能，其他待排。

【治疗】 腹腔镜下胰腺肿瘤根治术。

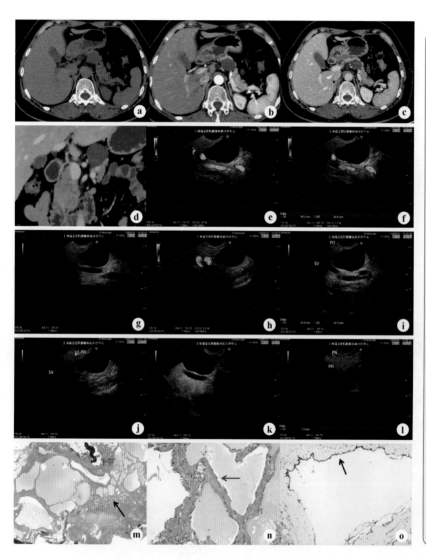

图像要点

CT平扫：示胰体偏上部见一类圆形囊性低密度灶，最大截面大小约3.2cm×2.6cm，壁薄，边界尚清（a）；动静脉期增强CT（b、c）及冠状位增强（d）：病灶中央可见纤细小分隔影，未见明确壁结节影，增强后可见分隔渐进性轻度强化，主胰管未见扩张；病灶与胃左动脉贴近，未见受侵。

组织病理：肿瘤由大小不一的囊腔或管腔构成（黑箭），腔内见红色淡染物（m）；囊壁/管壁厚薄不一，内衬单层扁平细胞，细胞排列稀疏（n）；内衬细胞表达血管内皮标记CD34（o）。

诊断：脉管瘤。

【病情简介】　男，53岁。左上腹痛8个月，发现胰腺占位4个月。8个月前患者进食油腻后自感左上腹痛，外院考虑急性胰腺炎，给予非手术治疗症状缓解。4个月前行CT示胰腺尾部巨大囊肿，考虑胰腺假性囊肿。患者吸烟史30年，10支/天；无饮酒嗜好；无糖尿病病史。

【实验室检查】　肿瘤学指标：CA19-9、CEA、CA125、AFP等正常；血糖：4.41mmol/L；肝功能、肾功能、血常规、DIC及止凝血指标等均正常；IgG4：0.42g/L（参考值：＜2g/L）。

【影像学检查】　CT：胰尾部囊性灶，MRI：胰周、肠系膜间隙多发假性囊肿，病灶部分与胰腺粘连；胰腺实质信号异常，考虑炎症性改变。

【治疗】　胰体尾切除＋脾切除术。

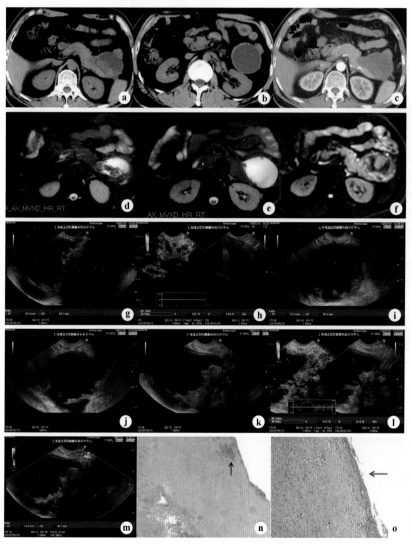

病例54

图像要点

组织病理：胰腺腺泡明显萎缩，间质纤维组织增生伴炎症细胞浸润（黑箭，n）；局部囊性变，囊壁未见肯定的内衬上皮（红箭，o）。

诊断：胰腺良性囊性病变，考虑假性囊肿。

病例 55

【病情简介】 女，64岁。尚无明显诱因自感左上腹疼痛近2年。无烟酒嗜好；糖尿病病史，口服二甲双胍治疗，血糖控制尚可。

【实验室检查】 肿瘤学指标：NSE 20.95ng/ml，CA19-9、CEA、CA125、AFP等正常；血糖：5.52mmol/L；肝功能：ALT 9U/L，余正常；肾功能、血常规、DIC及止凝血指标等均正常；IgG4：0.37g/L（参考值：<2g/L）。

【影像学检查】 CT：胰腺占位，胰腺尾部见囊性灶；MRI：胰腺占位，胰尾囊性病灶。

【治疗】 胰体尾＋脾脏切除术。

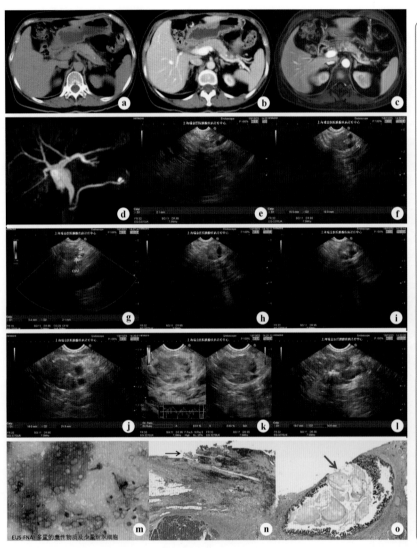

图像要点

CT平扫及增强：示胰腺尾部囊性灶伴周围少许钙化，囊性灶，直径约0.8cm，主胰管显示伴轻度扩张（a、b）；MRI T1WI增强示胰尾部小圆形无强化灶（c），MRCP：示胰尾部囊性灶，胰管全程轻度扩张（d）。

组织病理：胰腺腺泡萎缩，间质纤维增生伴炎症细胞浸润，局部囊肿形成，囊壁未见内衬上皮（黑箭，n）；胰管扩张，上皮增生成乳头状，腔内见蛋白质栓（红箭，o）。

诊断：慢性胰腺炎（CP）伴假性囊肿，胰管扩张伴低级别胰腺上皮内瘤变。

【病情简介】　男，50 岁。右、中上腹隐痛 1 周余。外院中上腹 CT 示胰头部外形增大，其内密度不均，可见多发不规则钙化斑及类圆形囊性低密度影，考虑胰腺炎改变。上腹部 MRI 示胰头肿块型胰腺炎伴多发钙化。吸烟 30 余年，每天 1 包；饮酒 30 余年，每天 2～3 斤白酒；无糖尿病病史。

【实验室检查】　肿瘤学指标：CA19-9、CEA、CA125、AFP 等正常；血糖：5.86mmol/L；肝功能、肾功能、血常规、DIC 及止凝血指标等均正常。

【影像学检查】　CT：慢性胰腺炎伴胰管多发结石，胰头后部、胰十二指肠沟区假性囊肿，MRI：慢性胰腺炎伴胰管多发结石，胰头后部、胰十二指肠沟区假性囊肿。

【治疗】　胰十二指肠切除术。

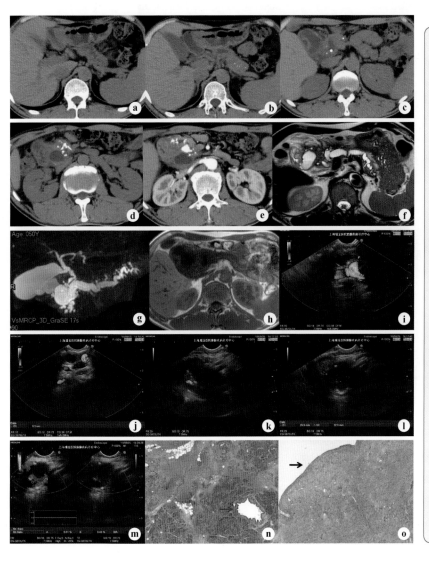

图像要点

组织病理：胰腺腺泡萎缩，胰管扩张（红箭），间质纤维组织增生伴炎症细胞浸润（n）；局部见一囊性病变，未见内衬上皮（黑箭，o）。

诊断：慢性胰腺炎（CP）伴胰管扩张，假性囊肿形成。

【病情简介】 男，70岁。间断上腹痛5年，加重1个月。于外院胃镜检查"Barrett、慢性萎缩性胃炎"，给予"PPI"治疗，效果欠佳。无糖尿病病史，戒烟2年，每日饮酒约400g。

【实验室检查】 肿瘤学指标：CA19-9、CEA、CA50、AFP等正常；肝功能、肾功能、血常规、DIC及止凝血指标等均正常；血糖正常。

【影像学检查】 CT：考虑胰尾囊性占位。

【治疗】 胰体尾切除术。

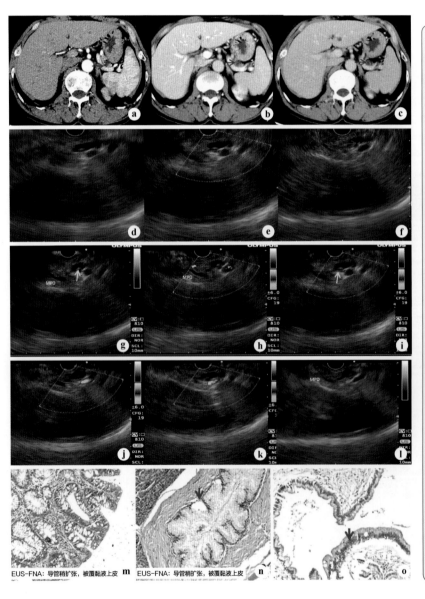

EUS-FNA：导管稍扩张，被覆黏液上皮 m
EUS-FNA：导管稍扩张，被覆黏液上皮 n
o

图像要点

CT：胰尾示囊样低密度灶，直径约1.1cm，动脉期（a）、静脉期（b）及延迟期（c）未见明显强化。

EUS：在胰腺尾部发现一处最大直径约1.8cm的囊性病变，形态欠规则，边缘弧形不整，囊内可见一枚大小约0.4cm的乳头样凸起，稍高回声，囊液清晰，连分支胰管通向主胰管，主胰管轻度扩张，胰腺段胆总管不扩张。

组织病理示：胰腺导管内乳头状黏液性肿瘤伴腺上皮低级别上皮内瘤变（o）。

诊断：周围分支胰管型IPMN。

（朱苏敏）

【病情简介】　男，64 岁，长期饮酒。反复腹痛 6 年，多次诊断为急性胰腺炎。发现胰尾部囊实性占位 6 年，进行性增大。

【实验室检查】　肿瘤学指标：CA19-9 11.3kU/L，CEA、CA25、AFP 等正常；肝功能、肾功能、血常规、DIC 及止凝血指标、血清淀粉酶等均正常；IgG4：0.74g/L（参考值：< 2g/L）。

【影像学检查】　CT：胰尾部囊性占位，胰管扩张；MRI：胰尾部囊性占位，IPMN 首先考虑，囊腺瘤待排。

【治疗】　于瑞金医院胰腺外科行胰体尾切除术。

病例 58

精彩视频请扫描二维码

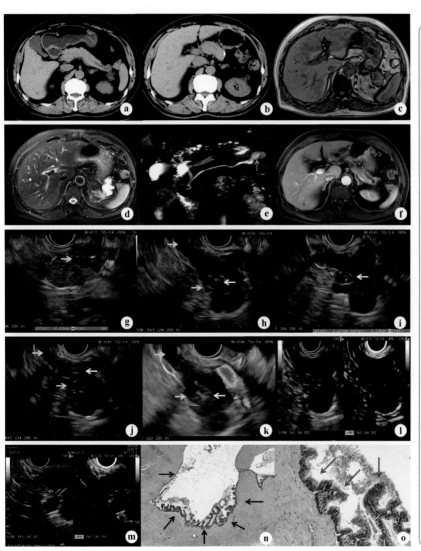

图像要点

胰尾部胰管扭曲、扩张，胰尾部见一不规则团片状 T2 长信号影，与胰腺体尾部胰管相连。增强后病灶内见分隔样强化（a～e）。术后复查：术区未见明显肿块影（f）。EUS：胰尾部胰管迂曲、扩张明显（g～k）。胰尾后方可见一囊实性占位，与主胰管相通（h～k）。超声造影（l）示内部结构始终未见明显强化。

组织病理：胰腺组织内胰管扩张伴胰管上皮增生（n）；增生胰管上皮呈乳头状，细胞核假复层排列（o）。

诊断："胰尾肿瘤"胰腺导管内乳头状黏液性肿瘤伴低级别上皮内瘤变。

（黄志养　潘　杰）

【病情简介】　女，31 岁。间断上腹痛伴恶心、呕吐 6 天。初诊胰腺囊肿，既往史特殊。无糖尿病病史，无吸烟史，无饮酒史。

【实验室检查】　血常规、肝功能、肿瘤四项、血糖均正常。

【影像学检查】　CT：胰腺体部囊性包块，考虑胰腺囊肿可能性大。

【治疗】　EUS-FNA+ 胰体尾切除。

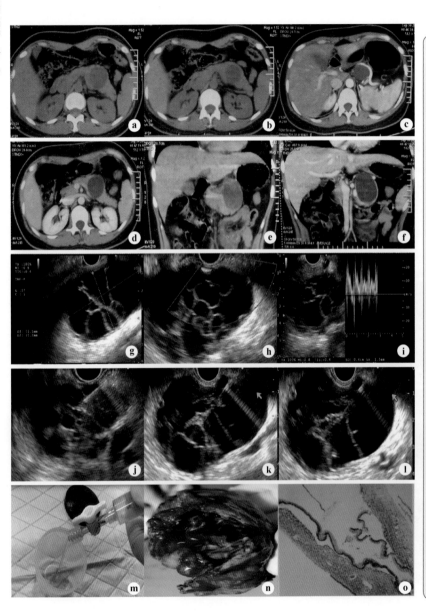

图像要点

CT：肝脏外形规则，轮廓光整，肝实质未见异常密度。肝内、外胆管未见扩张，肝门结构清晰。胰腺体部囊性包块，大小约 4.5cm×4.5cm，增强扫描未见强化，未见腹腔积液及腹膜后淋巴结增大；EUS：胰腺体部见一囊性病变，其内为无回声，可见多个分隔，其内无血流信号，边界清楚，55.1mm×35.2mm，未见壁结节。于胃体部超声引导下对病变部位以 19G 穿刺针行穿刺抽取囊液，抽吸可见囊液为淡黄色，较黏稠，量约 60ml。

术后病理及最后诊断：（胰腺体尾部）黏液性囊性肿瘤伴中低级别异性增生。

（张立超　侯森林）

【病情简介】　女，62 岁。发现胰腺假性囊肿形成 5 月余。查体无明显异常。无吸烟饮酒史，无糖尿病病史。

【实验室检查】　血糖、肝功能、肾功能、肿瘤学指标、血常规无明显异常。

【影像学检查】　全腹增强 CT：①胰颈类圆形低密度影，考虑胰腺乳头状瘤与胰腺囊肿相鉴别，胰腺尾部囊性占位，考虑为胰腺囊肿；②双肾囊肿；下腹壁薄弱，部分肠系膜疝出，考虑为腹壁疝；③第 4 腰椎、第 5 腰椎双侧峡部裂并椎体向前滑脱；④心脏增大，心包少量积液。

【治疗】　胰腺巨大假性囊肿，双猪尾支架置入术。

图像要点

EUS：胃窦体交界处后壁管壁外见囊性无回声光团，约 90.5mm×60.7mm，囊壁完整，与胰管相连通。病灶旁胃壁内部未见较丰富的血管结构，胰腺回声不均匀，呈斑片状改变，未见明显实性占位。EUS 引导下避开胃壁血管结构，以 COOK ECHO-HD 19-A 囊肿穿刺针穿刺入囊腔，抽出清亮囊液约 50ml 送常规、生化等检查。留置导丝，以 10F 囊肿切开刀切开囊壁，置入 3cm 双猪尾支架。在超声下见囊腔明显缩小，支架一端置于胃腔，一端留置于囊腔内，可见囊液由支架流入胃腔，观察穿刺点无渗血，胃腔内见双猪尾支架固定良好。

诊断：胰腺假性囊肿

（李　跃）

病例 61

【病情简介】 女，64岁。发现胰头占位1周余。患者1周前体检CT检查发现胰头占位。否认吸烟饮酒史。否认吸烟及饮酒史。否认糖尿病病史。

【实验室检查】 肿瘤学指标：CA19-9、CEA、CA125、AFP等正常；肝功能、肾功能、血常规、止凝血指标、空腹血糖等均正常。

【影像学检查】 CT及MRI考虑胰头占位。

【治疗】 根治性胰腺及十二指肠切除术。

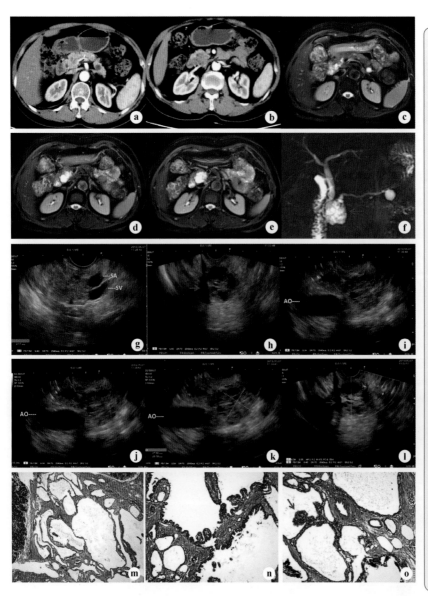

图像要点

CT：胰腺钩突见多囊性病灶（细箭），呈"蜂窝状"，主胰管扩张（粗箭），增强扫描未见明显强化（a、b）；MRI：胰腺钩突部见"蜂窝状"T2-FS高信号灶（细箭），MRCP示主胰管扩张，与病灶相通（c～f）。EUS：胰腺钩突见多囊性病灶，呈"蜂窝状"，主胰管扩张（粗箭）。

组织病理：①肿瘤界限清楚，大多为微囊型，巨囊型囊腔大，囊壁较厚，同一肿瘤囊腔大小不一，囊内可见淡粉染的浆液性物质（HE：40×，m）；②有时可见部分导管上皮呈上皮内瘤样改变（HE：100×，n、o）。

诊断：胰腺浆液性微囊型囊性瘤。

（苏州大学附属第二医院）

【病情简介】　男，69 岁。反复上腹痛 2 年。期间多次诊断急性胰腺炎，CT 及 MRI 提示急性胰腺炎改变、胰体部囊性病灶，近期腹痛再发。有吸烟史 39 年。有饮酒史 30 年。有糖尿病病史 10 年。

【实验室检查】　肿瘤学指标：CA19-9、CEA、CA125、AFP 等正常；血清淀粉酶 468U/L，血清 LPS 480U/L；肝功能、肾功能正常；血常规基本正常；止凝血指标：PT13.5 秒，余正常；空腹血糖 11.4mmol/L。

【影像学检查】　CT 及 MRI 考虑胰腺体部占位。

【治疗】　腹腔镜下胰体尾部切除术。

病例 62

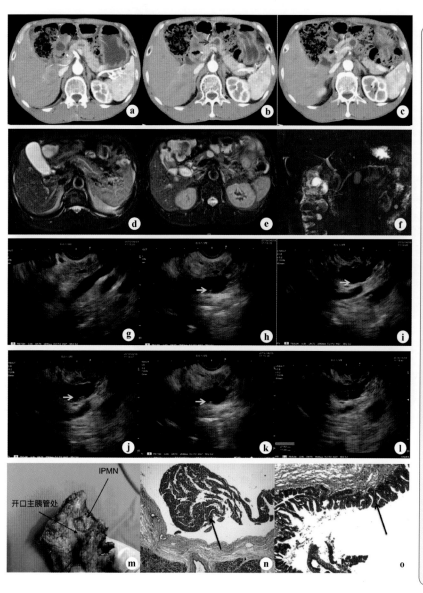

图像要点

CT：胰腺主胰管扩张（粗箭），体部可见一囊性病灶（细箭，a～c）；MRI：胰体部可见一 T2-SPAIR 高、T1WI 低信号灶（细箭），主胰管扩张（粗箭），MRCP 提示主胰管扩张，病灶与主胰管相通（d～f）；EUS：主胰管扩张（粗箭），胰体部可见一囊性病灶，与主胰管相通，囊性病灶内见附壁结节（黄箭）。

术后病理：①扩张的导管内可见"乳头状"增生的腺上皮细胞团，细胞形态较温和（HE：40×，n）；②扩张导管内可见呈"乳头状"增生的腺上皮，上皮细胞可见黏液分泌（HE：100×，o）。

诊断：主胰管型 IPMN。

（苏州大学附属第二医院团队）

【病情简介】 女，72 岁。反复上腹痛 1 年。期间多次诊断为急性胰腺炎，CT 及 MRI 提示急性胰腺炎、胰腺尾部囊性病灶，4 天前腹痛再发，MRI 提示急性胰腺炎、胰腺尾部囊性病灶。否认吸烟史及饮酒史。有糖尿病病史 21 年。

【实验室检查】 肿瘤学指标：CA19-9、CEA、CA125、AFP 等正常；血清淀粉酶 150U/L；血常规：红细胞 3.54×10^{12}/L，HGB 99g/L，余正常；肝功能、肾功能、止凝血指标等正常；空腹血糖：10.5mmol/L。

【影像学检查】 CT 及 MRI 考虑胰腺尾部占位。

【治疗】 腹腔镜下胰腺体尾部 + 脾脏切除术。

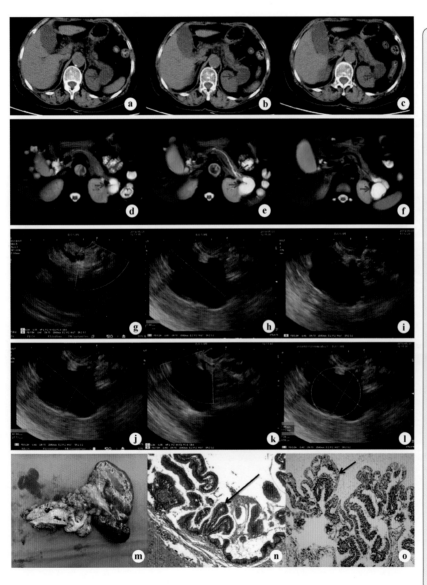

图像要点

CT：胰尾部近脾门可见囊性病灶，病灶（细箭）与主胰管相通（粗箭，a～c）；MRI：胰尾部近脾门可见类圆形 T2WI 高信号、T1WI 低信号灶（细箭），胰尾部主胰管（粗箭）扩张，并与囊性病灶相通（d～f）；EUS：主胰管扩张（粗箭），胰尾部可见一囊性病灶，病灶与主胰管相通（粗箭）。

术后病理：①扩张的导管内见"乳头状"增生的腺上皮细胞，细胞内可见黏液分泌（HE：100×，n）；②扩张的导管内分泌黏液的"乳头状"增生的腺上皮，免疫组化 MUC5AC 阳性表达（100×，o）。

诊断：主胰管型 IPMN。

（苏州大学附属第二医院团队）

【病情简介】 女，35 岁。上腹隐痛 1 个月。CT 检查发现胰体囊性病灶。否认吸烟及饮酒史。否认糖尿病病史。

【实验室检查】 肿瘤学指标：CA19-9、CEA、CA125、AFP 等正常；囊液：CEA > 1000，血清淀粉酶> 10 000；肝功能、肾功能、血常规、止凝血指标、空腹血糖等均正常。

【影像学检查】 CT 考虑胰腺黏液性囊腺瘤。

【治疗】 腹腔镜下囊性病灶切除术。

病例
64

精彩视频请
扫描二维码

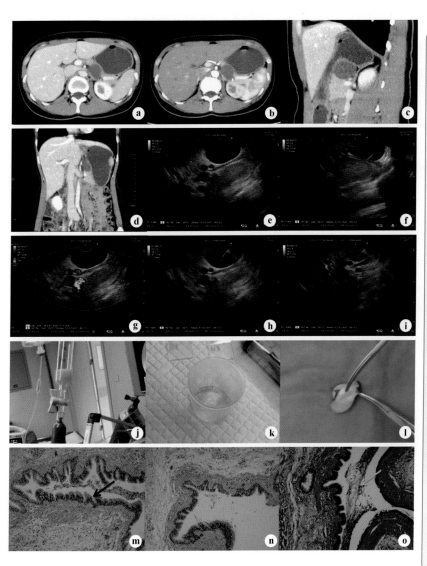

图像要点

CT：胰体部可见低密度灶，周边清，病灶边缘强化明显（a～d）。EUS：胰腺体尾部可见无回声囊性病灶，边界清晰，有分隔；囊液（j～k）：EUS-FNA 和术后发现囊内为白色黏稠液体。

术后病理：见囊壁结构类似小肠壁组织结构，由里向外可见被覆单层柱状上皮的小肠黏膜，无黏膜肌层及黏膜下层，肌层仅有纵行平滑肌，无环形肌，浆膜层下有疏松结缔组织，无间皮细胞被覆，囊腔内液体为均匀一致无结构的坏死物质，内有炎症细胞（HE：100×，200×）。

诊断：胰腺前肠囊肿。

（苏州大学附属第二医院团队）

【病情简介】　女，63 岁。反复上腹痛 3 年。腹痛发作时均伴有转氨酶升高，抗感染治疗后腹痛好转，期间 CT、MRI 提示胰腺体部囊性占位，近期仍有间断腹痛，性质同前，复查 CT 及 MRI 提示囊性病灶体积明显增大。否认糖尿病病史。否认饮酒吸烟史。

【实验室检查】　肿瘤学指标：CA19-9、CEA、CA125、AFP 等正常；肝功能：γ-GT 72U/L，余正常；肾功能、血常规、止凝血指标、空腹血糖等均正常。

【影像学检查】　CT 及 MRI 考虑胰腺体部囊性占位。

【治疗】　胰体部分切除术 + 胰尾空肠吻合术。

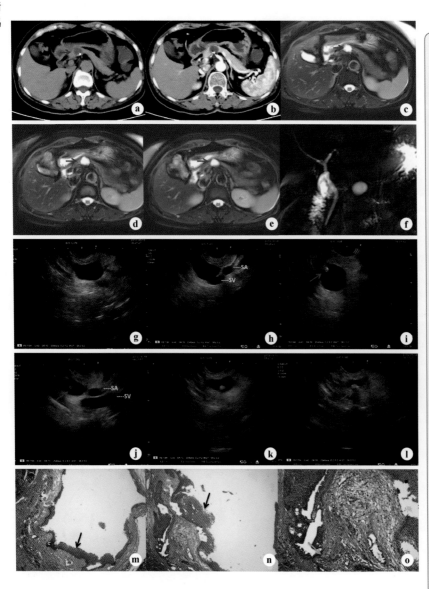

图像要点

CT：胰体部见 17mm 类圆形低密度灶（细箭），内部可见致密影（粗箭），增强扫描病灶未见明显强化，主胰管未见扩张（a、b）；MRI：胰体部见界限清晰的 T1WI 低信号、T2WI 高信号灶（细箭），MRCP 提示主胰管未见扩张，病灶（细箭）与主胰管不相通（c～f）。EUS：胰体可见囊性病灶，内部可见强回声团块（粗箭）后方伴声影。

组织病理：囊肿多灶分布，呈多房性（m、n），囊肿壁由复层鳞状上皮细胞组成，部分囊肿壁可见浆液性上皮细胞向鳞状上皮细胞化生过渡（绿箭）。

诊断：皮样囊肿（成熟性囊性畸胎瘤）。

（苏州大学附属第二医院团队）

第四章　胰腺囊实性病变

【病情简介】 女，47岁。1个月前因妇科疾病行子宫颈锥切时体检行腹部 B 超检查发现胰尾占位，直径约 9cm，SPN 或囊腺瘤考虑。无烟酒嗜好，无糖尿病病史。

【实验室检查】 肿瘤学指标：NSE 18.48ng/ml，CA19-9、CEA、CA125、AFP 等正常；血糖：5.08mmol/L；肝功能、肾功能、血常规、DIC 及止凝血指标等均正常。

【影像学检查】 MRI：胰腺占位，胰体尾部巨大占位。

【治疗】 达芬奇机器人辅助胰体尾切除术＋脾切除术。

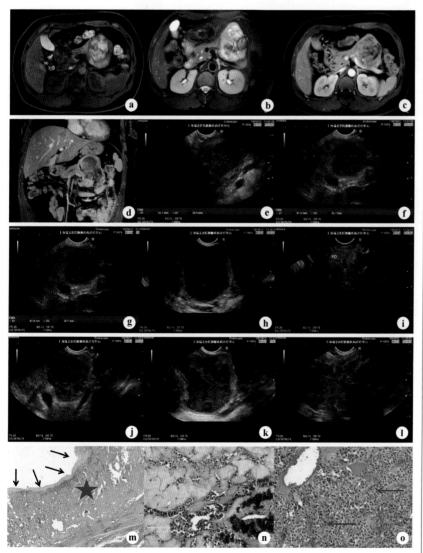

MRI：T1WI 胰腺体尾部低信号伴其内多发片状高信号占位，8.0cm×5.8cm×7.6cm，分叶状（a）；MRI T2WI+fs 呈稍高信号伴其内多发斑片状高、低信号混杂（b）；增强 MRI：后轻中度渐进性延迟强化，病灶边缘见延迟强化包膜影，病灶处主胰管受压、显示不清，其下游主胰管显示（c、d）。

组织病理：胰腺内一囊实性占位，实性区细胞较丰富（红星），中央见囊性区（黑箭，m）；肿瘤细胞排列成假乳头状（黄箭），间质可见淀粉样变性（蓝箭）及钙化（绿箭，n）；肿瘤细胞形态温和，呈巢状、假乳头状（红箭，o）。

诊断：胰腺实性假乳头状肿瘤（SPN）。

【病情简介】 女，23 岁。1 个月前超声体检胰体尾部内见一低回声团块，大小 30mm×27mm，边界尚清，形态较规则，回声尚均匀，其内未见明显血流信号，外院复查 CT 示胰腺体部最大截面约 2.6cm×3.0cm 类圆形稍低密度影，门脉期强化，密度尚均匀，边界清楚，胰尾部萎缩，胰管局限性扩张，胰尾部区域可见最大截面约 2.5cm×4.1cm 囊性低密度影，密度不均，无明显强化，与邻近组织结构分界清晰。胰头未见明显异常强化影。无烟酒嗜好，无糖尿病病史。

【实验室检查】 肿瘤学指标：CA19-9、CEA、CA125、AFP 等正常；血糖：4.37mmol/L；肝功能、肾功能、血常规、DIC 及止凝血指标等均正常，IgG4：0.40g/L（参考值：< 2g/L）。

【影像学检查】 见下文。

【治疗】 达芬奇机器人胰体尾切除＋保脾手术。

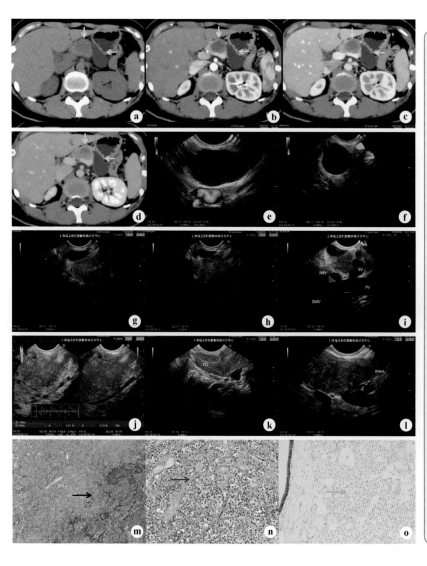

图像要点

CT 平扫，胰颈部一枚直径约 2.7cm 的结节状稍低密度灶，平扫密度较均匀（a）。增强 CT：动脉期、门脉期及延迟期，病灶呈进行性延迟强化伴内部斑片状相对低密度区，动脉期及门脉期病灶密度低于周围胰腺实质，延迟期病灶密度与周围胰腺实质相近，病灶上游胰体尾部实质萎缩明显伴主胰管扩张（b～d）。

组织病理：胰腺内肿瘤组织呈浸润性生长（m）；肿瘤细胞形态温和，细胞质透亮，间质淀粉样变性（n）；肿瘤细胞不表达钙黏蛋白 E-Cadherin（o）。

诊断：胰腺实性假乳头状肿瘤（SPN）。

【病情简介】　　男，34岁。体检发现胰腺占位2周。外院CT示胰腺低密度灶伴斑片状钙化影。复查上腹部增强CT示胰体部占位伴钙化，考虑实性假乳头状瘤可能大，肝Ⅱ、Ⅷ段血管瘤。无烟酒嗜好，无糖尿病病史。

【实验室检查】　　肿瘤学指标：CA19-9、CEA、CA125、AFP等正常；血糖：4.40mmol/L；血常规：DD 0.74mg/L，余正常；肝功能、肾功能、DIC及止凝血指标等均正常；IgG4：0.59g/L。

【影像学检查】　　MRI：胰体部占位，邻近胰管显示不清。

【治疗】　　胰体尾切除术。

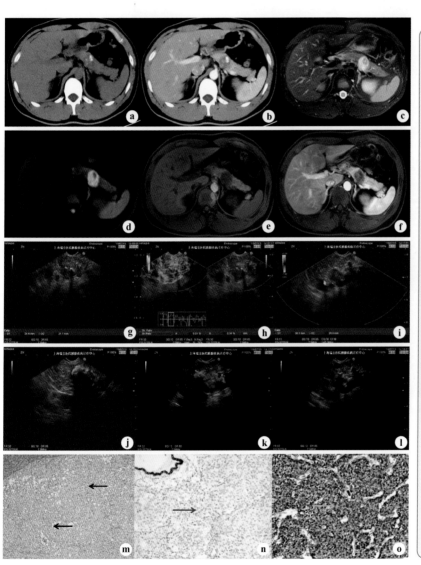

图像要点

CT平扫：见胰体低密度占位伴钙化灶，增强扫描持续性强化，大小约为2.9cm×2.6cm（a、b）；

MRI：胰体部混杂信号占位灶，增强后部分强化，DWI呈中高信号（c～f）。

组织病理：胰腺内见一实性肿瘤，细胞排列成实性乳头状，形态温和（黑箭，m）；肿瘤细胞不表达钙黏蛋白E-Cadherin（红箭，n）；肿瘤细胞核浆表达β-catenin（绿箭，o）。

诊断：胰腺实性假乳头状肿瘤（SPN）。

【病情简介】 女，16岁。中上腹持续疼痛3日。外院B超示胰尾36mm×32mm混合回声，边界尚清，形态尚规则。无烟酒史，无糖尿病病史。

【实验室检查】 肿瘤学指标：CA19-9、CEA、CA125、AFP等正常；血糖：3.77mmol/L；肝功能：ALT 8U/L，余正常；血常规：WBC 11.03×10⁹/L，余正常；肾功能、DIC及止凝血指标等均正常；IgG4：1.55g/L（参考值：＜2g/L）。

【影像学检查】 MRCP示胰胆管系统未见明显异常。

【治疗】 机器人辅助胰体尾切除+保脾术。

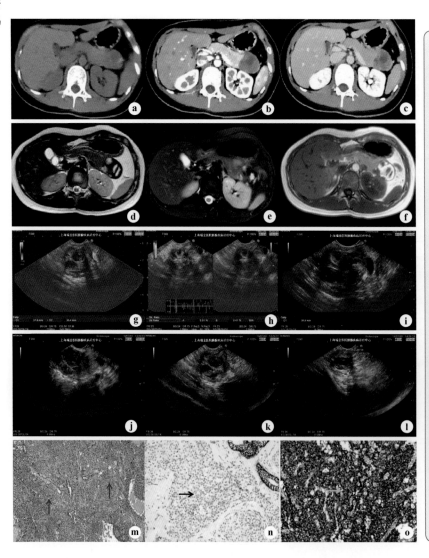

图像要点

CT：平扫胰尾部类圆形囊实性低密度影，边缘见少许斑片高密度影，边界清楚、光整（a），增强后内实质期（b）及延迟期（c）实性部分呈渐进性中度强化。MRI：胰腺尾部混杂信号灶，T2WI高低混杂信号（d、e），T1WI等高混杂信号（f），提示瘤内出血。

组织病理：肿瘤组织内富于血管，肿瘤细胞呈实性乳头状排列（红箭，m）；肿瘤细胞不表达钙黏蛋白E-Cadherin（黑箭，n）；肿瘤细胞核浆表达β-catenin（绿箭，o）。

诊断：胰腺实性假乳头状肿瘤（SPN）。

【病情简介】　男，44岁。体检发现胰腺尾部肿物3周。患者3周前体检超声发现胰腺尾部占位，复查CT示胰腺尾部占位性病变，增强MRI提示胰尾占位，考虑神经内分泌瘤可能性大。无烟酒嗜好，无糖尿病病史。

【实验室检查】　肿瘤学指标：CA19-9、CEA、CA125、AFP等正常；血糖：5.08mmol/L；肝功能、肾功能、血常规、DIC及止凝血指标等均正常；IgG4：0.68g/L（参考值：< 2g/L）。

【影像学检查】　CT：腺尾部NET可能性大，SPN待排。

【治疗】　经腹腔镜次全切取术。

病例
70

精彩视频请
扫描二维码

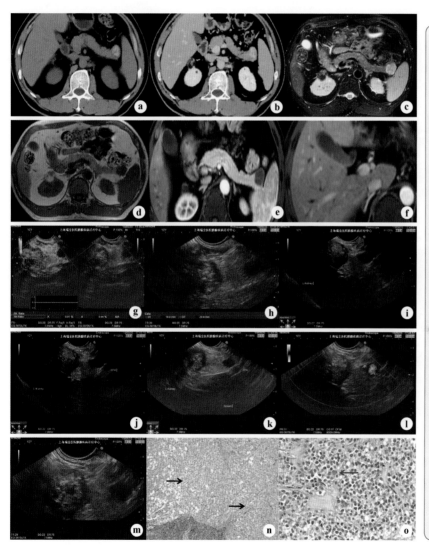

图像要点

CT：胰尾部类圆形实性等高密度占位影，边界清楚、光整，胰管未见扩张（a），增强后病灶强化不明显（b）。

MRI：胰腺尾部团块影，T2WI稍高信号，内见小片低信号，T1WI低信号（c、d），增强后病灶强化不明显，边缘轻度强化，另胆囊壁多发小结节样异常强化灶，考虑为息肉（f）。

组织病理：胰腺内见一实性肿瘤，边界不清，细胞密度较高（n）；细胞形态温和，可见红染球状物（红箭），核分裂象罕见（o）。

诊断：胰腺实性假乳头状肿瘤（SPN）。

【病情简介】　男，82 岁。1 个月前自感右上腹疼痛，无明显诱因，外院 B 超示胆囊增大伴炎性改变，胆囊胆泥淤积，胰尾部混合回声占位，假性囊肿可能，查上腹部 MRI 示肝内多发小囊肿；胆囊扩大伴炎症；胰腺萎缩伴体尾囊实性肿块，囊腺癌可能行大。无烟酒嗜好，无糖尿病病史。

【实验室检查】　肿瘤学指标：CA19-9、CEA、CA125、AFP 等正常；血糖：6.00mmol/L；肝功能：DD 0.77mg/L，余正常；肾功能、血常规、DIC 及止凝血指标等均正常；IgG4：0.66g/L。

【影像学检查】　CT：胰腺体尾部囊实性占位，首先考虑 IPMN 伴局部恶变可能。

【治疗】　胰腺癌联合脏器切除术＋胰体尾切除术＋胆囊切除术。

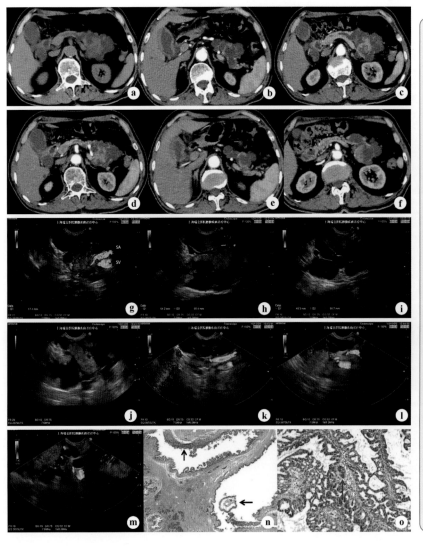

图像要点

组织病理：胰腺内多处胰管扩张，内衬上皮呈乳头状（黑箭，n）；肿瘤细胞排列成复杂分支状或筛孔状，间质见微浸润（红箭，o）。

诊断：胰腺导管内乳头状黏液性肿瘤（IPMN）伴高级别上皮内瘤变，多病灶微浸润。

【病情简介】 男，64岁。患者2年余前无明显诱因出现右上腹痛，呈间歇性隐痛，未予以重视。1个月前，患者无明显诱因出现白陶土样大便，大便次数约1次/天，外院查肠镜示结肠多发息肉，病理示管状腺瘤伴低级别上皮内瘤变。完善上腹部增强CT示胰腺囊性病变，伴胰腺萎缩、胰管扩张，进一步完善MRCP考虑胰头部导管内黏液性乳头状瘤可能，伴胰腺萎缩、胰管扩张。吸烟史30年余，约半包/天，偶尔饮酒；无糖尿病病史。

【实验室检查】 肿瘤学指标：CA19-9、CEA、CA125、AFP等正常；血糖：6.45mmol/L；肝功能、肾功能、血常规、DIC及止凝血指标等均正常；IgG4：0.09g/L（参考值：＜2g/L）。

【影像学检查】 CT：头部IPMN，恶变待排，MRI：胰腺IPMN可能。

【治疗】 达芬奇机器人辅助Childs术。

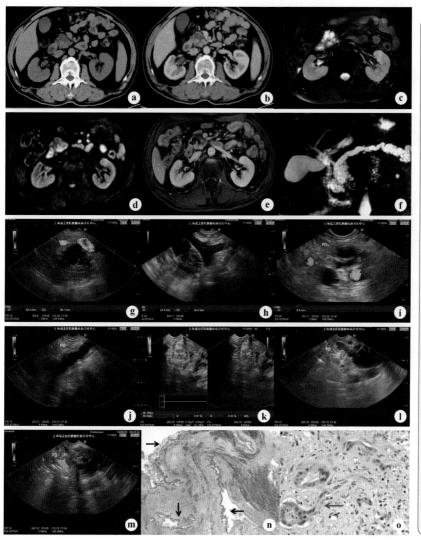

【图像要点】

CT平扫及增强：示胰头形态饱满，胰头内可见不规则团片状囊样低密度影，边界欠清，范围约为3.0cm×2.5cm，增强扫描强化不明确（a、b）；MRI fsT2WI示胰头内不规则中高信号灶（c）；MRI DWI示胰头内小片状中高信号影（d）；MRI增强示胰头部囊性无强化灶（e）；MRCP示胰管全程不规则增粗（f）。

组织病理：胰腺多灶导管扩张，上皮增生（n）；局部异型腺体呈浸润性生长伴间质纤维化（o）。

诊断：胰腺导管内乳头状黏液性肿瘤（IPMN)伴浸润性癌，癌成分为导管腺癌。

【病情简介】 女，79 岁。2 年前体检发现胰头部囊性灶，外院行增强 MRI 示十二指肠降部腔内可见类圆形 T2 低信号影，大小约 6mm×8.3mm，增强可见强化，DWI 高信号；肝实质内见两个微小圆形长 T2 信号影，十二指肠降部腔内占位，增强强化，间质瘤？神经内分泌肿瘤（NET）？当地医院考虑有手术指征，但因患者高龄，手术风险大，与家属沟通后暂不行手术，规律随访。1 个月前外院胰腺 CT 示胰头及钩突部形态饱满，内见不规则低密度影，最大截面约 4.5cm×4.8cm，增强示其内实性成分明显强化，囊性成分未见强化，分支胰管明显扩张，诊断胰头及钩突部囊实性占位伴分支胰管明显扩张。无烟酒嗜好，无糖尿病病史。

【实验室检查】 肿瘤学指标：CA19-9、CEA、CA125、AFP 等正常；血糖：7.83mmol/L；肝功能、肾功能、血常规、DIC 及止凝血指标等均正常；IgG4：0.43g/L（参考值：< 2g/L）。

【影像学检查】 CT：胰头部囊实性占位，胰头体部主胰管扩张，MRI：胰头部 IPMN（混合型）伴浸润性癌形成，胰颈体尾部主胰管扩张、IPMN 累及不除外。

【治疗】 达芬奇机器人辅助胰十二指肠切除术。

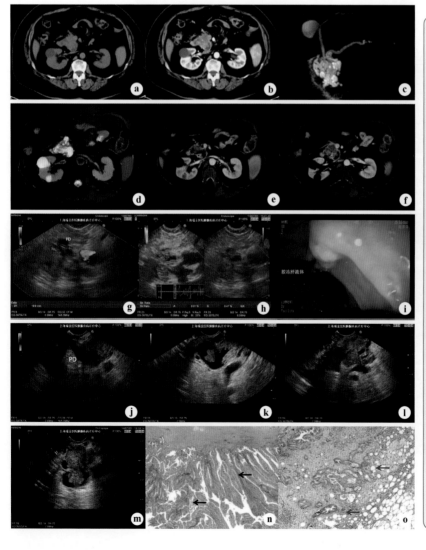

图像要点

CT 平扫及增强示胰头部胰管扩张伴管腔内软组织密度影（a、b）；MRCP 示胰管全程增宽显示，胰头部团片状高信号影（c）；MRI fsT2WI 示胰头部中高混杂信号团块影（d）；MRI 增强示胰头部胰管增宽伴管腔内软组织信号影（e～f）。

组织病理：胰腺导管扩张，导管上皮高度增生呈乳头状（n）；局部异型腺体浸润性生长，侵及周围脂肪组织（o）。

诊断：胰腺导管内乳头状黏液性肿瘤（IPMN）伴浸润性癌，癌成分为导管腺癌。

【病情简介】　男，76岁。体检发现胰腺占位1月余。患者1个月前体检查CA19-9 213.6U/ml，胰腺动态扫描CT示胰腺体部可见一局限性隆起的团块影，边界不清，边缘呈浅分叶状，平扫时低密度，增强后轻度强化，各期仍呈相对低密度。无烟酒嗜好，无糖尿病病史。

【实验室检查】　肿瘤学指标：CA19-9 477.8U/ml，CA242＞176.6U/ml，CEA、CA125、AFP等正常；血糖：5.01mmol/L；肝功能、肾功能、血常规、DIC及止凝血指标等均正常；IgG4：0.87g/L（参考值：＜2g/L）。

【影像学检查】　CT：胰腺实性占位伴主胰管不均匀扩张，考虑IPMN（混合型），MRI：胰腺实性占位伴主胰管不均匀扩张，考虑IPMN（混合型）。

【治疗】　胰体尾＋脾切除术。

精彩视频请
扫描二维码

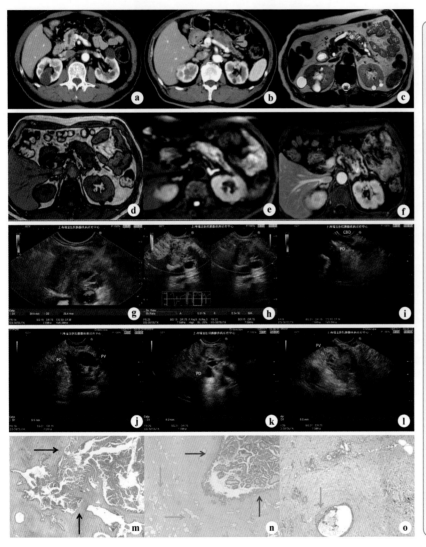

图像要点

　　CT：胰腺头部胰管扩张（细箭，a），体部囊实性占位（粗箭），实性部分轻度强化，体尾部实质萎缩（b）。MRI：胰体部囊实性占位，形态不规则，内见厚薄不均分隔影，囊液呈T2WI高、T1WI低信号（c、d）；DWI病灶信号增高（e），增强后实性成分强化低于胰腺实质（f）。

　　组织病理：胰管扩张，内衬上皮呈乳头状增生（黑箭，m）；扩张胰管（红箭）周围可见异型腺体伴纤维化（绿箭，n）；异型腺体侵犯神经（蓝箭，o）。

　　诊断：胰腺导管内乳头状黏液性肿瘤（IPMN)伴浸润性癌，癌成分为导管腺癌。

病
例
75

精彩视频请
扫描二维码

【病情简介】　男，70岁。背部疼痛2月余。患者2个月前自觉背部肾区隐痛，腹部B超提示胰腺占位。无烟酒嗜好，无糖尿病病史。

【实验室检查】　肿瘤学指标：CA19-9 39.3U/ml，CEA、CA125、AFP等正常；血糖：6.04mmol/L；肝功能、肾功能、血常规等均正常；DIC及止凝血指标：DD 0.68mg/L，余正常；IgG4：0.88g/L。

【影像学检查】　CT、MRI：胰头部囊性灶、与脉管相通，IPMN待排。

【治疗】　胰体尾＋胰腺肿瘤局切＋脾切除术。

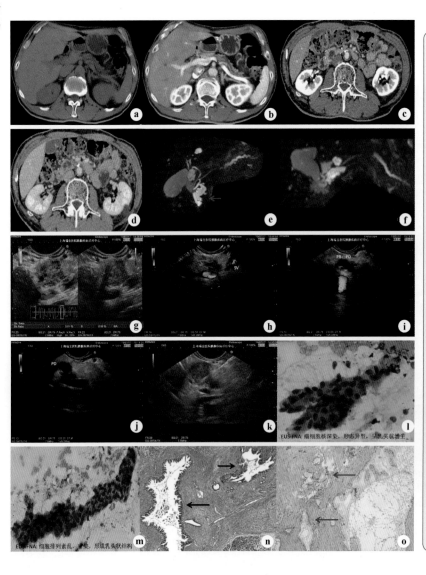

图像要点

CT：胰腺体尾部胰腺实质萎缩，胰管扩张（a、b），胰头部见不规则薄壁囊性灶，内见分隔影及壁结节（细箭），增强后呈轻度强化（c、d）。MRCP：胰头部见不规则囊性信号影（粗箭），与胰管相通，胰腺体尾部胰管扩张（e～f）。

组织病理：胰腺内多灶胰管扩张，内衬上皮呈乳头状增生（黑箭，n）；局部可见异型腺体浸润性生长伴纤维化（红箭，o）。

诊断：胰腺导管内乳头状黏液性肿瘤（IPMN）伴浸润性癌，癌成分为导管腺癌。

【病情简介】 女，56 岁。体检发现 CA19-9 升高 2 周余。患者 2 周前体检查 CA19-9 30.8U/ml，AFP 9.61ng/ml，上腹部增强 CT 示胰头部囊实性占位伴胰管轻度扩张，PET-CT 示胰头钩突部囊实性占位，实性部分 FDG 异常代谢增高，囊腺癌可能性大。无烟酒嗜好，无糖尿病病史。

【实验室检查】 肿瘤学指标：CA125 260.8U/ml，CA19-9 40.2U/ml，CEA、AFP 等正常；血糖：5.07mmol/L；肝功能、肾功能、血常规、DIC 及止凝血指标等均正常；IgG4：0.53g/L。

【影像学检查】 见下文。

【治疗】 胰十二指肠切除术。

病例 76

精彩视频请
扫描二维码

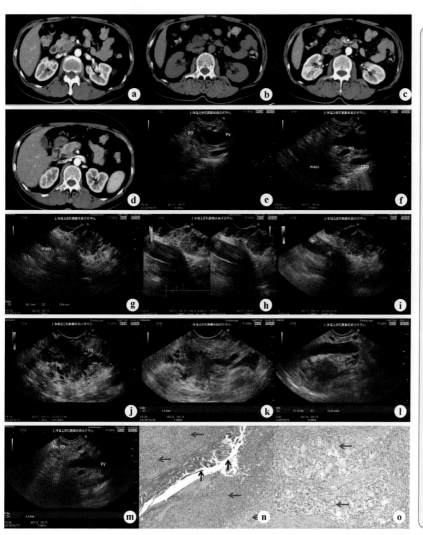

图像要点

CT：胰腺钩突实性占位，28mm×27mm，边界欠清晰，形态不规则，增强后强化低于正常胰腺实质（a），其下方另见一囊实性占位，27mm×20mm，囊壁略厚、毛糙，增强后未见明显强化（b、c），胰头部胰管扩张（d）。

组织病理：胰腺内胰管扩张，上皮高度增生（黑箭），其旁大片异型细胞浸润性生长（红箭，n）；部分异型细胞呈不规则腺管状（红箭，o）。

诊断：胰腺导管内乳头状黏液性肿瘤（IPMN）伴浸润性癌，癌成分为导管腺癌。

【病情简介】　男，60岁。中上腹痛伴腰背痛1个月余。外院查腹部CT示胰腺钩突部囊性占位伴胰管扩张，考虑囊腺瘤或IPMN；腹部超声示胰腺区异常回声，考虑假性囊肿可能，主胰管增宽，胆囊壁毛糙伴胆囊息肉样病变可能。无烟酒嗜好，无糖尿病病史。

【实验室检查】　肿瘤学指标：CA19-9、CEA、CA125、AFP等正常；血糖：4.91mmol/L；肝功能、肾功能、血常规、DIC及止凝血指标等均正常；IgG4：0.06g/L（参考值：＜2g/L）。

【影像学检查】　MRI：胰头钩突部囊性占位伴主胰管不均匀扩张，考虑IPMN。

【治疗】　胰十二指肠切除术。

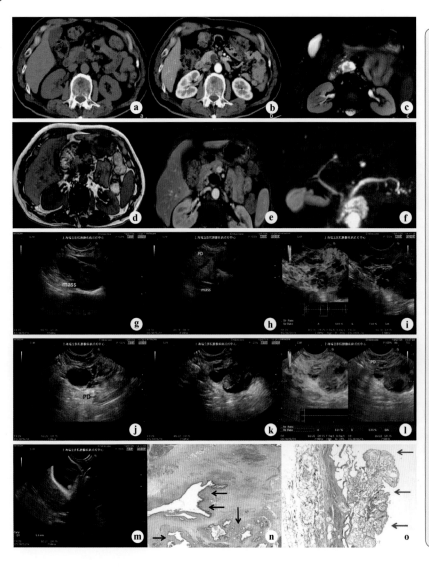

图像要点

CT平扫：胰头部类圆形囊性灶，囊壁厚薄欠均，内见分隔影（a），增强扫描囊壁及分隔呈渐进性轻度强化（b）。MRI：胰头部团块状混杂信号影，边界清晰，T2WI高信号，T1WI低信号（c、d），增强后囊壁呈轻度强化（e）。MRCP：胰头部囊性占位，邻近胰管受压变窄，上游胰管扩张（f）。

组织病理：胰腺内多灶胰管扩张，上皮呈黏液柱状(黑箭)。

诊断：胰腺导管内乳头状黏液性肿瘤（IPMN，n）。胆囊内见胆固醇性息肉（红箭，o）。

【病情简介】　男，55 岁。胰腺炎反复发作 3 次。外院行 CT 示胰腺炎，胰头钩突部低密度占位，考虑 IPMN 可能。有吸烟史，具体不详，已戒烟 10 余年；无酗酒史；无糖尿病病史。

【实验室检查】　肿瘤学指标：CA19-9、CEA、CA125、AFP 等正常；血糖：4.74mmol/L；肝功能、肾功能、血常规、DIC 及止凝血指标等均正常；IgG4：0.92g/L（参考值：< 2g/L）。

【影像学检查】　CT：胰头部囊性灶，考虑分支型 IPMN，MRI：胰头钩突囊性灶伴胰管扩张，IPMN 可能。

【治疗】　胰十二指肠切除术。

病例 78

精彩视频请扫描二维码

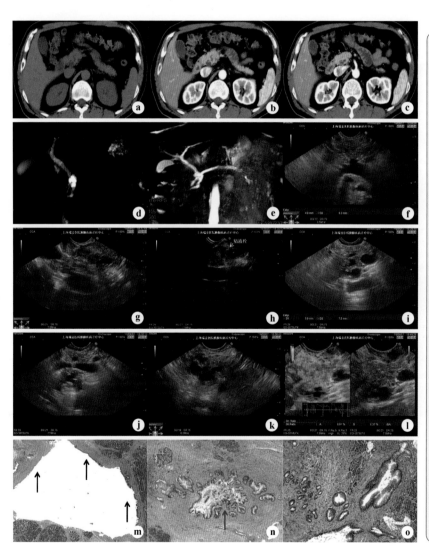

图像要点

CT：胰头部见一分叶状囊性低密度灶，最大截面大小约 1.3cm×1.2cm，壁薄，边界清楚，病灶与主胰管相通，胰头部主胰管轻度扩张，副胰管显示，增强后病灶未见明显强化，病灶与下腔静脉接触（a～c）。

MRCP：胰头钩突部囊性占位，分叶状，与胰管相通，胰管扩张（d、e）。

组织病理：胰腺内主胰管扩张呈囊性（m）；分支胰管扩张伴上皮黏液变性（n）；部分内衬上皮增生成乳头状（o）。

诊断：胰腺导管内乳头状黏液性肿瘤（IPMN）伴低级别上皮内瘤变。

【病情简介】　男，73 岁。体检发现胰头部占位性病变 5 天。于外院复查 CEA 8.59ng/ml，CA242 77.8U/ml，CA19-9 405.8U/ml，上腹部增强 CT 提示胰头部占位伴胰管扩张，恶性肿瘤待排。患者有吸烟史 40 余年，每天最多 1 包；无饮酒嗜好；糖尿病 21 年，服用格列奈类降糖，具体不详，空腹血糖在 10mmol/L 左右。

【实验室检查】　肿瘤学指标：CA19-9 431.5U/ml，CA242 38.8U/ml，CEA 5.39ng/ml，CA125、AFP 等正常；血糖：8.49mmol/L；肝功能、肾功能、血常规、DIC 及止凝血指标等均正常；IgG4：0.35g/L（参考值：< 2g/L）。

【影像学检查】　CT：胰头部导管腺癌伴阻塞性胰腺炎可能，胰腺颈体尾部多发囊性灶。

【治疗】　全胰 + 脾切除术。

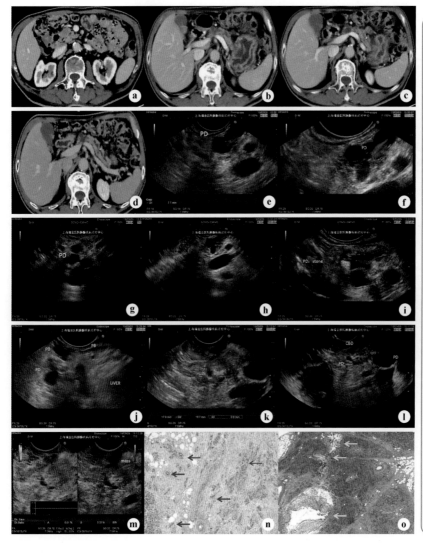

图像要点

CT：胰腺头部偏前见一实性低密度灶，约 2.4cm×1.6cm，边界不清，增强扫描病灶呈轻度延迟渐进性强化（a），上游胰腺实质萎缩（b），胰腺实质内散在点状致密影（c），胰管扩张；胰腺尾部小囊性灶，与主胰管相通（d）。

组织病理：胰头部基本结构被破坏，异型腺体浸润性生长，间质纤维组织增生，诊断：胰头导管腺癌（n）；胰尾多灶胰管扩张伴导管上皮黏液变性及乳头状增生（o）。

诊断：胰尾导管内乳头状黏液性肿瘤（IPMN）伴低级别上皮内瘤变。

【病情简介】　女，72 岁。体检发现上腹部占位 1 月余。1 个月前 PET-CT 检查示胰腺占位，胰管扩张。有吸烟史，具体不详；无酗酒史；无糖尿病病史。

【实验室检查】　肿瘤学指标：NSE 17.25ng/ml，CA19-9、CEA、CA125、AFP 等正常；血糖：6.45mmol/L；肝功能、肾功能、血常规、DIC 及止凝血指标等均正常；IgG4: 0.36g/L。

【影像学检查】　见下文。

【治疗】　根治性胰腺次全切术。

病例 80

精彩视频请扫描二维码

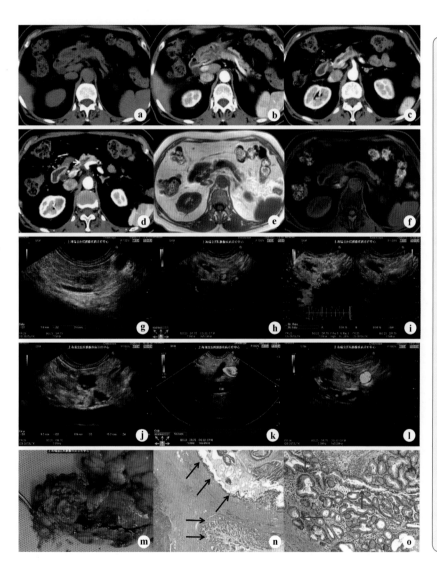

图像要点

组织病理：胰腺内多灶胰管扩张，胰管上皮增生呈乳头状（黑箭，n）；增生胰管上皮为单层黏液柱状上皮，细胞轻度不典型（红箭，o）。

诊断：胰腺导管内乳头状黏液性肿瘤（IPMN）伴低级别上皮内瘤变。

【病情简介】　男，47岁。反复腹泻1个月余伴黄疸2周。查上腹部MRI+MRCP：胰体尾部占位性病变，胰腺后多发肿大淋巴结。无烟酒嗜好，无糖尿病病史。

【实验室检查】　肿瘤学指标：CEA 35.11ng/ml，CA125 86.8U/ml，CA724 14.20U/ml，CA19-9 104.2U/ml，AFP等正常；血糖：6.80mmol/L；肝功能：ALT 332U/L，AST 208U/L，ALP 226U/L，γ-GT 509U/L，TBIL 167.6μmol/L，DBIL 96.2μmol/L，TBA 82.3μmol/L，余正常；肾功能、血常规、DIC及止凝血指标等均正常；IgG4：1.96g/L。

【影像学检查】　CT：胰腺体尾部恶性肿瘤伴潴留囊肿形成，累及左侧肾上腺，腹膜后淋巴结转移；ERCP示：①胆总管中下段2处细线样狭窄，结合病史考虑恶性梗阻可能大；②胃窦黏膜糜烂；③完成ERCP+探条扩张+EST+金属支架引流术。

【治疗】　无手术指征，EUS-FNA后回当地医院治疗。出院2个月时随访，外院化疗（吉西他滨+卡培他滨）第2次正在进行中，CA19-9 18.2 U/ml，CA125 67.4 U/ml，CEA 33.28ng/ml。

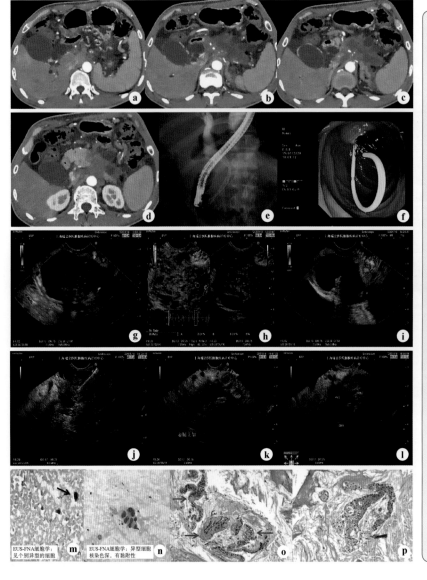

【图像要点】

EUS-FNA：胰腺穿刺组织内见多处游离的黏液腺体（红箭，n）；部分腺体局部呈筛孔状（绿箭，o）。需考虑诊断如下：①胰腺导管内乳头状黏液性肿瘤（IPMN）伴低级别上皮内瘤变，小灶高级别上皮内瘤变；②胰腺黏液性囊性肿瘤（MCN）伴低级别上皮内瘤变，小灶高级别上皮内瘤变；③低级别胰腺上皮内瘤变，小灶高级别胰腺上皮内瘤变。

【病情简介】　女，58岁。患者2019年3月自感后颈部疼痛，2个月后疼痛转移至腰背部并加剧。外院增强CT提示胰尾部占位伴腹腔积液，诊断为胰尾部癌伴肝转移，累及脾动静脉。无烟酒嗜好，无糖尿病病史。

【实验室检查】　肿瘤学指标：CEA12.39ng/ml，CA125 144.10U/ml，CA19-9 > 20400.00U/ml，AFP等正常；血糖：4.36mmol/L；肾功能：UA 139μmol/L，余正常；DIC及止凝血指标：DD 0.58mg/L，余正常；肝功能、血常规等均正常；IgG4：0.11g/L。

【影像学检查】　MRI：胰尾胰管显示不清。

【治疗】　胰体尾＋脾切除术。

病例 82

精彩视频请扫描二维码

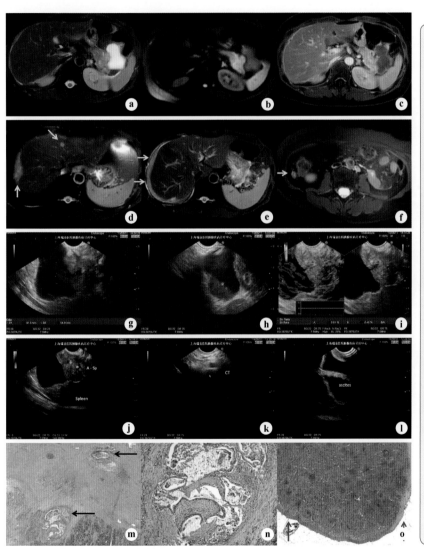

图像要点

MRI T2WI+fs、DWI及T1WI+fs增强静脉期序列，胰尾部见一边界不清的软组织团块，T2WI+fs呈稍高信号，DWI呈高信号，增强后病灶不均匀强化，胰尾旁另见一不规则厚壁混杂信号囊性灶（a～c）。T2WI+fs序列，肝左叶见稍高信号小结节(细箭)，腹膜及右侧结肠旁沟见多发稍高信号条片、结节灶（d～f）。

组织病理：胰腺内基本结构被破坏，异型腺体浸润性生长（黑箭），间质纤维组织增生（m）；肿瘤组织侵犯神经（n）；胰周脂肪内见副脾(o)。

诊断：胰腺导管腺癌。

【病情简介】 男，61岁。患者1年前因胆囊结石、胆囊炎于外院行胆囊切除术＋胆总管探查术，2个月前复查上腹增强CT示胰头钩突部强化不均匀伴多发囊性灶，需考虑恶性占位性病变，主胰管显著扩张；MRI增强示胰腺内多发囊性灶增强后未见明显强化，胰腺头部强化欠均匀，局部见一直径约5mm的弱强化小灶，考虑胰腺IPMN伴恶变。吸烟史40余年，1包/天；无饮酒嗜好；无糖尿病病史。

【实验室检查】 肿瘤学指标：CA19-9 274.70U/ml，CEA、CA125、AFP等正常；血糖：6.83mmol/L；肝功能：ALP 134U/L，余正常；肾功能：正常；血常规：RBC 2.96×10^{12}/L，HGB 93g/L，余正常；DIC及止凝血指标：Fg 5.1g/L，DD 0.97mg/L，余正常；IgG4：3.78g/L。

【影像学检查】 CT：胰腺多发囊性占位伴主胰管不均匀扩张，考虑混合型IPMN（累及全胰），MRI：胰头占位，胰管明显扩张伴充盈缺损影，PET-CT：胰头低密度灶，局部代谢增高，考虑恶性病变可能。

【治疗】 开腹肝活检，提示腺癌，结束手术。

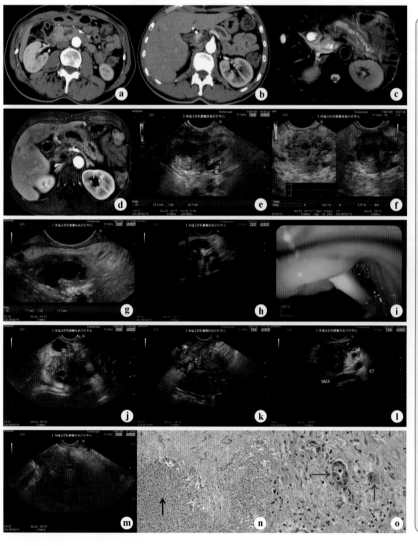

图像要点

增强CT：示胰管全程扩张伴囊性灶（a、b）；MRI fsT2WI胰管全程扩张（c）；增强MRI：示胰管全程扩张，胰腺多发囊性灶（d）。

组织病理：肝脏（黑箭）内见异型腺体及纤维组织增生（黄箭，n）；肿瘤细胞核大深染，异型明显（红箭，o）。

诊断：肝脏内见转移性腺癌。

最后诊断：混合型IPMN癌变伴肝转移。

【病情简介】　女，63岁。上腹部疼痛20天余。外院行上腹部增强MRI显示胰头部见一直径28mm异常信号，增强后病灶呈不均匀异常强化；胆总管下段及主胰管近端明显受压，肝内外胆管轻度扩张、胆囊及胰管明显扩张。无烟酒嗜好，无糖尿病病史。

【实验室检查】　肿瘤学指标：CA125 111.3U/ml，CA19-9 44.9U/ml，余正常；肝功能：PA 5.89mg/L，余正常；血糖：5.89mmol/L；IgG4：0.52g/L。

【影像学检查】　胰腺CT见胰头部导管腺癌，累及十二指肠球降部、胆总管下段，侵犯腹腔血管；胰周、肝门区、门腔间隙、脾胃间隙多发假性囊肿形成。

【治疗】　化疗。

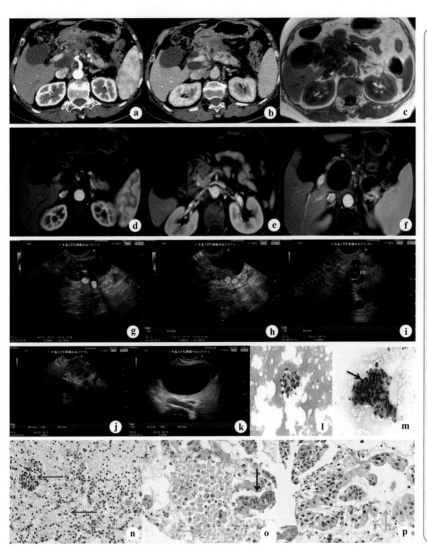

图像要点

EUS-FNA：细胞学：癌细胞巢状分布,细胞核染色深（黑箭），可见淡粉红色稀薄细胞质及腺泡样结构（绿箭）。

EUS-FNA：穿刺组织："胰腺尾部淋巴结活检标本"送检组织内散在淋巴细胞（红箭），未见肿瘤成分（n）。送检组织内见破碎的异型腺体（黑箭）及坏死（绿箭，o）；异型腺体腺腔不规则（蓝箭，p）。诊断："胰腺头部占位活检标本"见少量破碎的腺癌组织及坏死。

最后诊断：胰腺腺癌。

病例
85

精彩视频请
扫描二维码

【病情简介】　女，66岁。体检发现胰腺占位性病变1月余。患者1个月前于我院体检CT发现胰腺尾部左上部富血供占位。无烟酒嗜好，无糖尿病病史。

【实验室检查】　肿瘤学指标：CA19-9、CEA、CA125、AFP等正常；血糖：5.19mmol/L；肝功能、肾功能、血常规等均正常；DIC及止凝血指标：DD 0.66mg/L，余正常。

【影像学检查】　MRI：MRCP见胰尾前下缘团块灶，胆总管略宽，PET-CT：左上腹近胰腺尾部巨大占位，代谢明显增高，考虑恶性病变。

【治疗】　胰腺体尾部切除术＋全脾切除术。

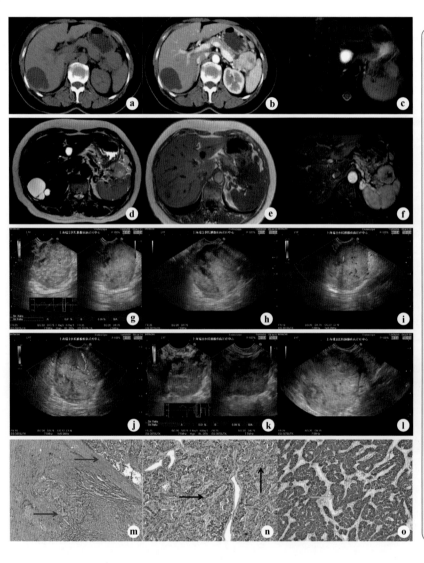

图像要点

CT：胰尾部类圆形实性等密度占位，边界清楚、光整（a），增强后病灶较均匀中度强化，内见少许斑片无强化区（b）。MRI：胰腺尾部等高信号团块影，T2WI等高信号灶，内见小片更高信号（c、d），T1WI均匀稍低信号（e），增强后病灶中度强化，内见斑片无强化区（f）。

组织病理：胰腺内一实性肿瘤（m）；肿瘤细胞排列成条索状，细胞形态温和（n）；肿瘤细胞表达神经内分泌标记SYN（o）。

诊断：胰腺神经内分泌肿瘤。

【病情简介】　男，70岁。患者3周前于外院查上腹部增强示胰腺区见巨大软组织肿物影，脾脏内见类似胰腺区肿物密度影，增强后呈不均匀强化。无烟酒嗜好，无糖尿病病史。

【实验室检查】　肿瘤学指标：CA125 50.20U/ml，CA19-9、CEA、AFP等正常；血糖：6.58mmol/L；肾功能：UA 491μmol/L，余正常；血常规：N% 81.9%，Ly% 10.2%，余正常；肝功能、DIC及止凝血指标等均正常；IgG4：3.44g/L（参考值：＜2g/L）。

【影像学检查】　MRI：胰腺及后腹膜巨大占位，胰腺体尾部胰管显示不清。

【治疗】　胰腺次全切除+胃部分切除+肾上腺部分切除+结肠部分切除。

病例
86

精彩视频请扫描二维码

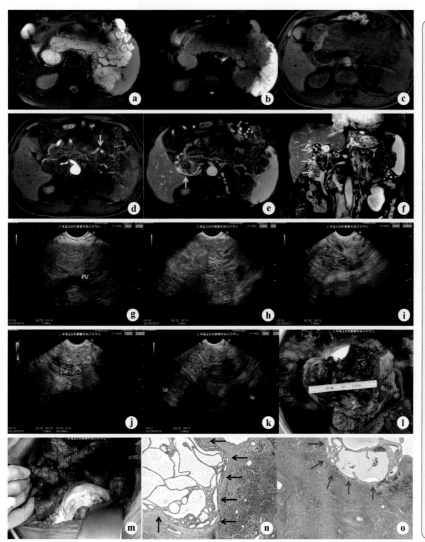

图像要点

MRI T2WI+fs、DWI及T1WI+fs（横断面）序列，全胰见不规则团块状囊实性信号灶，囊壁薄，囊腔内多发分隔影伴蜂窝样改变，DWI序列病灶信号不高，主胰管显示不清（a～c）。T1WI+fs增强动脉期、门脉期（横断面）及延迟期（冠状面），病灶包绕脾动脉（细箭），侵犯门静脉、肠系膜上静脉（粗箭）伴胃周静脉网曲张，病灶与脾脏分界不清（d～f）。

组织病理：胰腺内见一多房囊性肿瘤，囊壁内衬单层立方上皮（黑箭，n）；肿瘤侵犯脾脏（红箭，o）。

诊断：胰腺浆液性微囊腺瘤（SMAP），侵犯脾脏。

【病情简介】　女，46岁。体检发现胰腺肿物1周。患者1周前外院体检CT提示胰腺尾部占位，实性假乳头状肿瘤可能。无烟酒嗜好，无糖尿病病史。

【实验室检查】　肿瘤学指标：CA19-9、CEA、CA125、AFP等正常；血糖：5.41mmol/L；肝功能、肾功能等均正常；血常规：WBC 3.3×10⁹/L，N% 45.5%，余正常；DIC及止凝血指标：DD 4.16mg/L，余正常；IgG4：0.43g/L（参考值：＜2g/L）。

【影像学检查】　CT：胰腺尾部占位，实性假乳头状肿瘤可能。

【治疗】　胰体尾＋脾切除术。

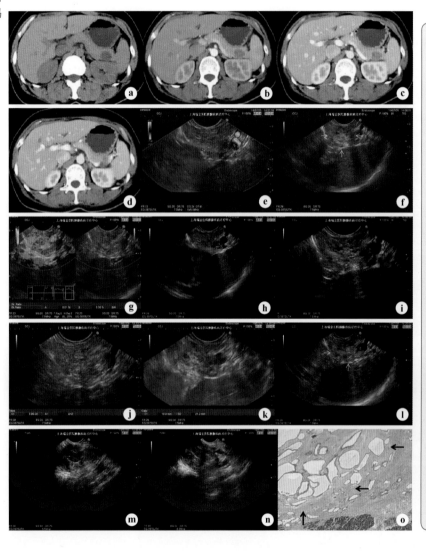

图像要点

CT：胰尾部见一类圆形的稍低密度影，大小约23.8mm×17.2mm，CT值约22HU，边界清晰（a），增强后内见轻度强化分隔，胰管未见明显扩张(b～d)。

组织病理：胰腺内一多房囊性占位，囊壁内衬单层立方上皮（黑箭）。

诊断：胰腺浆液性微囊腺瘤（SMAP）。

【病情简介】　男，61岁。中上腹痛伴高热、寒战2周。外院考虑胰占位性病变（具体检查未见），给予非手术治疗后症状无明显改善。无吸烟史；饮酒30年，戒酒7年；糖尿病7年，血糖控制不佳，胰岛素每天40U。

【实验室检查】　肿瘤学指标：CEA 34.06ng/ml，CA125 125.8U/ml，CA19-9 789.2U/ml，CA242＞176.6U/ml，AFP等正常；血糖：4.55mmol/L；肝功能正常；肾功能：SCr 59μmol/L，余正常；血常规：WBC 7.05×10⁹/L，N% 82.8%，余正常；DIC及止凝血指标：DD 5.6mg/L，余正常；IgG4：0.76g/L（参考值：＜2g/L）。

【影像学检查】　CT：胰管扩张伴胰体尾部囊实性灶，考虑IPMN伴浸润性癌可能，MRI示胰管明显扩张，以胰尾部更明显。

【治疗】　AG方案化疗。

病例 88

精彩视频请
扫描二维码

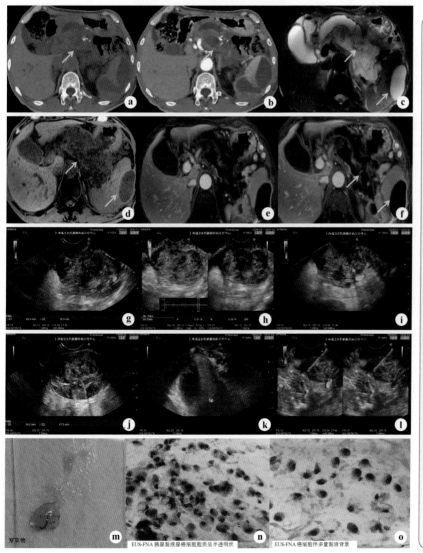

图像要点

　　胰腺实质显示不清，胰腺体尾部可见多房囊实性低密度灶，增强后轻度强化，其内散在条片状致密影，胰头颈部主胰管明显扩张，与病灶相通（a、b）；胰腺体尾部多发T1WI低信号，T2WI高信号病灶，T2WI示胰腺头部、颈部主胰管扩张，并与病灶相通（c、d）；胰腺体尾部病灶轻度强化。脾内可见斑片状信号灶增强后不均匀强化，脾脏包膜下可见不规则厚壁囊性灶，增强扫描壁轻度强化（e、f）。

　　诊断：胰腺主胰管型IPMN癌变，胶样癌考虑。

【病情简介】 男，58 岁。腹痛 1 月余，伴恶心呕吐。外院诊断慢性胰腺炎急性发作，给予对症支持治疗后症状好转。无吸烟史，曾有酗酒史；糖尿病史 5 年余。

【实验室检查】 肿瘤学指标：CA19-9、CEA、CA125、AFP 等正常；血糖：6.95mmol/L；肝功能：PA 169mg/L，余正常；血常规：WBC 3.55×10^9/L，余正常；肾功能、DIC 及止凝血指标等均正常；IgG4：0.11g/L（参考值：< 2g/L）。

【影像学检查】 CT：胰腺多发钙化伴胰管、胆总管扩张。

【治疗】 胰管切开取石 + 胰管空肠吻合术。

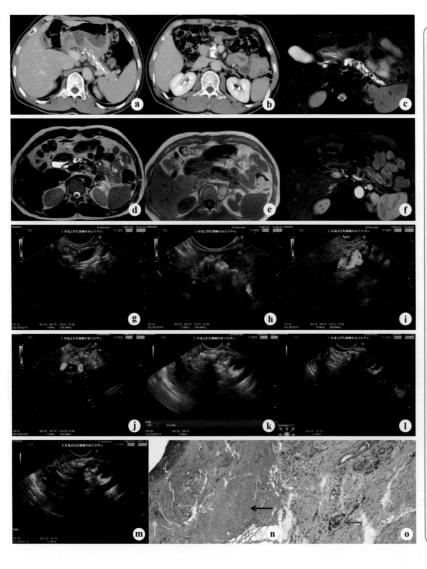

图像要点

CT 平扫：示胰腺广泛多发钙化（a、b）。MRI：胰腺头体尾部多发小圆形异常信号，T2WI 高信号（c～d），T1WI 低信号（e），增强扫描胰管串珠样扩张（f）。

组织病理：送检组织内见胶原化纤维组织（黑箭）、神经组织（绿箭）、少量淋巴细胞（黄箭）（n）；胶原化纤维组织内见少量胰腺腺泡成分（红箭，o）。

诊断："胰腺组织"送检示胶原化纤维组织、少量胰腺腺泡及神经组织，间质淋巴细胞浸润。

最后诊断：慢性胰腺炎（CP）。

【病情简介】 女,48岁。上腹部反复疼痛1年。外院初诊提示胆囊炎伴胆囊泥沙样结石,胰腺炎,给予非手术治疗,症状缓解,建议患者手术。至我院门诊查CT示急性胰腺炎伴包裹性积液。无烟酒嗜好,无糖尿病病史。

【实验室检查】 肿瘤学指标:CA19-9、CEA、CA125、AFP等正常;血糖:4.58mmol/L;肝功能、肾功能等均正常;血常规:WBC 3.37×10⁹/L,余正常;DIC及止凝血指标:DD 6.15mg/L,纤维蛋白降解产物20.5mg/L,余正常。

【影像学检查】 CT:胰腺炎伴周围多发渗出。

【治疗】 胰腺次全切+坏死性胰腺炎清创引流术+胆囊切除术。

病例 90

精彩视频请扫描二维码

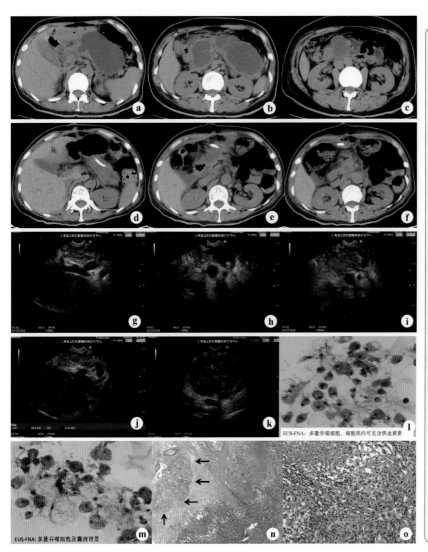

图像要点

CT示胰腺实质显示不清,胰腺区渗出,局部包裹(a～c);治疗后明显好转,积液减少(d～f)。

组织病理:送检组织绝大部分为坏死、出血成分,仅残留少量胰腺组织轮廓(黑箭,n);局部可见坏死(蓝箭),炎症细胞浸润和组织细胞反应(绿箭,o)。

诊断:胰腺坏死组织。

(备注:视频仅为胰体尾)

【病情简介】 女，14岁。患者1个月前在无明显诱因情况下自感上腹部疼痛。外院就诊，血清淀粉酶 5000U/ml，CT 示胰头占位，直径 6cm，考虑 SPN。无烟酒嗜好，无糖尿病病史。

【实验室检查】 肿瘤学指标：NSE 20.07ng/ml，CA19-9、CEA、CA125、AFP 等正常；血糖：4.81mmol/L；肝功能：正常；肾功能：BUN 2.4mmol/L，SCr 43mol/L，余正常；血常规：N% 48.3%，余正常；DIC 及止凝血指标：Fg 3.7g/L，DD 0.86mg/L，余正常；IgG4：0.42g/L。

【影像学检查】 CT：胰头部囊实性占位，考虑 SPN 囊变可能，假性囊肿待排，MRI：胰头部囊性灶伴出血，首先考虑 SPN 可能大，假性囊肿不完全除外。

【治疗】 胰十二指肠切除术。

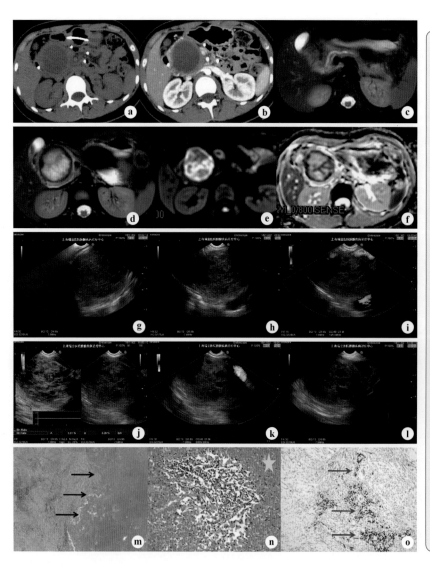

图像要点

CT 平扫及增强：示胰头囊实性占位，约 5.3cm×5.5cm×5.1cm，增强后囊壁呈渐进性中等强化，并见渐进性强化附壁乳头影。MRI 示胰头部高低混杂信号团片影，远端主胰管轻度扩张。

组织病理：胰腺内见一实性占位，大部分肿瘤细胞坏死（黑箭，m）；坏死组织内（黄色星形）残留少量肿瘤细胞，细胞形态温和（绿箭，n）；肿瘤细胞核浆表达 β-连环蛋白（红箭，o）。

诊断：胰腺实性假乳头状肿瘤（SPN）。

【病情简介】　女，57岁。间断左下腹痛2个月，进食后明显，伴乏力纳差，大便不成形。外院腹部增强CT示胰腺尾部占位，考虑CA。无烟酒嗜好；甲状腺功能亢进病史，无糖尿病病史。

【入院后实验室检查】　肿瘤学指标正常；血常规及血脂正常；肝功能：PA 63mg/L，ALP 187 IU/L，余基本正常；IgG4：1.19g/L；血糖：4.83mmol/L；血沉：112mm/h；C-RP：120.0mg/L，免疫及自身抗体系列均正常。

【入院后影像学检查】　胰腺MRI示胰腺体尾部占位，考虑恶性肿瘤。近胰尾部脾动静脉显示欠清，胃底、脾门多发静脉曲张。上腹部CTA示胰腺体尾部囊实性病变，考虑IPMN恶变？其他？胰源性门脉高压改变；脾脏形态饱满。

【入院后治疗】　胰体尾＋脾脏切除术。

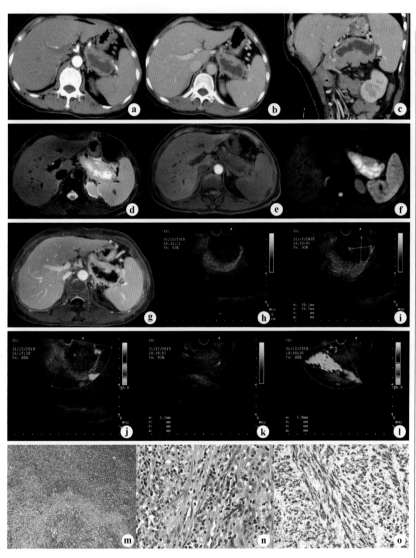

图像要点

CT平扫：胰腺体尾部囊实性病灶（白箭），大小约6.8cm×3.3cm，囊壁不均匀增厚，未见分隔，病灶长轴与胰腺长轴一致（a）；病灶增强后囊壁动脉期明显强化，门脉期延迟强化，中央区斑片状未强化区（b、c）；a～d分别为T2WI+fs、T1WI、DWI（b=800s/mm^2）、T1WI增强门脉期；胰腺体尾部见囊实性病灶，T2WI+fs呈不均匀稍高及高信号，T1WI呈低及低信号，囊内容物DWI呈高信号，囊壁DWI上呈等信号，增强门脉期示病灶囊壁延迟强化，病灶中央区未见强化。

病理：胰腺组织见一肿瘤，边界欠清（m）；肿瘤由增生的梭形纤维母细胞和肌纤维母细胞组成，呈束状排列（蓝色箭号），可见较多炎症细胞（红箭，n）；肿瘤组织弥漫表达ALK-D5F3（绿箭，o）。

诊断：炎性肌纤维母细胞性肿瘤。

病例92

【病情简介】　女，34 岁。患者 1 个月前体检发现胰腺肿块，遂至外院行增强 CT 示胰腺体尾部肿块伴大量钙化，结合病史，考虑陈旧性血肿，实性假乳头状瘤不能完全排除。21 年前因摔伤致左上腹剧烈腹痛，当地医院 B 超示血肿，血清淀粉酶升高，考虑急性胰腺炎，予以抗感染、止血等对症处理后症状改善，后患者未复查。无烟酒嗜好，无糖尿病病史。

【实验室检查】　肿瘤学指标：CA19-9、CEA、CA125、AFP 等正常；血糖：6.54mmol/L；肝功能、肾功能、血常规、DIC 及止凝血指标等均正常；IgG4：0.25g/L（参考值：< 2g/L）。

【影像学检查】　CT：胰尾部占位伴多发钙化，陈旧性血肿或 SPN 可能，MRI：胰体尾部囊实性团块伴出血，考虑 SPN 可能性大。

【治疗】　达芬奇下胰体尾切除 + 脾切除术。

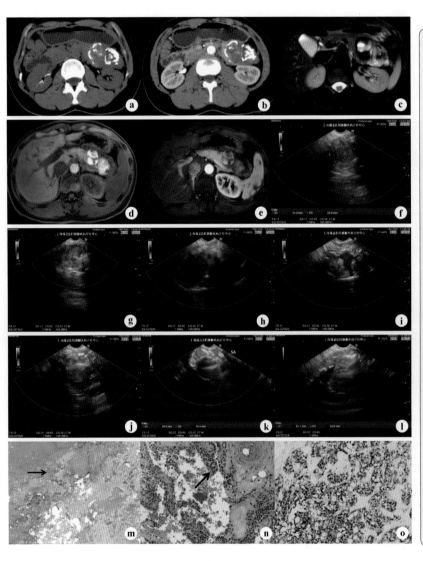

图像要点

CT 平扫：示胰腺尾部不均质团块影，可见多发钙化（a）；增强 CT：可见不均匀强化（b）；MRI T2WI 可见胰尾部混杂信号团块（c）；MRI T1WI 呈高低混杂信号（d）；MRI 增强见不均质强化（e）。

组织病理：胰腺内肿瘤组织呈巢片状，间质胶原化、骨化（黑箭，m）；肿瘤细胞大小较一致，核分裂象罕见（黑箭，n）；肿瘤细胞核浆表达 β- 连环蛋白（绿箭，o）。

诊断：胰腺实性假乳头状肿瘤（SPN）。

【病情简介】 女，65岁。间断上腹胀痛1个月。伴有食欲缺乏，无发热，无恶心、呕吐，无明显消瘦及尿黄等。无烟酒嗜好，无糖尿病病史。

【实验室检查】 肿瘤学指标：CA19-9，CEA、CA50、AFP等正常；肝功能、肾功能、血常规、DIC及止凝血指标等均正常；血糖正常。

【影像学检查】 CT：考虑胰尾及脾内多发占位。

【治疗】 EUS-FNA确诊后转肿瘤科化疗。

病例 94

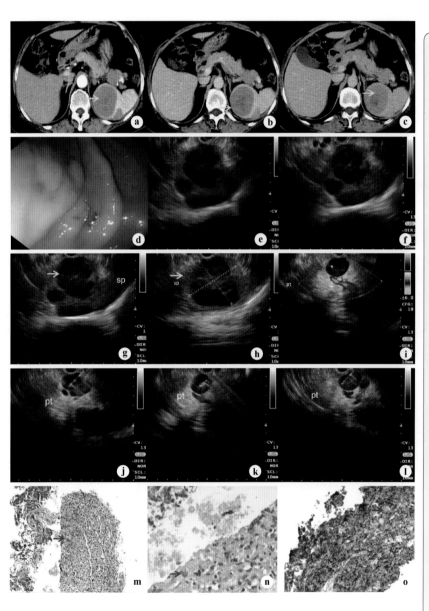

图像要点

CT：胰尾示一大小约3.4cm×2.5cm低密度灶，包绕脾门血管，部分与胰腺分界欠清，平扫、增强CT值分别为34HU、57HU、65HU、69HU，脾下极示多发类圆形低密度灶，最大者约5.2cm，内部密度不均，平扫、增强CT值分别为32HU、53HU、63HU、61HU，中心坏死区不强化，与脾内结节类似。

EUS：胰腺尾部可见低回声病变，边界清楚，多发大小不一互相接壤病灶，最大22mm×32mm，内部回声尚均匀，脾上极见巨大低回声区域，其内回声欠均匀，呈囊实性改变，囊壁厚，边界尚清晰，回声低。胰腺FNA穿刺少许纤维组织内小圆细胞浸润伴灶性挤压（m、n），CD20免疫组化染色结果阳性（o）。

诊断：B细胞淋巴瘤。

（朱苏敏）

病例 95

【病情简介】 54岁男性，因上腹疼痛1个月入院，既往史无特殊；查体腹部轻度压痛，无反跳痛。无吸烟饮酒史，发现糖尿病3年余。

【实验室检查】 肿瘤学指标：CA19-9 5132.36U/ml；血糖：8.58mmol/L；肝功能、肾功能、血常规无明显异常。

【影像学检查】 超声内镜提示胰体尾部占位伴胰尾部囊液潴留。

【治疗】 非手术治疗。

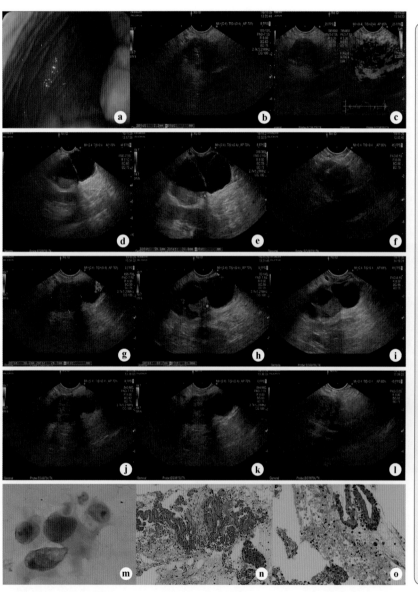

图像要点

EUS：①胰腺体尾部占位，考虑胰腺癌；②胰腺尾部囊性病变，考虑肿瘤压迫致囊液潴留；③胃体隆起，考虑胰腺尾部囊性病变压迫。

EUS-FNA术细胞学检查：见腺癌细胞（m）；EUS-FNA穿刺组织病理：见腺癌组织，形态符合胰腺导管腺癌。

诊断：胰腺癌伴囊液潴留。

（李 跃）

【病情简介】　男，46岁。间断右上腹痛半年余。CT检查提示胰头占位。否认烟酒史、否认糖尿病病史。

【实验室检查】　肿瘤学指标：CA19-9、CEA、CA125、AFP等均正常；肝功能：DBIL 8.3μmol/L，余正常；血糖：4.2mmol/L；肾功能、血常规、DIC及止凝血指标等均正常。

【影像学检查】　CT：胰头占位伴多发钙化，考虑良性或低度恶性病变可能性大。

【治疗】　胰十二指肠切除术。

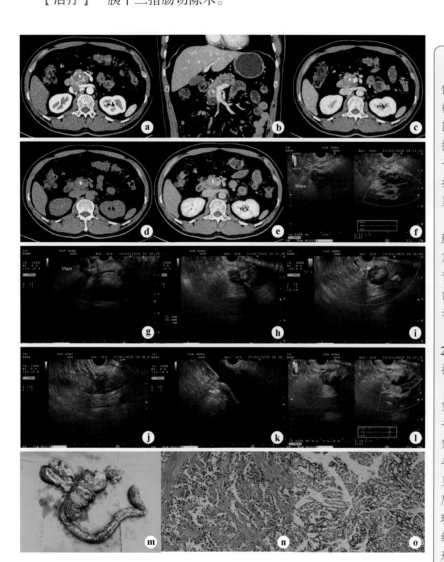

精彩视频请
扫描二维码

图像要点

CT：胰头内稍低密度结节，伴有一粗大钙化及散在环形区域钙化影，增强扫描实质部分强化稍低于正常胰腺，各期扫描边界均欠清，累及范围约22mm（a～e）。EUS：胰腺头部不规则低回声占位，弹性成像呈青绿色改变（f～m），内部见高回声影，提示钙化，后方伴声影（g），病灶长径约22.2mm（h），十二指肠降部显示主动脉（k），多普勒排除穿刺径线上大血管后于胃窦小弯侧以22G穿刺针行穿刺（i，j）。手术标本：胰腺头部见2cm左右肿块，质硬（n）；手术病理示，瘤体内见胶原纤维分隔，肿瘤细胞形态较一致，核分裂象少见，细胞间界限清楚（HE：200×，o）。

诊断：胰腺实性假乳头状瘤（SPN）。

（肖子理）

【病情简介】 女，49岁。上腹痛1个月，加重1周。初诊胃镜提示：十二指肠球部溃疡（愈合期）、慢性萎缩性胃炎，口服胃药，效果差。近1周腹痛加重，行MR检查提示胰头部异常信号灶。否认吸烟史及饮酒史。否认糖尿病病史。

【实验室检查】 肿瘤学指标：CA19-9、CEA、CA125、AFP等正常；肝功能、肾功能、血常规、凝血指标、空腹血糖等均正常。

【影像学检查】 CT、MRI：胰头部占位。

【治疗】 根治性胰十二指肠切除术。

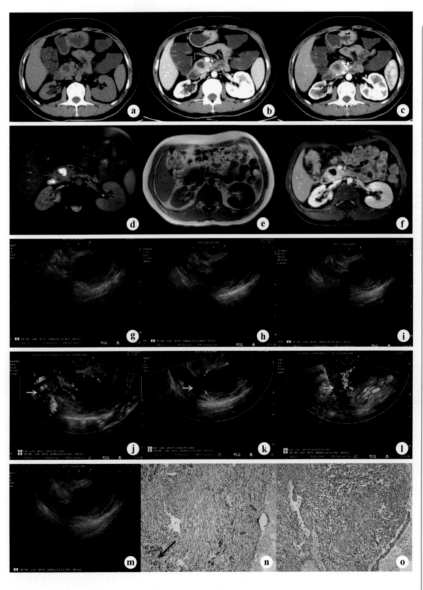

图像要点

CT：胰头见低密度灶，周边界线不清，内部见液化（细箭），病灶边缘强化明显，迂曲不规则的血管包绕病灶（a～c）；MRI：胰头见团块状T2WI等高、T1WI等低信号灶，中央可见T2WI高、T1WI低信号灶（细箭）。胰头部异常信号灶延迟不均匀强化，病灶边缘较明显强化，中央囊性区未见强化（d～f）；EUS：胰头见混合回声占位，内部见液性坏死，边界不清，彩色多普勒显示周边丰富的血管包绕病灶（细箭）。

术后病理：纤维胶原组织增生、炎细胞浸润、导管扩张，可见残存的导管上皮（HE：100×，m、n）。

诊断：胰腺慢性炎症。

（苏州大学附属第二医院团队）

【病情简介】　男，43 岁。体检发现胰腺尾部占位。1 周体检行超声检查发现胰腺尾部占位。有吸烟史 15 年，否认饮酒史。否认糖尿病病史。

【实验室检查】　肿瘤学指标：CA19-9 41U/L，CEA、CA125、AFP 等正常；肝功能、肾功能、血常规、DIC 及止凝血指标、空腹血糖等均正常。

【影像学检查】　CT 及 MRI 考虑胰腺尾部占位。

【治疗】　胰腺尾部肿瘤根治性切除术。

病例 98

精彩视频请扫描二维码

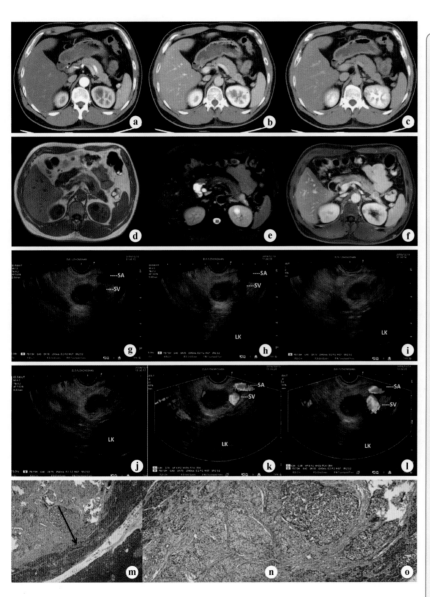

图像要点

CT：胰腺尾部可见类圆形结节（细箭），边缘模糊，边缘显著强化，内部强化不明显（a～c）；MRI：胰腺尾部可见 T1WI 低信号、T2WI-SPAIR 高信号灶（细箭），动脉期呈渐进性轻中度不均匀强化（c～f）；EUS：胰腺尾部可见囊实性病灶，轮廓清晰，与胰腺实质分界清晰，主胰管未见扩张，内部未见明显血流信号。

术后病理：①肿瘤分界清晰，肿瘤被纤维胶原分割，呈巢状、小梁状分布，肿瘤细胞形态相对一致，细胞质透明（HE：100×，m、n）；②免疫组化标记 Syn 阳性表达，细胞质阳性表达（SYN：200×，o）。

诊断：胰腺神经内分泌肿瘤。

（苏州大学附属第二医院团队）

【病情简介】　女，52 岁。腹部不适伴间断腹痛 2 周。有子宫内膜癌手术史。否认吸烟及大量饮酒史，否认糖尿病病史。

【实验室检查】　肿瘤学指标正常；肝功能：TBIL 19μmol/L，余正常；肾功能、血常规、DIC 及止凝血指标等均正常；血糖：5.6mmol/L。

【影像学检查】　CT：腹膜后淋巴结增大。MRI：腹膜后淋巴结增大。PET-CT：子宫内膜癌术后，腹膜后淋巴结转移。

【治疗】　EUS-FNA 术。

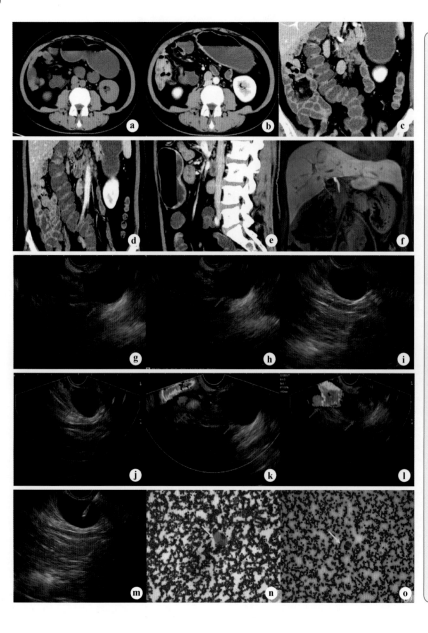

图像要点

CT 横断面：示腹膜后腹主动脉及下腔静脉旁见一枚增大的淋巴结影（a）；冠状位显示病灶位置（c、d）矢状位显示病灶位于腹主动脉旁（e）；MRI 显示病灶位置（f）；EUS 十二指肠降部探查，局部可见均匀低回声病变，病边界清晰（g～j）；病灶远端可见丰富血流信号，其中靠近探头为下腔静脉，远离探头为腹主动脉（k、l）；穿刺活检（o）。

EUS-FNA 涂片散在的淋巴细胞间散在少量 "R-S" 细胞（HE：200×）。

诊断：霍奇金淋巴瘤。

（苏州大学附属第二医院团队）

第五章　胰腺实性病变

病例 100

【病情简介】　女，68岁。血糖升高2月余，剑突下疼痛1月余。外院B超见胆囊息肉，胰头实质性占位24mm×22mm×24mm，我院CT见胰体尾部恶性低密度占位。无烟酒嗜好；近2个月血糖升高，服用格列齐特缓释片及二甲双胍，早、晚各一次，一次一片。

【实验室检查】　肿瘤学指标：CEA 18.32ng/ml，CA19-9、CA125、AFP等正常；血糖：5.29mmol/L；血常规：N 1.69×10⁹/L，N% 37.9%，余正常，肝功能、肾功能、DIC及止凝血指标等均正常；IgG4：1.17g/L（参考值：＜2g/L）。

【影像学检查】　CT：PDAC（胰颈部），伴阻塞性胰腺炎，MRI：胰颈部导管腺癌，与脾动静脉、胃窦部粘连；胰体尾部阻塞性炎症，胰尾部小囊性灶。

【治疗】　胰体尾切除术＋脾切除术。

精彩视频请
扫描二维码

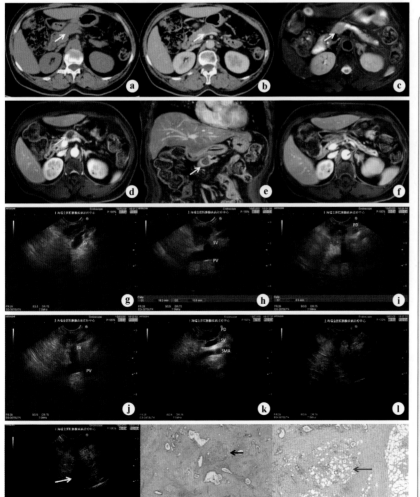

图像要点

CT：示胰颈部稍低密度灶伴轻中度强化（a、b）；MRI T2WI胰颈部肿块呈稍高信号（c）；增强后周边强化为主（d、e）；肿块上游胰管扩张，胰实质萎缩（f）。

组织病理：肿瘤组织呈不规则腺管样结构，浸润性生长，可见残留的胰腺组织（黑箭，n）；异型腺体浸润胰腺周围脂肪组织（红箭，o）。

诊断：胰腺导管腺癌。

【病情简介】 男，54岁。2个月前体检B超发现胰腺饱满，体尾部回声减低。我院胰腺增强MRI示胰体部形态稍饱满，见片状T1WI稍低、T2WIfs稍高信号影，轮廓边界欠清，DWI信号略增高，内伴小圆形T2WI高信号影，长径约1.0cm，增强扫描动脉增早期局部片状信略减低，远段胰管轻度扩张。后腹膜淋巴结增大可能。无烟酒嗜好，无糖尿病病史。

【实验室检查】 肿瘤学指标：NSE 29.06ng/ml，CA19-9 147.50U/ml，CEA、CA125、AFP等正常；血糖：6.88mmol/L；肝功能、肾功能、血常规、DIC及止凝血指标等均正常；DIC及止凝血指标：Fg 4.3g/L，余正常；IgG4：4.3g/L（参考值：＜2g/L）。

【影像学检查】 见下文。

【治疗】 达芬奇机器人辅助胰腺肿瘤根治术。

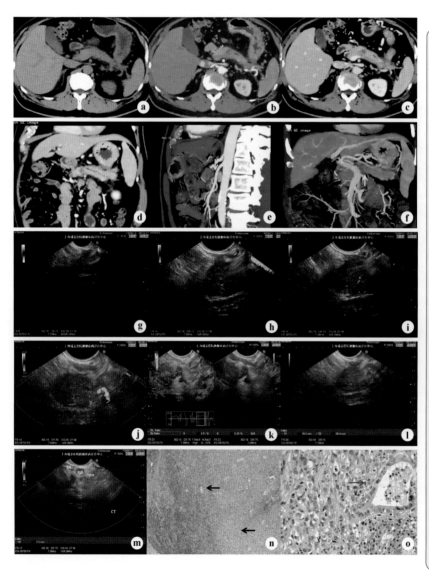

图像要点

CT平扫、增强动脉期及门脉期，胰颈体部见一边界不清的软组织结节，平扫呈等密度，增强后呈轻度进行性强化伴内部斑片状低密度不强化区（a～c）。

CT增强门脉期（斜冠状面重建），胰颈部主胰管中断伴上游管腔扩张（d）。增强CT：动脉期、门脉期MIP重建，胰颈体部病灶与肠系膜上动脉脂肪间隙可见（细箭），脾静脉受侵（粗箭）、管腔闭塞伴胃周静脉网曲张（e～f）。

组织病理：胰腺内肿瘤组织浸润性生长（黑箭），间质纤维组织增生不明显（n）；肿瘤细胞排列成不规则腺管状、片状（红箭，o）。

诊断：胰腺导管腺癌。

【病情简介】　女，60岁。上腹部不适伴恶心3月余，当地医院查胃镜提示慢性浅表性胃炎，给予非手术治疗，症状反复。2个月后至我院门诊查胃镜提示管腔通畅，黏膜光整，齿状线欠规则，1点钟方向见长度小于0.5cm黏膜糜烂伴浅溃疡形成、球降交界见一增殖病灶。无烟酒嗜好，无糖尿病病史。

【实验室检查】　肿瘤学指标：NSE 46.51ng/ml，CA19-9、CEA、CA125、AFP等正常；血糖：3.07mmol/L；肝功能、肾功能、血常规、DIC及止凝血指标等均正常；IgG4：0.12g/L。

【影像学检查】　CT：胰腺十二指肠沟区癌，考虑胰头来源可能性大。

【治疗】　胰十二指肠切除术。

精彩视频请扫描二维码

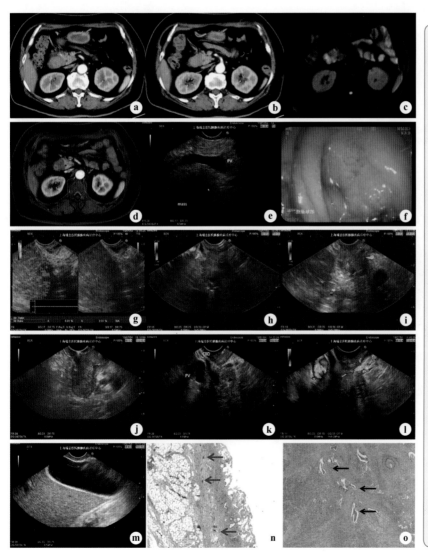

图像要点

增强CT：示胰十二指肠沟区低强化影，十二指肠壁增厚，十二指肠管腔狭窄（a，b）；MRI示胰十二指肠区不规则片状稍高信号影（c）；MRI增强示胰十二指肠沟区低强化影（d）。

组织病理：胰腺内基本结构被破坏，异型腺体浸润性生长（黑箭），间质纤维组织增生；诊断：胰腺导管腺癌（n）。胆囊黏膜部分脱落，胆囊壁血管扩张、充血（红箭）。

诊断：慢性胆囊炎（o）。

【病情简介】 男，57 岁。腹胀 3 周，伴皮肤巩膜轻度黄染 2 周。外院腹部增强 CT 示胰头低密度影，后腹膜慢性胆囊炎。2 周前外院诊断为糖尿病，给予胰岛素治疗。无烟酒嗜好。

【实验室检查】 肿瘤学指标：CEA 5.26ng/ml，CA19-9 105.8U/ml，CA125、AFP 等正常；血糖：13.02mmol/L；肝功能：PA105mg/L，TBIL 69.3μmol/L，DBIL 35.9μmol/L，ALT 203U/L，AST 86U/L，余正常；肾功能、血常规、DIC 及止凝血指标等均正常；IgG4：0.47g/L。

【影像学检查】 CT：胰头占位，考虑胰头癌，MRI：胰头占位，病变处胰管截断伴上游胰管扩张。

【治疗】 达芬奇辅助胰十二指肠根治术。

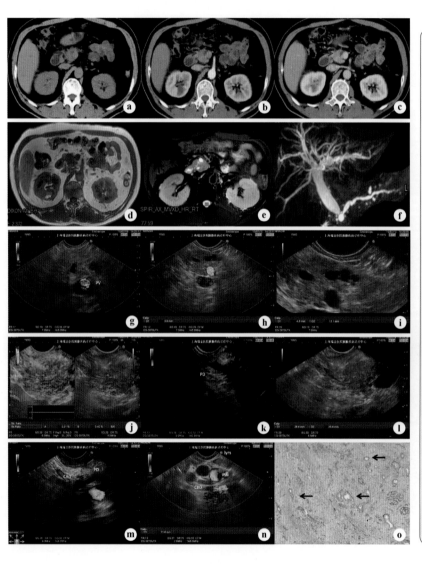

图像要点

CT：平扫示胰腺头部增大，密度稍低，胰管扩张，增强图像显示胰腺头部动脉期病灶轻度强化，门脉期显示病灶延迟强化，呈相对低密度（细箭，a ～ c）。MRI：胰头病灶 T1WI 稍低信号（d），T2WI 稍高信号伴囊性信号影（e），MRCP：病变处胰胆管截断，伴上游主胰管扩张，肝内外胆管扩张（f）。

组织病理：胰腺基本结构被破坏，异型腺体浸润性生长（黑箭），间质纤维组织增生。

诊断：胰腺导管腺癌。

【病情简介】　男，78岁。体检发现胰腺占位性病变。患者于外院体检行PET-CT示胰体尾占位性病变，左肺占位性病变。无烟酒嗜好，无糖尿病病史。

【实验室检查】　肿瘤学指标：CA19-9、CEA、CA125、AFP等正常；血糖：4.29mmol/L；肝功能：γ-GT 99U/L，余正常；肾功能、血常规、DIC及止凝血指标等均正常；IgG4: 0.41g/L。

【影像学检查】　CT：体部导管腺癌伴阻塞性胰腺炎可能性大。

【治疗】　胰体尾切除术。

病例
104

精彩视频请
扫描二维码

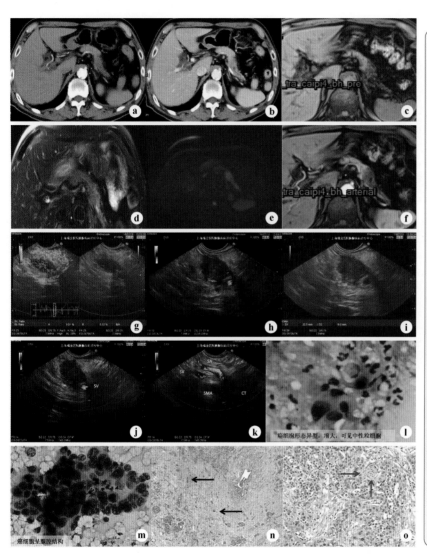

图像要点

CT：平扫示体尾部萎缩，密度减低，边缘模糊（a），增强扫描病灶强化程度小于正常胰腺组织，邻近后方胰管截断，胰尾部胰管扩张（b）。MRI：胰腺体尾部病灶呈T1WI低、T2WI略高信号，DWI信号略增高，邻近后方胰管截断（c～e），增强扫描病灶强化低于正常胰腺，与后方脾血管分界不清（f）。

组织病理：胰腺基本结构被破坏，异型腺体增生伴纤维化（n）；肿瘤组织侵犯神经（o）。

诊断：胰腺导管腺癌。

【病情简介】 男，56 岁。体检发现胰体尾占位 2 周余。患者 2 周前增强 CT、MRI 发现胰体尾占位，考虑恶性肿瘤。无吸烟史；饮酒数十年，每日 3 两白酒；糖尿病史，时间不详。格列美脲 1mg，1 次 / 天，口服；阿卡波糖 50mg，3 次 / 天，口服。

【实验室检查】 肿瘤学指标：CA19-9 3119U/ml，CA242 > 176.6U/ml，CEA、CA125、AFP 等正常；血糖：5.92mmol/L；肝功能、肾功能、血常规等均正常；DIC 及止凝血指标：DD 0.66mg/L，余正常；IgG4：0.46g/L（参考值：< 2g/L）。

【影像学检查】 MRI：胰颈体尾部导管腺癌。

【治疗】 化疗。

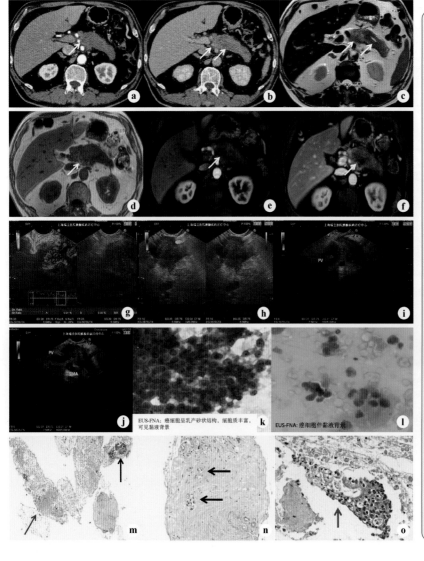

图像要点

CT 横断位：动脉期、门静脉期胰腺颈部、体尾部病灶轻度强化，肝总动脉侵犯（a、b）；T2WI 胰腺病灶稍高信号，病灶处主胰管中断（c）；横断位 T1WI 平扫不均匀低信号，动脉期、门静脉期病灶渐进性轻度强化（d～f）。

EUS-FNA：穿刺组织大部分坏死（黑箭），散在多灶可疑腺样结构(红箭，m）；局灶纤维组织内见异型腺体（绿箭，n）；局灶异型细胞排列成不规则的巢团状（蓝箭，o）。

诊断："胰腺颈体部穿刺"送检大部分为坏死组织伴游离的异型腺体，并于少量纤维结缔组织中见异型腺体，高度怀疑为腺癌。

【病情简介】　男，58岁。体重3个月内减轻15kg，左上腹伴腰背部疼痛2个月。外院腹部增强CT示胰颈部及体部一不均质肿块，大小54mm×82mm，胰管扩张，腹部超声示胰头体区低回声占位，范围约7.3cm×6.9cm，形态不规则。无吸烟嗜好；饮酒史35年，半斤白酒/天；有糖尿病病史，具体不详。

【实验室检查】　肿瘤学指标：CEA 8.73ng/ml，CA125 163.9U/ml，CA19-9 414.4U/ml，AFP等正常；血糖：7.95mmol/L；肝功能：PA 56mg/L，ALP 191U/L，γ-GT 117U/L，余正常；肾功能：正常；血常规：WBC $9.9×10^9$/L，N% 72.2%，余正常，DIC及止凝血指标：DD 2.04mg/L，余正常；IgG4：1.75g/L（参考值：＜2g/L）。

【影像学检查】　CT：胰腺颈体部占位，恶性肿瘤考虑，MRI：胰腺颈体部占位，胰管中断，胰尾部胰腺萎缩、胰管扩张。

【治疗】　GS方案化疗。

病例 106

精彩视频请扫描二维码

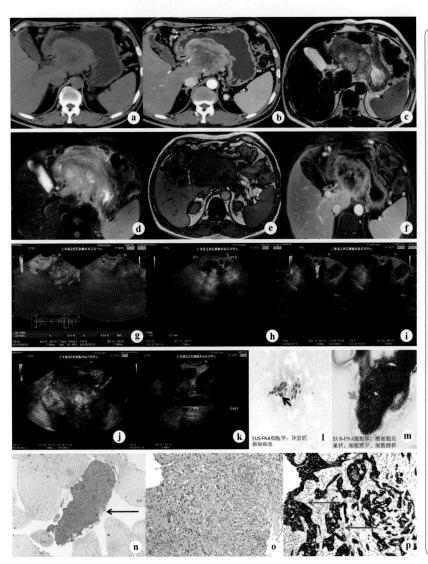

图像要点

CT：胰胃间隙囊实性占位，与胰腺颈体部、胃小弯侧、胃窦部、肝左叶及尾状叶分界不清（a），增强后实性部分明显强化（b）。MRI：胰腺颈体部团块影，6.9cm×7.3cm，T2WI等高混杂信号（c、d），T1WI等低混杂信号，胰尾部萎缩（e），增强后不均匀明显强化（f）。EUS-FNA：纤维素性渗出物中见片状实性成分（n）；实性成分中见纤维组织及上皮样细胞巢，细胞有异型（o）；上皮样细胞巢表达上皮标记CK7（p）。

诊断："胰腺头颈体部穿刺标本"纤维素性渗出物中见少许上皮样细胞巢，结合免疫组化标记结果，符合胰胆管型腺癌。

【病情简介】 男，38岁。反复中上腹痛4个月。患者4个月前油腻进食后自感中上腹痛，外院诊断为胰腺炎，进一步检查发现胰腺占位。我院胰腺MRI提示胰管弥漫迂曲扩张，超声内镜提示胰管头部钩突侧低回声病灶伴胰管扩张（胰腺分裂症考虑，分支型IPMN可能性大癌变待排），胆囊息肉伴泥沙样结石。无烟酒嗜好，无糖尿病病史。

【实验室检查】 肿瘤学指标：CA242 111.1U/ml，CA19-9 730.5U/ml，CEA、CA125、AFP等正常；血糖：4.86mmol/L；肝功能、肾功能等均正常；血常规：WBC3.1×10⁹/L，余正常；DIC及止凝血指标：DD 0.92mg/L，余正常；IgG4：0.85g/L。

【影像学检查】 CT：胰头部导管腺癌伴阻塞性胰腺炎。

【治疗】 胰十二指肠根治术+特殊肝段切除术。

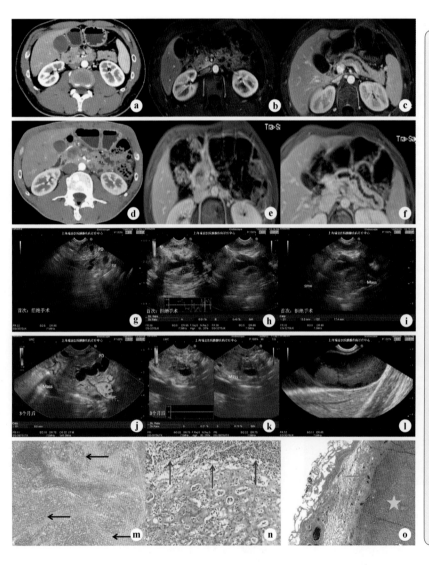

图像要点

首次检查CT：胰头部囊实性占位，大小约2.5cm×2.5cm。MRI：病灶增强扫描病灶强化低于正常胰腺实质，胰管于病灶处中断伴上游扩张（a～c）。3个月后复查：病灶明显增大，上游胰管扩张明显进展（d～f）。

组织病理：胰腺基本结构被破坏，肿瘤细胞呈巢片状浸润性生长（黑箭，m）；肿瘤巢周围见较多炎症细胞浸润（红箭，n）。

诊断：胰腺导管腺癌。胆囊壁充血（绿箭，o），诊断：慢性胆囊炎；局部可见肝脏组织（黄星）。

【病情简介】　男，57 岁。自觉腹部疼痛 1 月余。我院上腹部增强 CT 提示胰体占位，肝脏多发转移瘤，胰周、小网膜囊、门腔间隙及腹膜后多发。有烟酒嗜好；有糖尿病病史，无服药治疗。

【实验室检查】　肿瘤学指标：CA19-9、CEA、CA125、AFP 等正常；血糖：4.63mmol/L；肝功能：ALP 174U/L，γ-GT 127U/L，余正常；肾功能、血常规、DIC 及止凝血指标等均正常；IgG4：0.94g/L（参考值：＜ 2g/L）。

【影像学检查】　见下文。

【治疗】　化疗。

病
例
108

精彩视频请扫描二维码

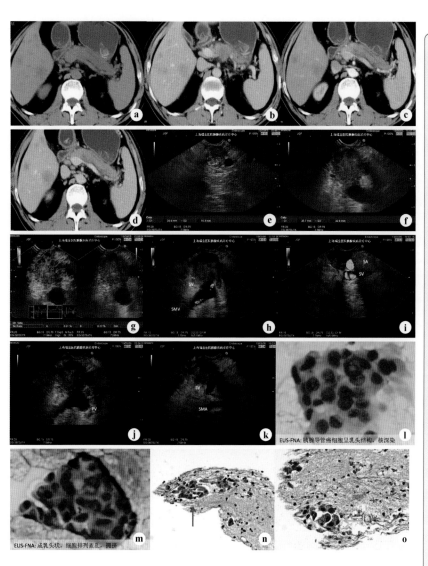

EUS-FNA: 胰腺导管癌细胞呈乳头状结构, 核深染 (l)

EUS-FNA: 成乳头状, 细胞排列紊乱, 拥挤 (m)

图像要点

CT：平扫图像显示胰腺体尾部密度稍低，胰管扩张，边缘模糊（a）；增强图像显示胰腺体部低密度肿块影，突出胰腺轮廓外（b），门脉期显示病灶强化，呈相对低密度，与脾静脉分界不清，主胰管中断（c）。肝脏内多发环形强化结节，考虑转移瘤(d)。

EUS-FNA：胰腺穿刺组织内见渗出及极少许游离破碎腺上皮（红箭，n）；细胞核大、深染、异型明显（绿箭，o）。

诊断："胰腺穿刺标本"纤维素样渗出物中见极少许游离破碎腺上皮，细胞有异型。

【病情简介】 女，69 岁。上腹痛 5 个月，初诊我院胃镜示慢性浅表性萎缩性胃炎，非手术治疗症状无明显好转，4 个月后复查超声示胰头增大伴囊性病变，胰腺囊肿？上腹部增强 CT 提示胰颈部恶性肿瘤，脾静脉受侵。无烟酒嗜好；有糖尿病病史，血糖最高 6.7mmol/L，未服用药物。

【实验室检查】 肿瘤学指标：CEA 9.35ng/ml，CA125 62.2U/ml，CA19-9、AFP 等正常；血糖：7.33mmol/L；肝功能、肾功能、血常规等均正常；DIC 及止凝血指标：DD 0.56mg/l，余正常；IgG4：0.55g/L（参考值：< 2g/L）。

【影像学检查】 CT：胰腺颈部导管腺癌，MRI：胆囊泥沙样结石可能，胰颈部胰管截断，上游胰管串珠状扩张，考虑胰颈占位可能。

【治疗】 AG 方案化疗。

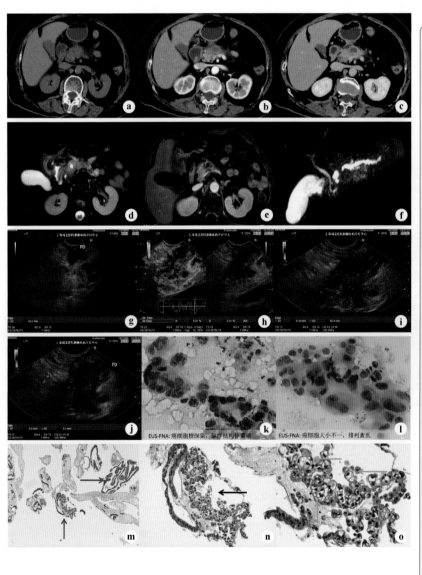

CT 平扫胰腺颈部囊实性低密度影（a），各期强化均小于正常胰腺实质，内见斑片状坏死区，远端胰腺实质萎缩，周围脂肪间隙模糊（b、c）。MRI：病灶呈囊实性，囊壁稍厚，T2WI+fs 实性部分呈稍高信号（d），增强后强化程度小于正常胰腺实质（e）。MRCP：病灶处胰管截断，上游胰管扩张（f）。

EUS-FNA：纤维素样物内散在破碎的腺体结构（红箭，m）；腺体旁可见异型细胞呈巢团状（黑箭，n）；异型细胞质透亮，核深染（蓝箭，o）。

诊断："胰腺头颈部穿刺活检标本"送检纤维素样物内见散在破碎的腺上皮，局灶见少量细胞质透亮的异型上皮样细胞，不除外肿瘤的可能性。

【病情简介】　男，70岁。中上腹痛1月余。外院上腹部增强CT示胰腺钩突部饱满伴低强化灶，边界欠清，考虑肿瘤性病变，肝内外胆管及胰管未明显扩张。无烟酒嗜好，无糖尿病病史。

【实验室检查】　肿瘤学指标：CA19-9 109.4U/ml，CEA、CA125、AFP等正常；血糖：3.87mmol/L；肝功能：PA 161mg/L，余正常；血常规：WBC3.82×10⁹/L，中性比74.3%，余正常；肾功能、DIC及止凝血指标等均正常；IgG4：0.91g/L（参考值：< 2g/L）。

【影像学检查】　MR、MRCP示胆囊泥沙样结石，胰头区胰管中断，上游胰管轻度扩张。

【治疗】　AG方案化疗。

病例 110

精彩视频请
扫描二维码

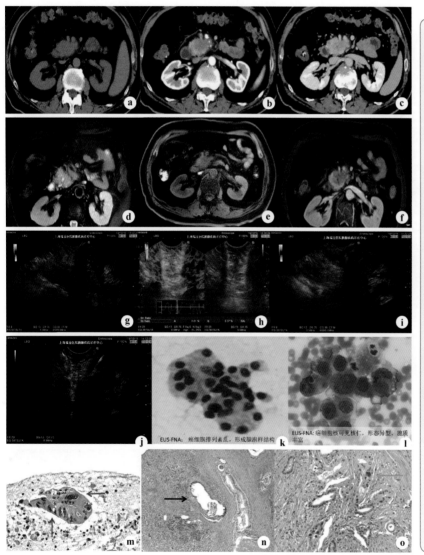

図像要点

CT：平扫胰头钩突实性稍低密度影，3.7cm×2.8cm，边界不清（a），各期强化均小于正常胰腺实质，呈轻度延迟渐进性强化（b、c）。

MRI：病灶呈实性，T2WI+fs呈稍高信号（d），T1WI+fs呈稍低信号，边缘模糊（e），增强后强化程度小于正常胰腺实质，与邻近肠系膜血管分界不清（f）。

组织病理：胰腺穿刺组织内见高度异型的腺体，细胞核大小差异明显（m）；胰腺手术切除标本中见异型腺体浸润性生长，侵犯神经（n）；异型腺体内细胞核大小差异明显，与穿刺组织相似（o）。

诊断：胰腺导管腺癌。

【病情简介】 女，68岁。下腹部疼痛伴恶心1月余。外院初诊超声胰头部见稍强回声团，胰腺主胰管扩张，上腹部CT示胰头部导管内乳头状瘤可能，胰腺钩突部可疑占位。无烟酒嗜好，无糖尿病病史。

【实验室检查】 肿瘤学指标：CA19-9 554.4U/ml，CA242 72.8U/ml，CEA、CA125、AFP等正常；血糖：8.87mmol/L；肝功能、肾功能、血常规、DIC及止凝血指标等均正常；IgG4：0.63g/L。

【影像学检查】 CT：胰腺头部导管腺癌，胰腺钩突部IPMN可能，MR、MRCP示胰头囊实性灶伴胰管扩张。

【治疗】 胰十二指肠根治术。

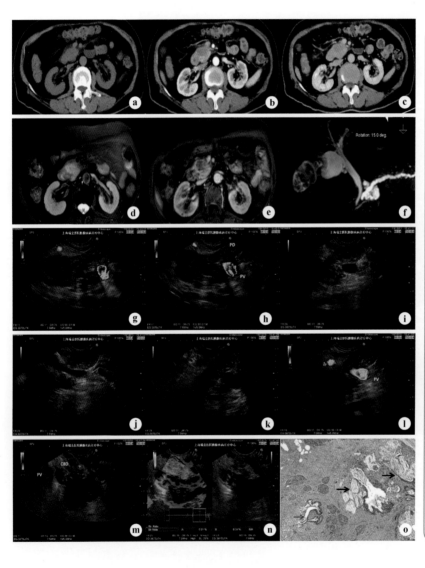

图像要点

CT：平扫胰腺头部实性稍低密度影，大小约3.2cm×2.1cm（a），各期强化均小于正常胰腺实质，内见斑片状坏死区（b、c）。MRI：病灶呈实性，T2WI+fs不均匀稍高信号（d），增强后强化程度小于正常胰腺实质，与邻近肠系膜上静脉分界不清（e）。MRCP：胰头部胰管截断，上游胰管扩张。

组织病理：胰腺基本结构被破坏，异型腺体浸润性生长（黑箭），局部侵犯神经（红箭），间质纤维组织增生。

诊断：胰腺导管腺癌。

【病情简介】　女，75 岁。持续性腹痛 2 周余。外院查血清淀粉酶 2608U/L，脂肪酶 5991U/L，查 CT 示胰头部占位，23mm×24mm，急性胰腺炎。无烟酒嗜好，无糖尿病病史。

【实验室检查】　肿瘤学指标：CA125 118.70U/ml，CA19-9、CEA、AFP 等正常；血糖：4.82mmol/L；肝功能：PA 125mg/L，AST 52U/L，ALP 775U/L，γ-GT 813U/L，ALB 32g/L，余正常；肾功能：UA 125μmol/L，余正常；血常规：正常；DIC 及止凝血指标：DD 0.85mg/L，余正常；IgG4：0.67g/L（参考值：＜2g/L）。

【影像学检查】　CT：胰报告尚未完成，MRI：胰头钩突部恶性肿瘤伴相应水平胆胰管中断梗阻，胆囊肿大胆囊炎伴胆汁淤积，胰颈体尾部饱满、信号异常伴腹腔多发假性囊肿形成。

【治疗】　胰十二指肠根治术。

病例 112

精彩视频请
扫描二维码

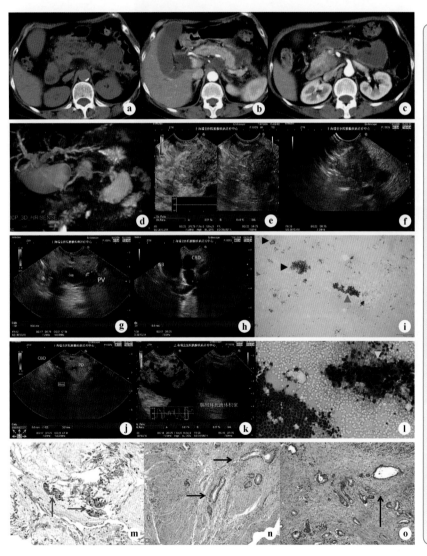

图像要点

EUS-FNA 细胞学：良性的排列整齐的导管上皮细胞（黑箭）与细胞核增大的排列紊乱的异形细胞团（蓝箭）形成显著对比（i）；正常导管上皮细胞（左下角），细胞排列整齐，细胞核圆形，形态一致，形成特征性的"蜂窝状外观"；癌细胞（右上角），细胞排列拥挤紊乱，细胞核增大。癌细胞团周围可见黄褐色的胆褐素（l）。

EUS-FNA 胰腺穿刺组织内见散在异型腺体（m）；肿瘤切除标本中见异型腺体浸润十二指肠平滑肌内（n）；肿瘤侵犯神经（o）。

诊断：胰腺导管腺癌。

【病情简介】　女，63岁。上腹痛1周。上腹部增强CT示：胰腺头颈部占位，考虑恶性肿瘤，胰体尾萎缩伴胰管扩张，胆总管下段狭窄、肝内外胆管扩张，胆汁淤积。无烟酒嗜好；有糖尿病病史，口服拜糖平，2次/天；高血压史，口服尼群洛尔，1次/天。

【实验室检查】　肿瘤学指标：CA19-9 375.70U/ml，CA724 25.75U/ml，CA242 47.2U/ml，CEA、CA125、AFP等正常；血糖：5.93mmol/L；肝功能：ALT 149U/L，AST 47U/L，ALP 209U/L，余正常；肾功能、血常规、DIC及止凝血指标等均正常；IgG4：0.40g/L（参考值：<2g/L）。

【影像学检查】　MRI：胰腺头颈部占位、上游胰管扩张，累及胆总管下端伴低位胆道梗阻改变。

【治疗】　ERC+EST+胆道镜金属支架置入术，术后行AG方案化疗。

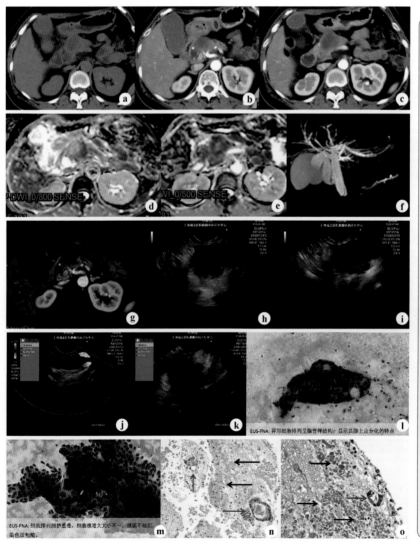

图像要点

EUS-FNA：胰腺穿刺组织内见大片坏死（黑箭），少量异型腺体（红箭，n）；见大片坏死（黑箭），小灶异型腺体(红箭,o)。

诊断：胰腺导管腺癌。

【病情简介】　男，64 岁。腹痛伴恶心腹胀 3 个月，加重 1 个月。患者 3 个月前上腹部 CT 示，肝脏多发囊肿可能，1 个月前上腹部增强 CT 示腹膜后占位，胰管扩张，PET-CT 示胰腺颈体交界处病变,胰管扩张,考虑胰腺颈体交界处恶性肿瘤。无吸烟史；有饮酒史，具体不详。无糖尿病病史。

【实验室检查】　肿瘤学指标：CA19-9 255.0U/ml，CA242 52.6U/ml，CEA、CA125、AFP 等正常；血糖: 6.25mmol/L；肾功能: BUN 7.4mmol/L，正常；血常规: WBC 3.70×10^9/L，HGB 130g/L，余正常；肝功能、DIC 及止凝血指标等均正常；IgG4: 0.27g/L。

【影像学检查】　见下文。

【治疗】　出院，回当地医院继续诊疗。

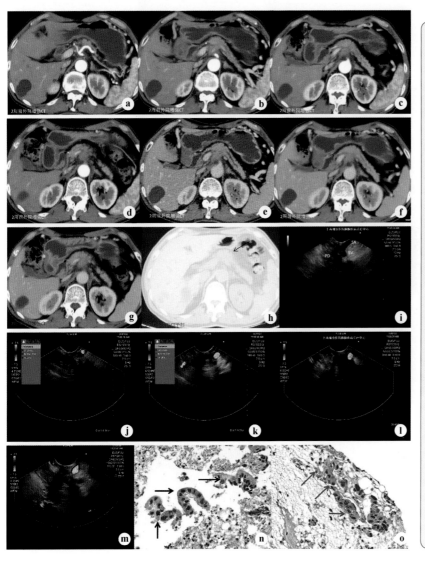

病例 114

图像要点

EUS-FNA: 胰腺穿刺组织内见破碎游离的异型腺体，细胞核大小差异明显（黑箭，n）；部分细胞内可见黏液分泌（o）。

诊断: "胰腺穿刺标本"送检组织内见高度异型腺体。

最终诊断: 胰腺癌。

【病情简介】 男，48 岁。中上腹疼痛不适 3 周余。外院查上腹部 MRI 示胰头区团片状异常信号，占位性病变。有高血压史，7 年，控制尚可。有吸烟史，30 支 / 天；无饮酒嗜好；无糖尿病病史。

【实验室检查】 肿瘤学指标：NSE 17.55ng/ml，CA19-9、CEA、CA125、AFP 等正常；血糖：4.97mmol/L；肝功能：TBIL 26.2μmol/L，余正常；肾功能、血常规、DIC 及止凝血指标等均正常；IgG4：0.32g/L（参考值：< 2g/L）。

【影像学检查】 CT：胰头部导管腺癌可能。

【治疗】 PICC 置管行吉西他滨 + 紫杉醇化疗。

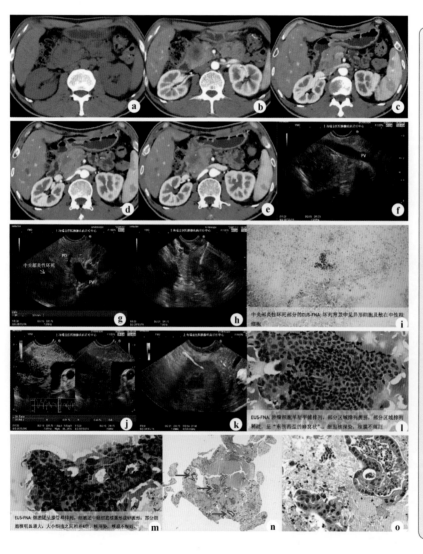

图像要点

EUS-FNA：胰腺穿刺组织内见多处游离的异型腺体（红箭，n）；异型腺体局部呈筛孔状（绿箭），细胞核大小差异明显（黄箭，o）。

诊断："胰腺穿刺标本"送检组织内见高度异型腺体。

最后诊断：胰腺癌。

【病情简介】　男，56岁。发现胰腺占位3周余，外院查CT示，胰腺占位性病变，恶性肿瘤可能。无吸烟史，无饮酒史，无糖尿病病史。

【实验室检查】　肿瘤学指标：NSE 38.41ng/ml，CA125 59.7U/ml，CA19-9 205.6U/ml，CEA、AFP等正常；血糖：5.54mmol/L；肝功能：PA 136mg/L，ALT 212U/L，AST 63U/L，ALP 698U/L，γ-GT 824U/L，TBIL 335.2µmol/L，DBIL 194.3µmol/L，ALB 30g/L，白球比例0.88，TBA 79.0µmol/L，余正常；肾功能、血常规、DIC及止凝血指标等均正常；IgG4：1.09g/L（参考值：< 2g/L）。

【影像学检查】　CT：PDAC（胰头部），阻塞性胰腺炎，胆道梗阻。

【治疗】　白蛋白紫杉醇联合吉西他滨化疗。

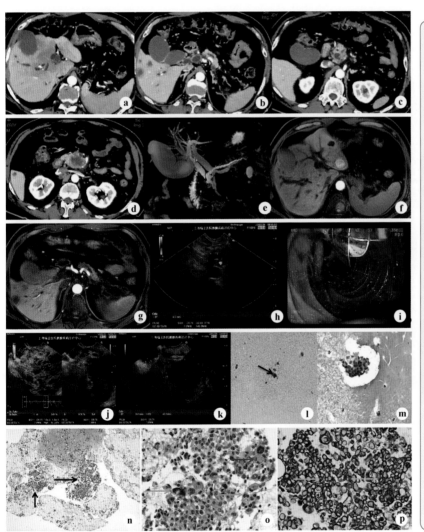

图像要点

EUS-FNA细胞学：癌细胞核染色深（黑箭），核浆比增大，细胞质丰富（绿箭），呈巢团状或单个散在分布（l，m）。

EUS-FNA：送检穿刺组织内多灶肿瘤细胞及坏死（黑箭，n）。肿瘤细胞成片分布，细胞大小差异明显（蓝箭），个别细胞质可见黏液（红箭，o）；肿瘤细胞表达腺上皮标记CK19（绿箭，p）。

病理诊断："胰腺头部穿刺标本"腺癌。

诊断：胰腺腺癌。

【病情简介】　男，69 岁；腹胀 1 个月，腹痛 1 周。6 天前外院查血清淀粉酶：469U/L，肌钙蛋白 0.003μg/L，CT 示胰头肿大伴周围渗出，胰胆管梗阻性扩张，胰头占位。吸烟 46 年，4 支 / 天；偶有饮酒；有糖尿病病史，时间不详，口服二甲双胍 0.85mg，2 次 / 天，晨起血糖控制在 8 ～ 9mmol/L，餐后血糖 13 ～ 15mmol/L。

【实验室检查】　血常规：HGB 122g/L，余正常；血糖：7.0mmol/L；肝功能：ALT 279U/L，ALT 138U/L，ALP 154U/L，γ-GT 181U/L，余 正 常；CA19-9 1.0U/ml，CA125 28.5U/ml，余肿瘤学指标正常；肾功能、凝血功能均正常。

【影像学检查】　CT：胰头钩突部占位，包绕肠系膜上动脉起始段；胰周、腹主动脉旁小淋巴结显示；肝脏右叶异常强化灶，肝内外胆管扩张；双肾多发低信号灶；肝右叶小囊肿；双肾囊肿；双侧肾上腺增粗伴结节；副脾结节。MRCP：胆总管末端狭窄伴上游胆系扩张；主胰管近端肿大伴远端轻度扩张。MRI：胰头钩突恶性肿瘤，胆总管下段受累可能，腹腔干旁淋巴结肿大 - 转移可能；双肾多发囊肿，脾肾间隙异常信号灶，肾脏来源复杂囊肿可能。

【治疗】　出院，待 EUS-FNA 结果。

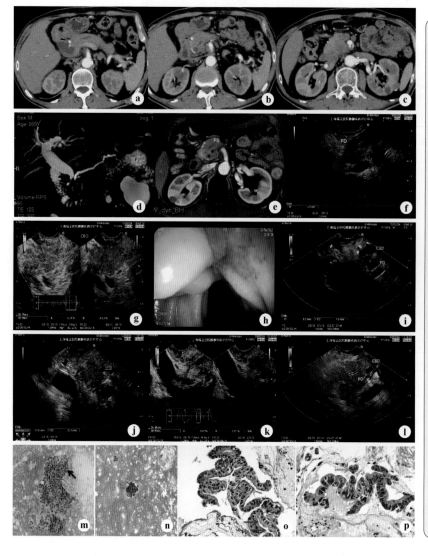

图像要点

EUS-FNA 细胞学：见小巢轻度异型的上皮细胞，呈乳头状排列（黑箭，m），少数细胞重度异型，核浆比增大，（绿箭，n），考虑癌变。

EUS-FNA：胰头穿刺标本内见散在异型腺体，细胞质有黏液（红箭，o）；异型腺体内细胞核大小差异明显（绿箭，p）。

诊断："胰头穿刺标本"见少量游离的异型腺体，考虑为胰胆管来源的肿瘤，疑有癌变。

诊断：胰腺癌。

（备注：仅有探头在胃体部扫查视频；于十二指肠球降部位扫查时未及录像）

【病情简介】　男，39 岁。患者体检发现胰腺占位 1 周，外院查上腹部 CT 示胰头占位性病变，给予对症支持治疗。吸烟 19 年，每天 20 支；饮酒 19 年；无糖尿病病史。

【实验室检查】　肿瘤学指标：NSE 24.89ng/ml，CA19-9、CEA、CA125、AFP 等正常；血糖：4.83mmol/L；肝功能：γ-GT 83U/L，余正常；肾功能、血常规、DIC 及止凝血指标等均正常；IgG4：0.38g/L（参考值：< 2g/L）。

【影像学检查】　CT：胰腺头部占位。

【治疗】　胰十二指肠切除术。

病例 118

精彩视频请扫描二维码

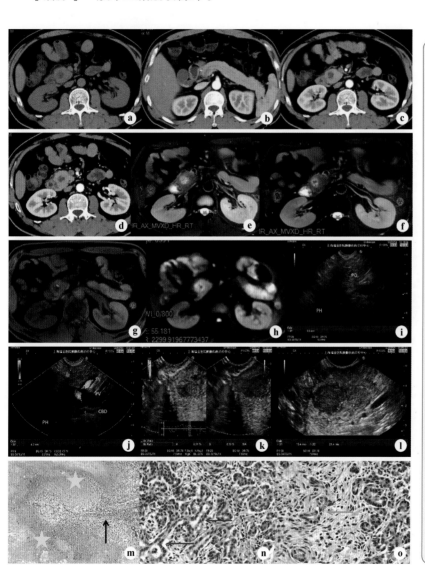

图像要点

组织病理：胰腺组织局部坏死（黄色星号）伴较多淋巴细胞、浆细胞、组织细胞浸润（黑箭，m）；坏死周围胰腺腺泡导管化（红箭，n）；局部胰管增生，形态不规则（绿箭，o）。

诊断：胰腺急慢性炎伴显著坏死，局部胰管增生伴轻度不典型。

病例
119-1

精彩视频请
扫描二维码

【病情简介】 男，43岁。腹胀2周，2周前外院肝胆胰脾B超示"胰腺体尾部可见低回声27mm×23mm"，诊断为"胰腺体尾部实性占位"。1周前在我院门诊查胰腺动态扫描增强示"胰颈体占位，拟胰腺癌，伴胃体部受累，周围血管受侵"，无糖尿病病史，无烟酒史。

【实验室检查】 肿瘤学指标：NSE 37.12ng/ml，细胞角蛋白192.91ng/ml，CA19-9 114.00U/ml，CA242 25.2U/ml，CEA、CA125、AFP等正常；血糖：6.03mmol/L；肾功能、肝功能、血常规、DIC及止凝血指标等均正常，IgG4：1.05g/L（参考值：＜2g/L）。

【影像学检查】 CT：见下文；MRI：胰颈体占位，拟胰腺癌。

【治疗】 新辅助化疗三次后行胰腺体尾部切除术。

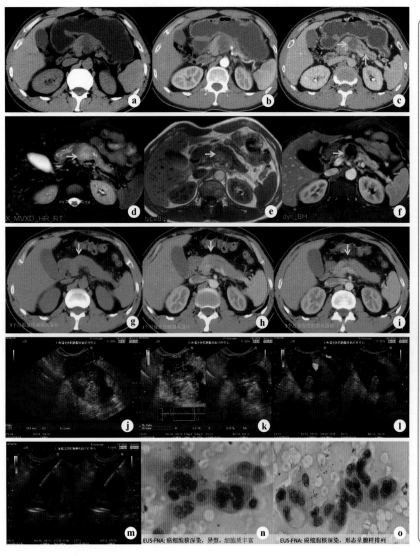

图像要点

增强CT：检查示胰腺颈体部见团块状低密度灶，包绕腹腔干，边缘模糊不清，增强后轻度强化，远端胰管扩张；MRI示胰腺颈体部类圆形异常信号灶，大小约3.2cm×2.6cm，边界不清，T1WI呈低信号，fsT2WI呈不均匀高信号，增强呈轻度欠均匀强化，胰腺体尾部萎缩伴胰管轻度扩张，病灶局部与胃窦分界欠清。g～I，为3个月前急性胰腺炎发作时的CT。

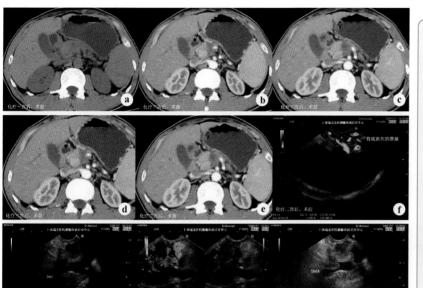

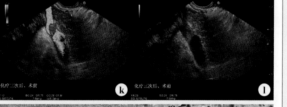

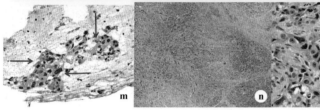

图像要点

EUS-FNA 病理：胰腺穿刺组织内见少量异型腺体，细胞核大小差异明显（红箭，m）。

化疗3次后手术，组织病理：胰腺手术切除组织内见大片肿瘤性腺体破坏胰腺实质，呈浸润性生长（绿箭，n）；肿瘤细胞核大小差异明显，与穿刺组织类似（黄箭，o）。

诊断：胰腺导管腺癌。

病例
119-2

精彩视频请
扫描二维码

【病情简介】　男，49 岁。反复上腹痛 8 个月。外院初诊胃镜提示慢性胃炎，非手术治疗后症状好转，后再发腹痛，病情反复，腹部 B 超提示胰腺内部回声不均匀，主胰管轻度扩张，胰腺 MRI 提示胰腺尾部不均，可疑信号影，MRCP 提示左右肝管及肝总管稍扩张，胆总管中上段扩张。无烟酒嗜好，无糖尿病病史。

【实验室检查】　肿瘤学指标：CA19-9 49.3U/ml，CEA、CA125、AFP 等正常；血糖：7.13mmol/L；肝功能：ALT 425U/L，AST 111U/L，ALP 376U/L，γ-GT 1095U/L，余正常；肾功能、血常规、DIC 及止凝血指标等均正常；IgG4：2.40g/L（参考值：＜2g/L）。

【影像学检查】　CT：胰头强化不均，钩突数个小密度影。

【治疗】　泼尼松治疗、随访复查。

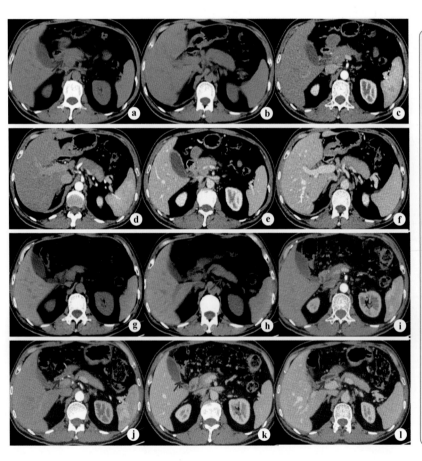

图像要点

患者第一次影像检查：胰腺增粗，以胰腺头部、颈部为著（a、b）；动脉期、门静脉期增强后胰腺不均匀强化，胰腺钩突、尾部强化幅度稍高，胰腺体部强化幅度减低，主胰管未见扩张（c～f）。

患者第二次影像检查：胰腺形态正常，轮廓光整，边缘清楚可见，平扫 CT 未见异常密度影（g、h）；动脉期、门脉期增强后胰腺均匀强化，主胰管未见扩张（i～l）。

诊断：自身免疫性胰腺炎（AIP）。

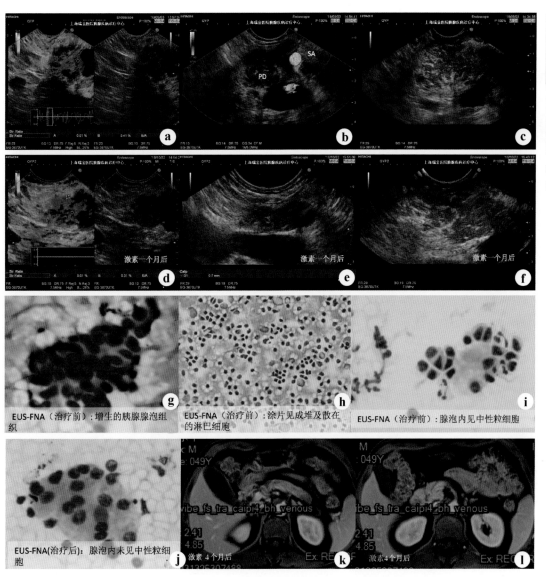

病
例
120-2

精彩视频请
扫描二维码

(g) EUS-FNA（治疗前）：增生的胰腺腺泡组织

(h) EUS-FNA（治疗前）：涂片见成堆及散在的淋巴细胞

(i) EUS-FNA（治疗前）：腺泡内见中性粒细胞

(j) EUS-FNA(治疗后)：腺泡内未见中性粒细胞

【病情简介】　男，65岁。腹泻便秘交替2月余。PET-CT示胰体尾部FDG代谢增高，双侧颈深间隙、右侧颈后三角及双侧锁骨上区、两肺门、纵隔、腹腔、腹膜后、双侧髂血管旁多发淋巴结肿大伴FDG代谢增高；考虑为IgG4：相关性疾病可能大。有烟酒嗜好；无糖尿病病史。

【实验室检查】　肿瘤学指标：CEA 5.05ng/ml，CA19-9 39.00U/ml，CA125、AFP等正常；血糖：5.95mmol/L；肝功能：正常，肾功能：BUN 8.9mmol/L，SCr 202μmol/L，余正常；血常规：RBC 9.58×10⁹/L，HGB 128g/L，余正常；DIC及止凝血指标：Fg 4.8g/L，DD 0.96mg/L，余正常；IgG4：6.63g/L（参考值：＜2g/L）。

【影像学检查】　CT：胰腺体尾部、十二指肠乳头病灶，腹主动脉远端管壁周围增厚软组织影，结合临床考虑IgG4：相关性疾病可能性大，MRI：胰腺、胆道、十二指肠大乳头、腹膜后多发病变，结合临床考虑IgG4：相关性疾病可能性大。

【治疗】　胰体尾＋脾切除术。

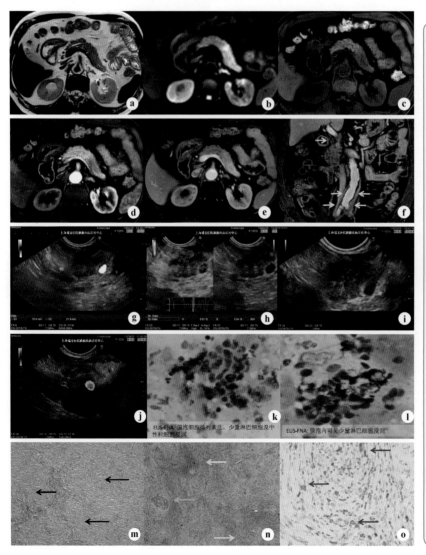

EUS-FNA：腺泡细胞排列紊乱，少量淋巴细胞及中性粒细胞浸润（k）

EUS-FNA：腺泡内可见少量淋巴细胞浸润（l）

图像要点

MRI T2WI、DWI（横断面）序列，胰体尾部实质信号异常，T2WI、DWI序列信号增高，胰尾部形态萎缩伴主胰管节段性轻度扩张（a、b）。T1WI+fs平扫、增强动脉期及门脉期（横断面）序列，T1WI+fs平扫及增强动脉期示胰体尾部信号不均匀减低，门脉期进行性强化、信号高于下游胰腺实质（c～e）。增强延迟期（冠状面）序列，另见胆总管管壁环形增厚伴延迟强化（细箭），腹主动脉远端及双侧髂总动脉周围见环形增厚软组织包绕、血管管腔轻度狭窄（粗箭，f）。

组织病理：胰腺内大量纤维组织增生（m）；间质大量淋巴细胞、浆细胞浸润（黄箭），可见残留的胰腺实质成分（绿箭，n）；免疫组化显示IgG4阳性浆细胞较多（o）。

诊断：高度怀疑IgG4相关性硬化性胰腺炎。

【病情简介】 男，57岁。发现身、目、小便黄染20天。外院查肝功能ALT 530U/L，AST260U/L，γ-GT 808U/L，TBIL 77.8μmol/L，DBIL 53μmol/L，血清淀粉酶135U/L，CA19-9 43.7U/ml，自免指标、肝炎全套指标正常；IgG4：34.7g/ml；上腹部CT示胆总管上段壁增厚，肝内胆管轻度扩张。患者吸烟史30年，50支/天，已戒烟2年，饮酒史30年，每天约7两白酒，已戒酒2年；高血压病史3年余，无糖尿病病史。

【实验室检查】 肿瘤学指标：CA19-9、CEA、CA125、AFP等正常；血糖：7.42mmol/L；肝功能：PA 153mg/L，ASP 45U/L，ALP 180U/L，TBIL 136.1μmol/L，DBIL 67.2μmol/L，ALB 27g/L，余正常；肾功能、血常规、DIC及止凝血指标等均正常；IgG4：21.90g/L。

【影像学检查】 CT：胆总管下段可疑占位致胆道梗阻，MRI：总管下段管壁增厚、管腔狭窄，低位胆道梗阻；胰腺局部信号增高，胰管节段性狭窄伴扩张，考虑IgG4相关性疾病可能性大。

【治疗】 泼尼松治疗、随访复查。

精彩视频请扫描二维码

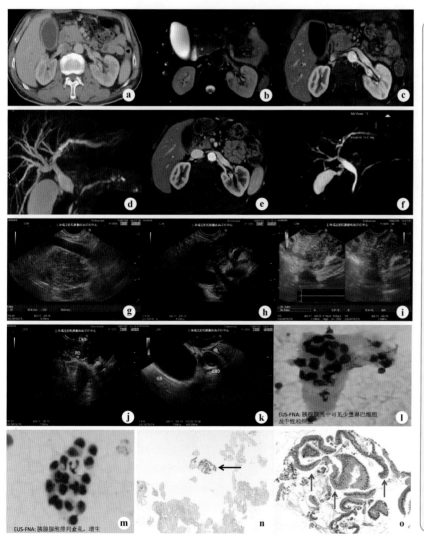

图像要点

增强CT：胰腺头部增大，强化尚均匀，胆囊壁增厚水肿（a）。MRI（治疗前）：胰腺头部增大，T2WI等信号，增强后不均匀强化，胆总管胰内段及胰头部胰管狭窄，其上胰胆管扩张显著（b～d）。MRI（治疗后）：胰头明显缩小，胰胆管扩张程度较治疗前明显好转（e～f）。

EUS-FNA组织病理：纤维素样渗出物内见少量腺体（n）；腺体形态规则，细胞无明显异型（o）。

诊断："胰腺头部及乳头穿刺标本"纤维素样渗出中见少量腺体，细胞呈黏液柱状。

最后诊断：自身免疫性胰腺炎（AIP）。

【病情简介】 男，41岁。急性胰腺炎反复发作1年余。患者1年前饮酒后突发中上腹不适，外院行上腹部CT考虑急性胰腺炎，给予对症治疗，症状好转。后病情反复，遂至我院就诊。患者吸烟史25年，1包/天，酗酒史25年，白酒：约半斤/天；无糖尿病病史。

【实验室检查】 肿瘤学指标：CA19-9、CEA、CA125、AFP等正常；血糖：6.45mmol/L；肝功能：γ-GT 84U/L，余正常；肾功能、血常规、DIC及止凝血指标等均正常；IgG4：0.23g/L。

【影像学检查】 MRI：胰腺实质信号异常伴胰周少量积液，结合病史考虑胰腺炎改变；胰头钩突部异常信号灶伴多发小囊性改变，首先考虑慢性胰腺炎合并潴留囊肿可能。

【治疗】 胰十二指肠切除术。

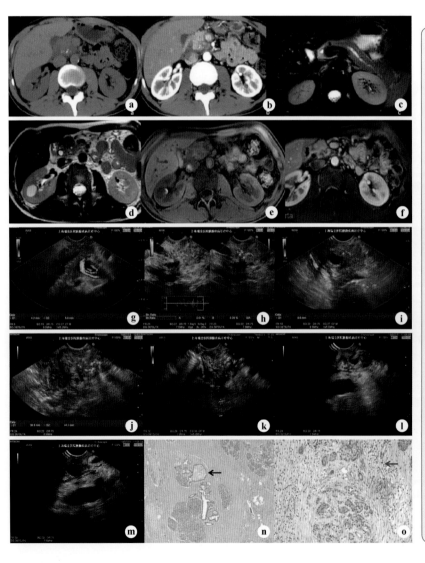

图像要点

CT：胰头形态欠整，密度减低伴钙化，增强后呈渐进性轻度强化（a）。增强扫描病灶强化程度较正常胰腺组织低，周围见液性低密度影（b）。MRI：胰头钩突T2WI呈稍高信号伴其内多发小圆形及条管状高信号，体尾部胰管轻度扩张（c～d），T1WI呈等低信号（e），增强后呈不均匀轻度延迟强化（f）。

组织病理：胰腺腺泡萎缩，胰管扩张，可见蛋白质栓（黑箭），间质纤维化（n）；残留的腺泡及胰管周围可见炎症细胞浸润（红箭，o）。

诊断：慢性胰腺炎（CP）。

【病情简介】 男，53岁。上腹不适1周余。患者1周前无明显诱因出现餐后上腹不适，外院查血清淀粉酶84U/L，脂肪酶674U/L，上腹部CT示胰头、十二指肠肿大伴周围炎症，增强MRI考虑肿块型胰腺炎可能，建议短期随访复查除外占位病变。患者糖尿病病史10年余，现口服二甲双胍1片，2次/天，阿卡波糖早晨2片，中午1片，晚间1片，睡前注射长效胰岛素14U。吸烟史40余年，每日1包，无嗜酒史。

【实验室检查】 肿瘤学指标：CA19-9 37.6U/ml，CEA、CA125、AFP等正常；血糖：12.44mmol/L；肝功能：γ-GT 71U/L，余正常；肾功能、血常规、DIC及止凝血指标等均正常；IgG4：0.15g/L。

【影像学检查】 CT：胰腺炎症性改变伴胰头钩突部肿块型胰腺炎可能大、胰头病灶局部恶变待排，胰头段胆总管炎症性狭窄，MRI：胰腺炎症性改变伴胰头钩突部肿块型胰腺炎可能大、胰头病灶局部恶变待排，胰头段胆总管炎症性狭窄。

【治疗】 胰十二指肠根治术。

精彩视频请
扫描二维码

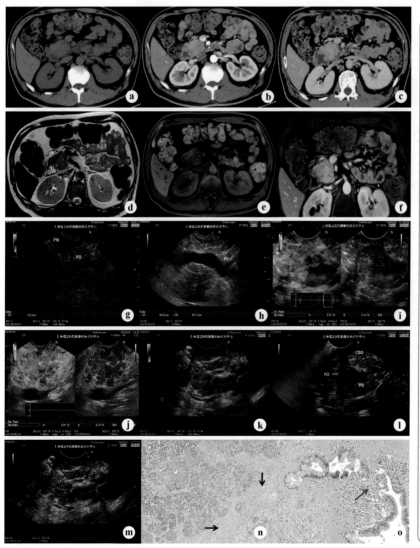

图像要点

CT：平扫胰头钩突部形态饱满伴团块样改变（a），增强后呈轻度进行性延迟强化伴其内小条管状低密度影（b、c）。MRI：病灶呈实性，内部信号不均匀；T2WI呈稍高信号（d），T1WI+fs呈低信号（e），增强后呈延迟强化伴其内多发小片状、小条管状相对低信号改变（f）。

组织病理：胰腺局部腺泡萎缩，可见纤维组织增生（黑箭，n）；局灶导管上皮鳞状化生（红箭，o）。

诊断：慢性胰腺炎（CP）。

【病情简介】 男，47岁。中上腹不适3月余，发现胰腺占位2个月。MRCP示：肝内外胆系扩张，梗阻点位于胆总管中下段，胰腺占位，提示胰腺癌，PET-CT提示胰腺恶性肿瘤。1个月前行CT引导下胰腺穿刺活检术，穿刺病理：局灶间质纤维化伴较多淋巴细胞、少量浆细胞浸润，未见异型上皮细胞。吸烟20余年，约20支/天，戒烟近2个月，无饮酒史。近3个月发现血糖升高，餐前血糖10mmol/L左右。。

【实验室检查】 肿瘤学指标：NSE 19.90ng/ml，CA19-9、CEA、CA125、AFP等正常；血糖：15.31mmol/L；肝功能：AST 41U/L，ALP 364U/L，DBIL 7.9μmol/L，TBA 31.7μmol/L，余正常；血常规：PLT 349×10⁹/L，余正常；肾功能、DIC及止凝血指标等均正常；IgG4：3.23g/L。

【影像学检查】 CT：胰头形态饱满伴不均匀延迟强化，低位胆道梗阻、胆道炎，结合病史首先考虑肿块型胰腺炎可能，肿瘤性病变待排。

【治疗】 胰十二指肠根治术。

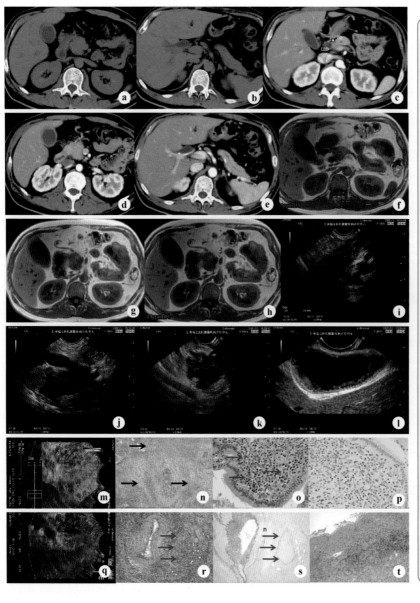

图像要点
组织病理：胰腺组织内见腺泡萎缩，纤维组织增生（黑箭），大量淋巴细胞、浆细胞浸润（n）；导管周围见淋巴细胞、浆细胞浸润，未见中性粒细胞（红箭，o）；免疫组化未提示有肯定的IgG4阳性浆细胞（p）；弹性纤维染色提示闭塞性静脉炎（红箭，r、s）；胆总管慢性炎（t）。 诊断：考虑为自身免疫性胰腺炎（AIP）。

【病情简介】　女，72 岁。患者于 3 个月前无明显诱因出现消瘦，近 3 个月体重下降约 10kg。社区医院查 CA19-9 92.5U/ml，余肿瘤指标正常。血常规示 RBC 2.07×10^{12}/L，PLT 129×10^9/L，Hb 85g/L，腹部 B 超提示胆囊结石 10mm×8mm，胆汁淤积。现患者为求进一步明确消瘦原因收入我科。无烟酒嗜好，无糖尿病病史。

【实验室检查】　肿瘤学指标：CA125 46.60U/ml，CA19-9 52.90U/ml，余正常；血常规：N% 74.0%，RBC 1.88×10^{12}/L，HGB 81g/L，余正常；血糖：5.45mmol/L；肝肾功能正常；IgG4：0.17g/L。

【影像学检查】　CT 提示肝内胆管轻度扩张，胆囊结石、胆囊炎；MRI 提示胆囊多发结石；肝内外胆管扩张，胆总管下端略窄；胰管不规则扩张，胰尾部胰管显示不清。

【治疗】　患者入院后完善相关检查，心脏超声提示主动脉瓣重度狭窄伴轻中度关闭不全，心脏外科手术指征明确，遂转入心外科治疗。

病例 126

精彩视频请扫描二维码

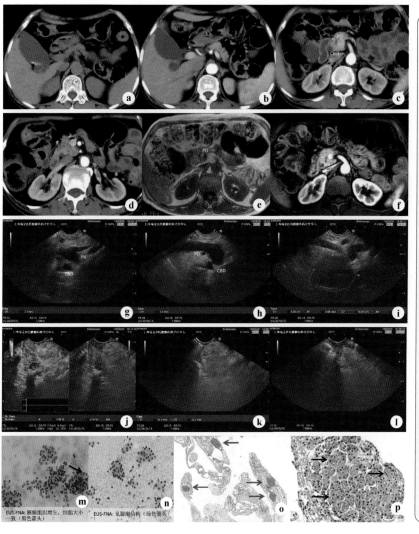

图像要点

EUS-FNA 病理：送检组织内见多灶胰腺腺泡组织（红箭，o）；高倍镜下见腺泡细胞结构正常（黑箭，p）。

诊断："胰头近乳头 EUS-FNA 标本"送检组织内见胰腺腺泡成分，细胞无异型。

诊断：慢性胰腺炎（CP）。

【病情简介】　男，64岁。中上腹疼痛半月余，外院腹部 CT 提示肝内外胆管广泛扩张，胆总管扩张，胰头增大，其内见可疑结节伴钙化，胰体尾部胰管扩张伴见多发钙化灶，胰周脂肪间隙影清晰；MRCP 示胆囊增大，肝内胆管及胆总管上中段扩张，胰腺体尾部胰管扩张，考虑梗阻。追问病史，患者既往有胰腺炎病史 20 余年，2～3 年急性发作一次。吸烟 40 余年，每天半包，有酗酒史，时间不详，每日饮黄酒 1 斤。无糖尿病病史。

【实验室检查】　血糖：4.34mmol/L；肝功能：ALP 171U/L，γ-GT 121U/L，余正常；血常规：WBC 3.11×10^{9}/L，N% 45.2%，Ly% 43.4%，HGB 129g/L，余正常；IgG4：0.77g/L；肿瘤学指标正常。

【影像学检查】　胰腺术前分期 CTA 增强：胰头部肿块型慢性胰腺炎，侵犯胆总管末端，伴低位胆道梗阻及胰源性门静脉高压。

【治疗】　行剖腹探查术，见胰腺周围广泛粘连，胰腺周围大量曲张静脉，胃周静脉扩张，区域性门静脉高压严重。术中与家属谈话，考虑患者肿块型慢性胰腺炎，行胰十二指肠切除术或 Frey 术风险极大，家属考虑后放弃手术治疗。

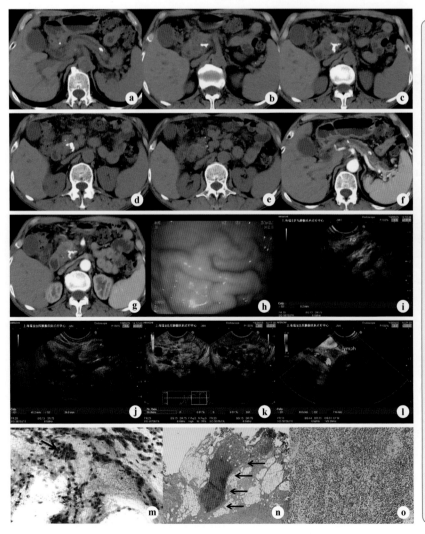

【图像要点】

EUS-FNA 细胞学：见到少量胰腺腺泡细胞，细胞大小较一致，细胞质淡嗜碱性（黑箭），未见到异型细胞（m）。

术中肝脏结节病理：送检组织内见淋巴结 1 枚（黑箭，n）；淋巴结基本结构存在，未见异型成分（o）。

诊断："肝动脉旁淋巴结"1 枚，未见肿瘤。

最后诊断：慢性胰腺炎（CP）、胰腺钙化。

【病情简介】　女，47 岁。发现胰腺占位性病变 1 月余。1 个月前增强 CT 示胰颈膨隆伴体尾部胰管扩张，占位待排，全腹超声示脂肪肝；肝内片状低回声区；胆囊术后改变；胰体脾未见明显异常。无烟酒史，无糖尿病病史。

【实验室检查】　肿瘤学指标：CA19-9、CEA、CA125、AFP 等正常；血糖：5.69mmol/L；肝功能、肾功能、血常规、DIC 及止凝血指标等均正常；IgG4：0.41g/L（参考值：＜2g/L）。

【影像学检查】　CT：胰管节段性扩张。

【治疗】　拒绝手术，密切随访复查。

病
例
128

精彩视频请
扫描二维码

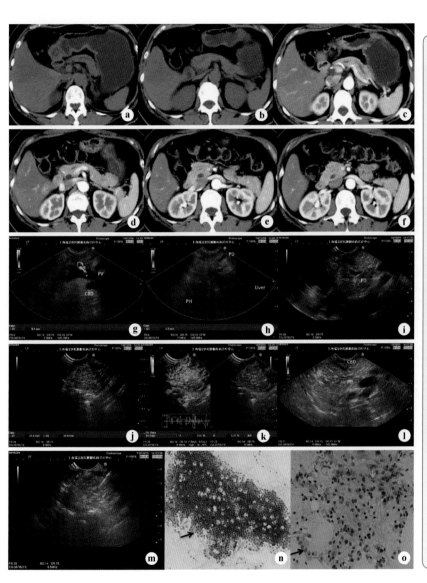

图像要点

EUS-FNA：胰腺腺泡细胞大小较一致，细胞核染色均匀，局灶可见腺泡样结构（黑箭）；胰腺组织内可见炎性细胞（绿箭）。

诊断：慢性胰腺炎（CP）。

【病情简介】 女，76 岁。腹部 CT 发现胰尾部占位 1 个月。CT 示胰头区管状扩张的低密度灶，胰尾部团块状软组织影，4.4cm×3.6cm，诊断胰头部胰管局部扩大，IPMN 可能性大，胰尾部占位，考虑恶性 SPN，NET 不除外。无烟酒嗜好，无糖尿病病史。

【实验室检查】 肿瘤学指标：CA19-9、CEA、CA125、AFP 等正常；血糖：5.51mmol/L；肝功能、肾功能、血常规等均正常；DIC 及止凝血指标：DD 1.0mg/L，余正常。

【影像学检查】 CT：胰尾部占位，首先考虑恶性 SPN，NET 可能不除外，肝转移可能；胰头部胰管局部扩张，IPMN 可能大，MRI：胰尾部实性占位，首先考虑 NET 可能，实性假乳头状瘤待排；胰头钩突部、胰颈体交界处囊性灶，考虑 IPMN。

【治疗】 胰体尾＋脾切除。

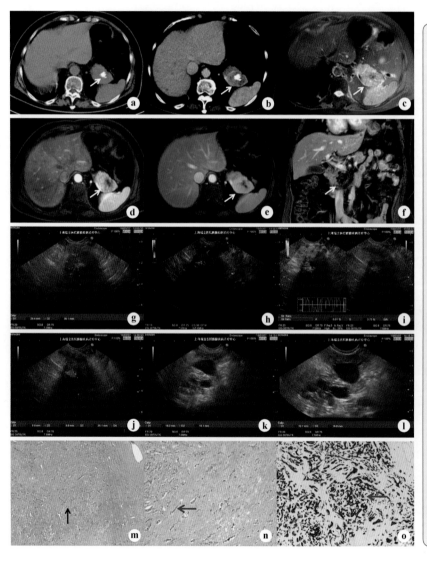

图像要点

CT 示胰尾部肿块伴钙化（a）；增强后肿块不均匀强化（b）；MRI T2WI 示肿块不均匀高信号（c）；肿块渐进性强化（d、e）；另见胰头部多发囊性灶（f）。

组织病理：胰腺内肿瘤组织呈浸润生长，间质纤维组织增生（黑箭，m）；肿瘤细胞排列成小梁状、条索状（红箭，n）；肿瘤细胞表达神经内分泌标记 SYN（红箭，o）。

诊断：胰腺神经内分泌瘤（P-NET）。

【病情简介】 女,年龄发现胰腺占位 10 余日。外院 MRI 发现胰腺头、体部后方结节影,动脉瘤首先考虑,胰腺尾部血管壁钙化考虑,CA125 35.44U/ml。无烟酒嗜好,无糖尿病病史。

【实验室检查】 肿瘤学指标:CA19-9、CEA、CA125、AFP 等正常;血糖:4.82mmol/L;肝功能、肾功能、血常规、DIC 及止凝血指标等均正常。

【影像学检查】 CT:胰头钩突富血供占位,考虑 NET,MRI:胰头钩突部神经内分泌瘤,PET-CT:提示胰腺钩突部低回声病灶(P-NET 可能性大)。

【治疗】 机器人辅助胰十二指肠切除术。

病例 130

精彩视频请扫描二维码

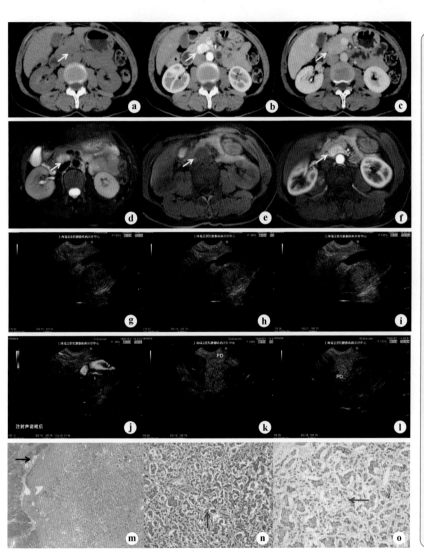

图像要点

CT 平扫:肿块不明显,呈略低密度影(a);CT 胰腺实质期肿块明显强化(b);门脉期呈略高密度影(c);MRI T2WI 胰头部稍高信号(d);T1WI 示肿块呈低信号(e);胰头部肿块明显强化(f)。

组织病理:胰腺内肿瘤组织呈膨胀性生长,边界尚清(黑箭,m);肿瘤组织排列成条索状,细胞形态温和,间质富于血管(红箭,n);肿瘤细胞表达神经内分泌标记 CgA(红箭,o)。

诊断:胰腺神经内分泌瘤(P-NET)。

【病情简介】 男，76 岁。体检发现胰腺占位半月余，我院胰腺 CTA 示胰体部富血供占位，NET 考虑；胰腺体部小囊性灶；腹腔干，肠系膜上动脉及左肾动脉起始处点状钙化。糖尿病病史 5 年，服用二甲双胍＋瑞格列，具体不详，控制可。无烟酒嗜好。

【实验室检查】 肿瘤学指标：CA19-9、CEA、CA125、AFP 等正常；血糖：5.88mmol/L；肝功能、肾功能、血常规等均正常；DIC 及止凝血指标：Fg 3.8g/L，余正常；IgG4：1.57g/L。

【影像学检查】 见下文。

【治疗】 胰十二指肠切除术。

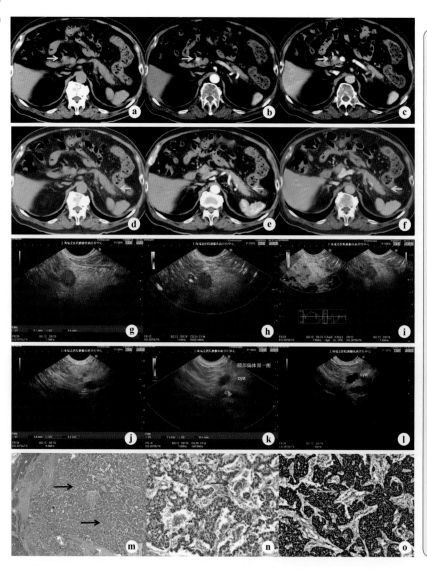

图像要点

CT 平扫、增强动脉期及门脉期，胰头部见一枚直径约 0.9cm 的小结节（细箭），边界清，平扫呈相对稍高密度，增强后呈持续性均匀明显强化，动脉期及门脉期密度均高于周围胰腺实质（a～c）。CT 平扫、增强动脉期及门脉期，胰体尾部形态肿胀、强化均匀，周围见少量絮状及条索状渗出（粗箭，d～f）。

组织病理：胰腺内肿瘤组织呈片状、条索状生长（m）；肿瘤细胞形态温和，间质富于血管（n）；肿瘤细胞表达神经内分泌标记 CgA（o）。

诊断：胰腺神经内分泌瘤（P-NET）。

【病情简介】 女，44岁。体检发现胰腺占位6月余。外院行上腹部增强CT示胆囊萎缩，囊壁毛糙，内见多发高密度结节影。胰腺大小形态无异常，胰腺头部见结节样高密度影，约9mm，增强后明显强化。胰管未见明显扩张，周围脂肪间隙清晰。怀疑神经内分泌瘤。无烟酒嗜好，无糖尿病病史。

【实验室检查】 肿瘤学指标：CA19-9、CEA、CA125、AFP等正常；血糖：5.08mmol/L；血常规：N% 73.6%，Ly% 16.8%，余正常；肝功能、肾功能、DIC及止凝血指标等均正常；IgG4：0.59g/L（参考值：< 2g/L）。

【影像学检查】 CT：胰头钩突富血供占位，考虑NET可能。

【治疗】 达芬奇机器人辅助下胰腺肿瘤根治术（钩突部）＋胆囊切除术。

病例 132

精彩视频请扫描二维码

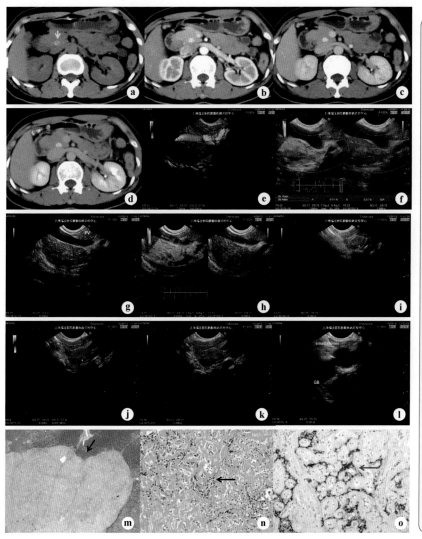

【图像要点】

胰头钩突部见一枚大小约0.8cm×0.7cm的类圆形高密度小结节（细箭），边界清晰，平扫CT值约84HU，增强后病灶强化明显，动脉期、门脉期及延迟期CT值分别为175HU、183HU及168HU（a～d）。

组织病理：胰腺内肿瘤组织边界尚清（m）；肿瘤细胞密度低，细胞形态温和（n）；肿瘤细胞表达神经内分泌标记CgA（o）。

诊断：胰腺神经内分泌瘤（P-NET）。

【病情简介】 女，56岁。间断性出现晨起头晕3月余，外院查头颅CT、MRI、脑电图未见明显异常，腹部CT示胰腺大小、形态正常，平扫未见明显异常密度影，增强动脉期胰体部见一结节状明显强化影，实质期呈稍高密度，直径约为9mm，胰周清晰，增强扫描未见异常强化，肝内外胆管正常，肝内未见明显异常密度影，腹、盆腔、腹膜后未见明显肿大淋巴结。考虑胰岛素瘤可能。无烟酒嗜好，无糖尿病病史。

【实验室检查】 肿瘤学指标：CA19-9、CEA、CA125、AFP等正常；血糖：2.83mmol/L；肝功能、肾功能、血常规、DIC及止凝血指标等均正常；IgG4：0.52g/L（参考值：< 2g/L）。

【影像学检查】 见下文。

【治疗】 机器人辅助胰体尾切除＋脾血管离断手术。

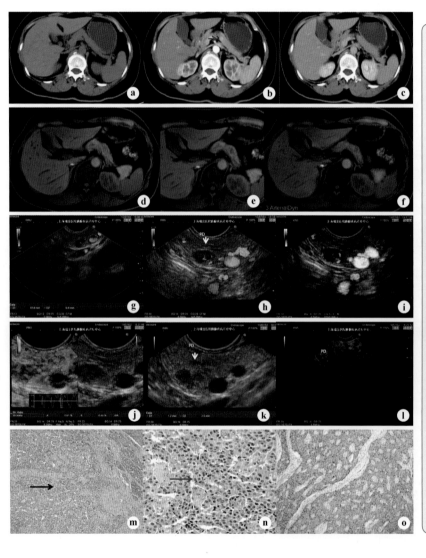

图像要点

CT平扫胰体部未见明显异常（a）；增强CT：动脉期示胰体部显著强化结节，长径约为1cm（b）；增强CT：门脉期胰体部未见异常强化影（c）。

组织病理：胰腺内见肿瘤组织呈巢片状分布（黑箭，m）；肿瘤细胞形态温和，细胞核呈"胡椒粉样"（红箭，n）；肿瘤细胞表达神经内分泌标记CgA（绿箭，o）。

诊断：胰腺神经内分泌瘤（P-NET）。

【病情简介】　男，26岁。1个月前体检发现 ALT 661U/L，AST238U/L，ALP335U/L，TBIL 43.8μmol/L。外院查腹部增强 CT 示胰头部见团块状软组织密度影，边界欠清，内可见斑片状致密影，大小约 41mm×34mm，增强后明显强化；胰管明显扩张，胰腺萎缩；肝脏散在稍低密度灶，边界欠清，增强后动脉期肝内可见两枚结节样异常强化影，约 9mm，不完全除外不典型动脉瘤门脉期及延迟期肝内另可见数枚结节状环形强化病灶，边界欠清，较大者约 12mm；胃周、腹腔内及后腹膜多发稍肿大淋巴结。无烟酒嗜好，无糖尿病病史。

【实验室检查】　肿瘤学指标：NSE 30.83ng/ml，CA19-9 40.50U/ml，CEA、CA125、AFP 等正常；血糖：3.67mmol/L，肝功能：ALT 328U/L，AST154U/L，ALP 291U/L，γ-GT 423U/L，TBIL 35.0μmol/L，DBIL 9.7μmol/L，余正常；血常规：N% 72.7%，Ly% 19.9%，余正常；肾功能、DIC 及止凝血指标等均正常；IgG4：0.49g/L。

【影像学检查】　MRI：胰头占位，胰管及胆总管扩张、低位胆道梗阻。

【治疗】　Child 手术。

病例
134

精彩视频请
扫描二维码

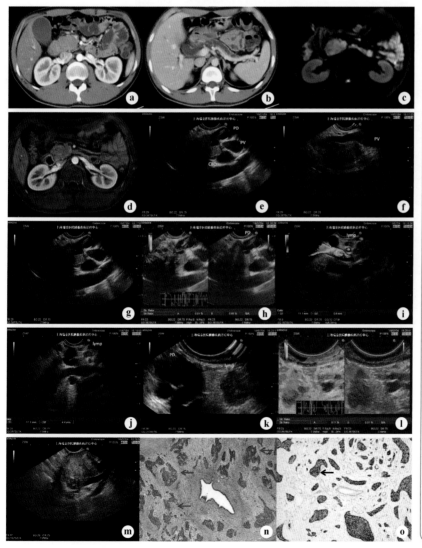

图像要点

增强 CT：示胰头增大伴不均匀强化，胆总管及胰管显著扩张（a、b）；MRI：DW 示胰头增大伴信号增高（c），MRI 增强示胰头占位部均匀强化（d）。

组织病理：胰腺内基本结构被破坏，肿瘤组织呈巢片状分布（红箭），间质纤维组织增生（n）；肿瘤细胞表达神经内分泌标记 CgA（黑箭，o）。

诊断：胰腺神经内分泌瘤（P-NET）。

【病情简介】　男，29 岁。患者 2 周前，无明显诱因出现腹痛伴发热，热峰 38.5℃，外院查 MRI 示胰腺体部占位，胰岛细胞瘤可能性较大。无烟酒嗜好，无糖尿病病史。

【实验室检查】　肿瘤学指标：NSE 23.57ng/ml，CA19-9、CEA、CA125、AFP 等正常；血糖：4.67mmol/L；肝功能：ALT 199U/L，AST66U/L，余正常；血常规：N% 35.1%，Ly% 48.2%，PLT 353×10^9/L，余正常；肾功能、DIC 及止凝血指标等均正常；IgG4：0.60g/L。

【影像学检查】　MRI：胰腺体部 NET，肝小囊肿，胆囊胆汁淤积，右肾小囊肿。

【治疗】　达芬奇机器人辅助胰体尾切除术（保脾）。

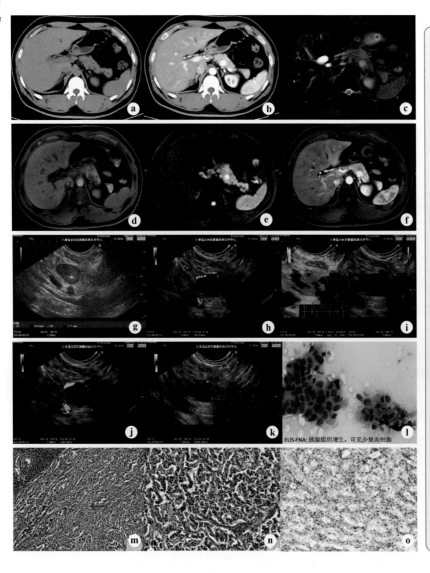

图像要点

CT 平扫示胰腺体部低密度灶（a），增强 CT：动脉期胰体部病灶显著强化，约为 1.8cm×1.7cm，边缘光整（b）；MRI fsT2WI 胰体部中高信号灶（c）；MRI T1WI 胰体部稍低信号灶（d）；MR DW 见胰体部中高信号灶（e）；MRI 增强示动脉期胰体部富血供结节（f）。

组织病理：胰腺内见肿瘤组织呈条索状分布（m）；肿瘤细胞形态温和，间质富于血管（n）；肿瘤细胞表达神经内分泌标记 CgA（o）。

诊断：胰腺神经内分泌瘤（P-NET）。

【病情简介】　男，53岁。腹痛7个月，7个月前腹部增强MRI示胰头占位（6cm×5.2cm），伴近端胆系及远端胰管轻度扩张，EUS引导下细针穿刺考虑NET，后行8周期依托泊苷+卡铂方案化疗，复查增强MRI示胰头实性占位（17mm×21mm）。有烟酒嗜好。无糖尿病病史。

【实验室检查】　血糖：6.60mmol/L；肿瘤学指标：CA19-9 166.70 U/ml，CA242 41.9 U/ml，余正常；血常规：HGB 125g/L，余正常；IgG4：0.45g/L。肝功能：PA 295mg/L ALT 20U/L，AST 19U/L，ALP 78U/L，γ-GT 43U/L，TBIL 17.3μmol/L，DBIL 3.4μmol/L，余正常；肾功能正常。

【影像学检查】　胰腺CT示胰头部神经内分泌癌（5.0cm×4.2cm），侵犯腹腔大血管、胆总管下段、十二指肠；胰颈体尾部阻塞性炎症，轻度低位胆道梗阻。

【治疗】　非手术治疗及化疗。

病例
136

精彩视频请
扫描二维码

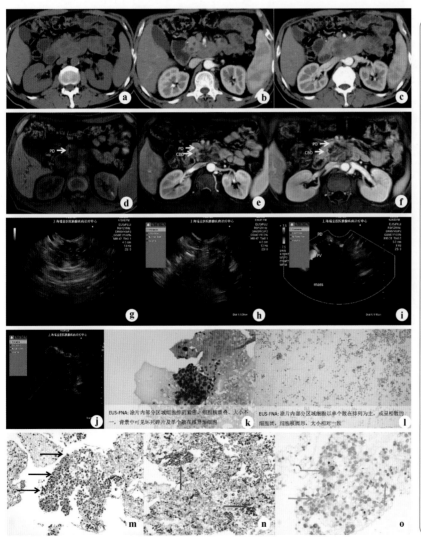

EUS-FNA：涂片内部分区域细胞排列紧密，细胞核重叠、大小不一，背景中可见坏死碎片及单个散在核异形细胞（j，k）。

EUS-FNA：涂片内部分区域细胞以单个散在排列为主，或呈松散的细胞团，细胞核圆形，大小相对一致（l）。

图像要点

EUS-FNA：胰腺穿刺组织内见少量片状肿瘤细胞（黑箭，m）；肿瘤细胞表达腺上皮标记CK7（红箭，n）；肿瘤细胞部分表达神经内分泌标记SYN（绿箭，o）。

诊断：胰腺上皮源性恶性肿瘤，结合目前病变的HE形态及免疫组化标记结果，需考虑：①导管腺癌，部分伴神经内分泌分化；②混合性导管腺癌-神经内分泌肿瘤。

最后诊断：胰腺神经内分泌癌。

【病情简介】 男，48 岁。体检发现胰腺占位 1 月余，腹部 B 超示胰头区实性占位伴钙化。外院复查增强 CT 示胰头肿块伴钙化，考虑肿瘤性病变，胰腺实性假乳头状瘤？浆液性囊腺瘤？其他？无烟酒嗜好，无糖尿病病史。

【实验室检查】 肿瘤学指标：CA19-9、CEA、CA125、AFP 等正常；血糖：5.32mmol/L；血常规：N% 49.0%，余基本正常；肝功能、肾功能、DIC 及止凝血指标等均正常；IgG4：158g/L。

【影像学检查】 见下文。

【治疗】 机器人辅助胰十二指肠切除术。

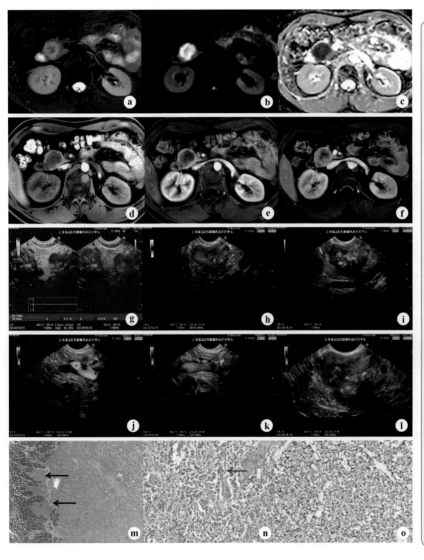

图像要点

MRI T2WI+fs、DWI 及 ADC 序列示：胰头部见一枚大小约 3.4cm×2.6cm 的团块状异常信号灶，边界清，T2WI+fs 呈稍高信号伴中央斑片状低信号，DWI 呈高信号、ADC 图信号降低（a～c）。T1WI+fs 平扫、增强动脉期及静脉期示：T1WI+fs 平扫呈低信号，增强后呈进行性强化，动脉期及静脉期信号均低于周围胰腺实质（d～f）。

组织病理：胰腺内肿瘤组织呈浸润性生长（m，黑箭）；n. 肿瘤细胞形态温和，细胞质透亮，见较多红染物（红箭）；o. 肿瘤细胞核浆表达 β-catenin（绿箭）。

诊断：胰腺实性假乳头状肿瘤（SPN）。

【病情简介】　女，32 岁。患者于 1 周前体检发现胰头占位，外院 CT 示胰体占位，考虑 SPN，局部于脾静脉分界欠清；胆囊胆汁淤积可能。无烟酒嗜好，无糖尿病病史。

【实验室检查】　肿瘤学指标：CA19-9、CEA、CA125、AFP 等正常；血糖：5.13mmol/L；肾功能：BUN 2.4mmol/L，SCr 47μmol/L，余正常；肝功能、血常规、DIC 及止凝血指标等均正常；IgG4：147g/L（参考值：＜2g/L）。

【影像学检查】　MRI：胰体部占位，相应区域胰管显示不清。

【治疗】　机器人辅助胰体中段切除术。

病例138

精彩视频请扫描二维码

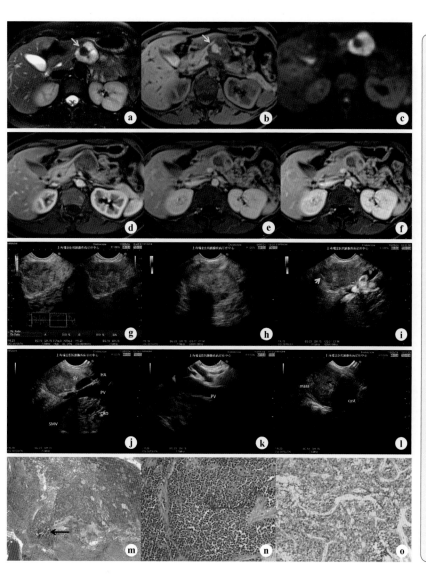

图像要点

MRI T2WI+fs、T1WI+fs 及 DWI 序列，胰颈部见一枚大小约 3.2cm×2.6cm 的囊实性团块，浅分叶状，呈 T1 低、T2 高信号伴内部斑片状 T1 高、T2 低信号出血灶（细箭），DWI 序列病灶呈高信号（a～c）。T1WI+fs 增强动脉期、门脉期及延迟期序列，病灶呈不均匀进行性强化，增强各期病灶信号等或低于周围胰腺实质（d～f）。

组织病理：胰腺内肿瘤组织呈浸润性生长，间质局部见钙化（m）；肿瘤细胞形态温和，核分裂象罕见（n）；肿瘤细胞核浆表达 β-catenin（o）。

诊断：胰腺实性假乳头状肿瘤（SPN）。

【病情简介】　女，43岁。发现胰腺占位性病变3月余。3个月前患者外院体检行腹部超声发现胰腺占位，后复查腹部增强MRI提示胰腺头部占位，腹腔及腹膜后数枚小淋巴结影，外院超声胃镜提示胰头低回声占位（神经内分泌瘤？）。无烟酒嗜好，无糖尿病病史。

【实验室检查】　肿瘤学指标：CA19-9、CEA、CA125、AFP等正常；血糖：5.57mmol/L；肝功能、肾功能、血常规、DIC及止凝血指标等均正常；IgG4：2.31g/L（参考值：＜2g/L）。

【影像学检查】　CT：胰头实性结节灶，NET？ SPN？ 胰头脂肪浸润。

【治疗】　胰十二指肠切除术。

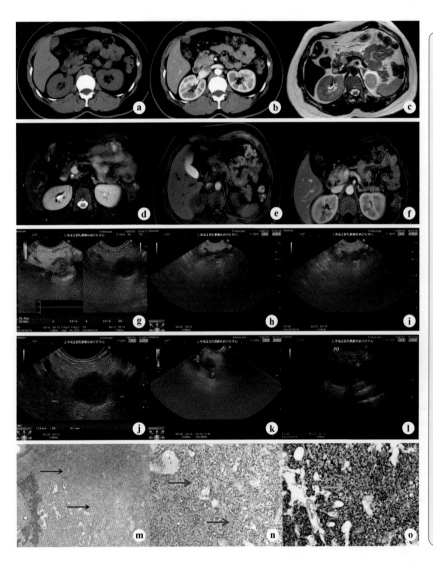

图像要点

CT：胰头（肠系膜上静脉旁）类圆形等密度结节，病灶增强扫描动脉期可见轻度强化，相对于胰腺实质呈等密度（a、b）。MRI：胰头部实性占位，大小约1.6cm×1.3cm，边界清晰，T2WI稍高信号（c、d），T1WI等低信号，增强后强化程度略高于胰腺实质（f）。

组织病理：胰腺内见一实性肿瘤，边界不清，细胞密度较高（m）；细胞呈实性乳头状，核分裂象罕见（n）；肿瘤细胞核浆表达β-catenin（o）。

诊断：胰腺实性假乳头状肿瘤（SPN）。

【病情简介】　女，30岁。体检发现胰腺占位病变1月余。患者于外院体检B超发现胰腺占位病变，复查增强MRI示胰腺头部前上方，肝胃间隙占位，考虑胰腺来源SPN可能性大，胃肠道间质瘤待排。无烟酒嗜好，无糖尿病病史。

【实验室检查】　肿瘤学指标：CA19-9、CEA、CA125、AFP等正常；血糖：5.81mmol/L；肝功能、肾功能、血常规、DIC及止凝血指标等均正常；IgG4：0.66g/L（参考值：<2g/L）。

【影像学检查】　CT：SPN（胰腺头部）伴出血，MRI：MRCP所示胰胆管系统未见明显异常。

【治疗】　腹腔镜下胰腺中段切除术。

病例140

精彩视频请
扫描二维码

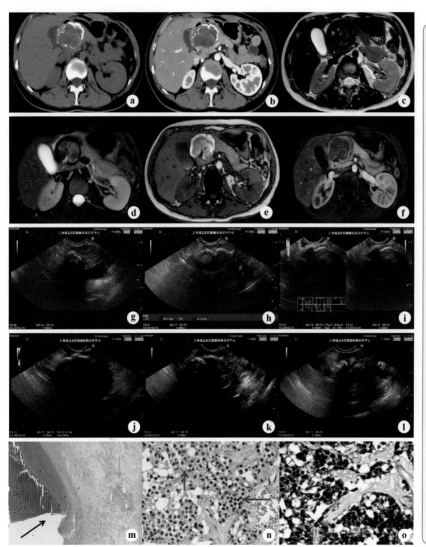

图像要点

CT：胰头部类圆形囊实性低密度影，大小约5.8cm×4.6cm，边缘"蛋壳样"钙化，边界清楚、光整（a），增强后病灶强化不明显（b）。MRI：胰腺头部混杂信号灶，T2WI高低混杂信号（c、d），T1WI等高混杂信号（e），考虑瘤内出血，增强后病灶强化不明显（f）。

组织病理：胰腺内一囊实性占位，大部分肿瘤组织退变、坏死（黑箭），可见小灶肿瘤细胞巢（蓝箭，m）；肿瘤细胞形态温和（红箭，n）；肿瘤细胞核浆表达β-catenin（绿箭，o）。

诊断：胰腺实性假乳头状肿瘤（SPN）。

【病情简介】 男，65岁。上腹隐痛2月余。外院增强CT示胰头占位，胰管扩张，肝囊肿、海绵状血管瘤。追问病史，患者膀胱癌病史10年，10年前行TURBT术，5年前因胆囊结石行胆囊切除术。无烟酒嗜好，无糖尿病史。

【实验室检查】 肿瘤学指标：CA19-9、CEA、CA125、AFP等正常；血糖：4.37mmol/L；肝功能、肾功能、血常规、DIC及止凝血指标等均正常；IgG4：0.64g/L（参考值：＜2g/L）。

【影像学检查】 CT：胰腺头部占位，拟PDAC伴阻塞性胰腺炎，胰腺体尾部胰管内高密度影，胰液引流不畅，MRI：胆囊术后缺如，胰头饱满，头颈部胰管局部显示不清，体尾部胰管扩张，腔内信号不均伴体尾部胰腺实质萎缩。

【治疗】 全胰腺切除术。

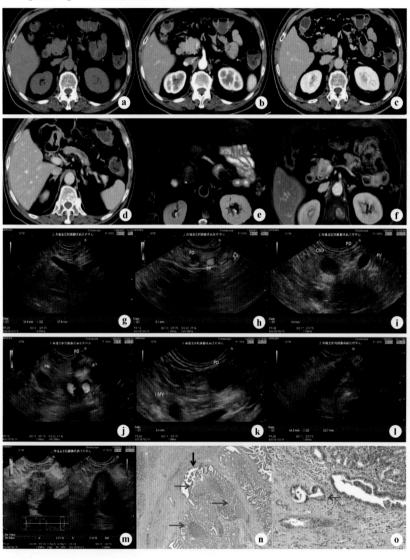

图像要点

增强CT：胰腺头部软组织密度影（a），增强后动脉期轻-中度强化（b），延迟期延迟强化（c），颈体尾部可见明显胰腺实质萎缩（d）。MRI：胰头饱满，T2WI信号不均匀增高，头颈部胰管局部显示不清（e），增强后胰头不均匀强化（f）。

组织病理：胰腺多灶胰管扩张（黑箭），上皮高度增生呈筛状，可见坏死（红箭，n）；局灶异型腺体浸润性生长伴间质纤维化（红箭，o）。

诊断：胰腺导管内管状乳头状肿瘤（IPMN）伴浸润性癌，癌成分为导管腺癌。

【病情简介】 女，57岁。体检发现胰腺占位1个月余。患者1个月前体检行PET-CT提示胰腺钩突旁类圆形软组织结节影，FDG代谢增高，低度恶性肿瘤病变不能除外；后至我院行上腹部增强CT提示胰头钩突低密度结节影，疑神经源性肿瘤。无烟酒嗜好，无糖尿病病史。

病例 142

【实验室检查】 肿瘤学指标：CA19-9、CEA、CA125、AFP等正常；血糖：5.43mmol/L；肝功能、肾功能等均正常；血常规：WBC2.84×10⁹/L，中性比40.1%，余正常；DIC及止凝血指标：DD 0.63mg/L，余正常；IgG4：1.75g/L（参考值：< 2g/L）。

【影像学检查】 CT：胰腺钩突SPN可能性大，NET不除外，MRI：MRCP提示右叶肝内胆管局部囊状扩张。

【治疗】 机器人辅助腹膜后肿物切除术（胰腺钩突部肿块局部切除）。

精彩视频请扫描二维码

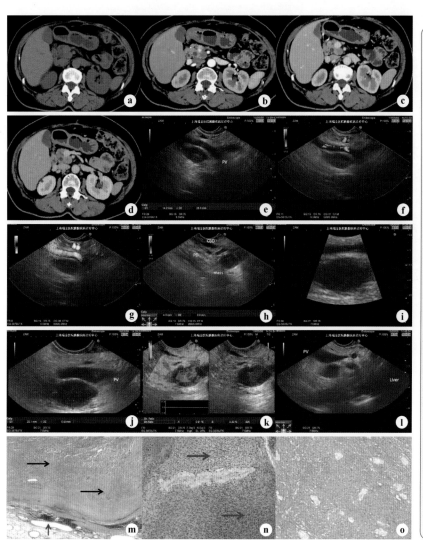

图像要点

CT：胰腺钩突类圆形稍低密度结节，大小约1.6cm×1.7cm（a），动脉期轻度强化（b），胰腺实质期轻度强化（c），延迟期延迟强化，边界清晰，内见稍低强化灶（d）。

组织病理：小肠处一边界清楚的肿瘤（黑箭），周围见淋巴组织（红箭，m）；肿瘤细胞呈梭形，细胞密度疏密不一（红箭，n）；肿瘤细胞表达施万细胞标记S100（绿箭，o）。

诊断：小肠神经鞘瘤。

【病情简介】 女，32岁。发现胰腺占位2日。2日前MRI检查示胰腺体部占位，恶性可能大。无烟酒嗜好，无糖尿病病史。

【实验室检查】 肿瘤学指标：CA19-9、CEA、CA125、AFP等正常；血糖：5.67mmol/L；肝功能：γ-GT 84U/L，TBIL 26.9μmol/L，余正常；肾功能、血常规、DIC及止凝血指标等均正常；IgG4：＜0.06g/L（参考值：＜2g/L）。

【影像学检查】 MRI：胰腺体尾部胰管轻度扩张，在胰体部截断，考虑梗阻。

【治疗】 胰体尾＋脾脏切除术。

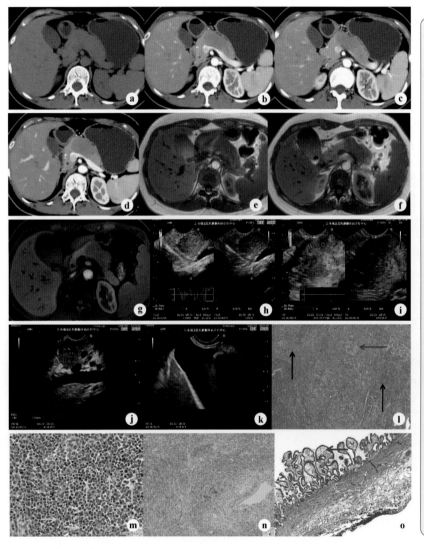

图像要点

组织病理：胰腺小叶结构隐约存在，大片肿瘤细胞浸润性生长（黑箭），可见残留的胰岛结构（红箭，l）；肿瘤细胞成片分布，可见较多核分裂象（黄箭），间质成分不明显（m）；肿瘤细胞表达B细胞标记（绿箭，n）。

诊断：胰腺B淋巴母细胞性淋巴瘤/急性淋巴细胞性白血病。慢性胆囊炎伴胆固醇沉积症（红箭，o）。

【病情简介】　男，80 岁。上腹隐痛不适 2 周。外院胰腺 CT 平扫发现胰头占位。2 年前腮腺肿物切除术，术后病理为外周 T 细胞性淋巴瘤。否认烟酒嗜好，无糖尿病病史。

【实验室检查】　肿瘤学指标：CA19-9、CEA、CA125、AFP 等正常；血糖：6.23mmol/L；肝功能、肾功能、血常规、DIC 及止凝血指标等均正常；IgG4：0.34g/L（参考值：＜2g/L）。

【影像学检查】　见下文。

【治疗】　暂时出院，待 EUS-FNA 结果，准备化疗。

病例
144

精彩视频请
扫描二维码

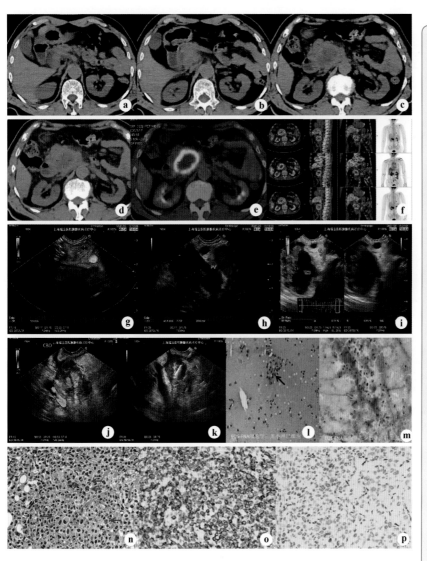

【病情简介】 男，30岁。患者1个月前出现左上腹痛，剧痛时向腰背部放射，遂至当地医院就诊，查血常规、血清淀粉酶、肿瘤标志物均正常，增强CT示肝囊肿，胰尾囊性灶。无烟酒嗜好，无糖尿病病史。

【实验室检查】 肿瘤学指标：CA19-9、CEA、CA125、AFP等正常；血糖：5.82mmol/L；血常规：N% 73.2%，余正常，肝功能、肾功能、DIC及止凝血指标等均正常；IgG4：0.69g/L。

【影像学检查】 CT：胰尾部囊性灶，目前无确切恶性征象；胰体部发育变异。MRI：胰尾部单房单囊灶，目前未见恶性征象，胰体部发育变异。

【治疗】 达芬奇机器人辅助胰体尾切除术。

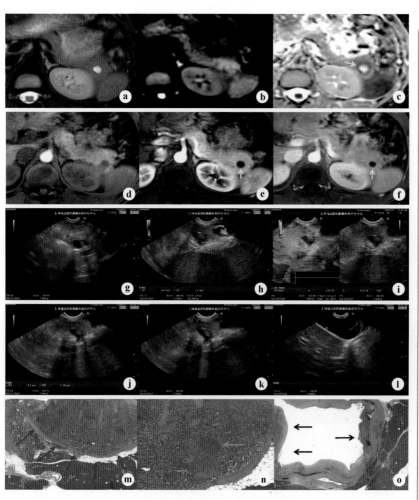

图像要点

MRI T2WI+fs序列，胰尾部见一枚直径约1.1cm的圆形囊性信号灶，囊壁略厚、呈等低信号，腔内未见分隔或附壁结节（a）。DWI、ADC序列，病灶囊壁于DWI序列呈稍高信号，ADC图信号减低（b、c）。T1WI+fs平扫、增强动脉期及门脉期序列，T1WI+fs病灶囊壁呈低信号，增强后呈进行性强化，动脉期、门脉期信号等或略高于周围胰腺实质（d～f）。

组织病理：胰腺内见脾脏组织，可见脾被膜及脾小梁结构（m）；脾脏组织内可见动脉周围淋巴鞘结构（n）；胰腺内见一上皮性囊肿（o）。

诊断：胰腺内副脾组织，良性上皮性囊肿。

最后诊断：副脾上皮样囊肿。

【病情简介】 女，23 岁。发现肾上腺、后腹膜及蝶鞍区占位 8 个月。患者 8 个月前行腹部 B 超示双侧腹膜后肿物，外院 CT 示双侧肾上腺占位性病变，腹膜后异常强化灶，拟异位嗜铬细胞瘤。患者吸烟 30 余年，1 包 / 天；无饮酒嗜好；无糖尿病病史。

【实验室检查】 肿瘤学指标：CA125 53.7U/ml，CA19-9、CEA、AFP 等正常；血糖：4.51mmol/L；肾功能：SCr 50μmol/L，余正常；肝功能、血常规、DIC 及止凝血指标等均正常；IgG4：0.72g/L（参考值：＜ 2g/L）。

【影像学检查】 CT：双侧肾上腺区、腹腔及腹膜后多发占位，拟多发嗜铬细胞瘤，MRI：垂体大腺瘤，伴有双侧颈内动脉侵袭，PET-CT：鞍区占位，鞍膈脑膜瘤可能，垂体腺瘤待排，两侧肾上腺（无功能）恶性肿瘤可能。

【治疗】 腹膜后肿物扩大切除术，自体肾移植术。

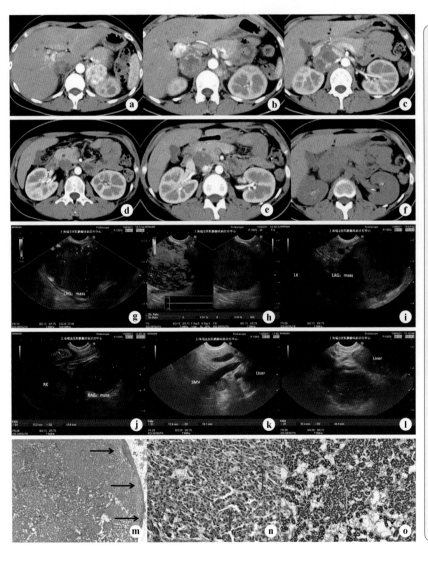

病例
146

图像要点

组织病理：肾上腺内见一结节，边界清楚（黑箭，m）；结节富于血管 / 血窦，肿瘤细胞呈巢状、索状（红箭，n）；肿瘤细胞表达嗜铬粒蛋白A（CgA，绿箭，o）。

诊断：肾上腺嗜铬细胞肿瘤。

【病情简介】　男，74岁。中上腹胀痛半月余。外院予以抗炎补液等对症治疗，症状反复，无明显好转。无烟酒嗜好；糖尿病10月余，服用二甲双胍，血糖控制可。

【实验室检查】　肿瘤学指标：CA125 41.8U/ml，CA19-9 41.1U/ml，CEA、AFP等正常；血糖：6.26mmol/L；肝功能、肾功能、血常规、DIC及止凝血指标等均正常。

【影像学检查】　CT：胰体部恶性肿瘤，胰头部小囊性灶，MRI：胰体尾部导管腺癌或特殊类型癌；胰尾部阻塞性炎症。

【治疗】　胰体尾切除术。

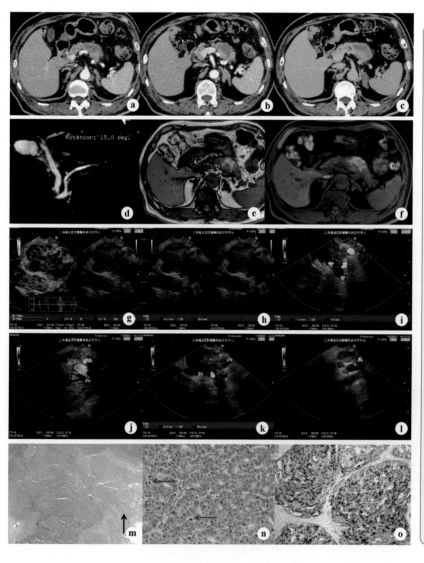

图像要点

组织病理：胰腺内肿瘤成巢片状生长，中央可见坏死（黑箭，m）；肿瘤细胞核呈空泡状，核仁明显，可见较多核分裂象（红箭，n）；肿瘤细胞表达胰蛋白酶Trypsin（绿箭，o）。

诊断：胰腺腺泡细胞癌。

【病情简介】　男，66 岁。体检发现胰管扩张 1 月余。患者 1 月余前发现 CA19-9 升高，本院门诊上腹部 CT 示胰腺体积缩小，增强后胰腺实质强化欠均，胰管稍扩张。脾胃间隙及胃周少许迂曲侧支血管影。患者 2013 年体检确诊自身免疫性胰腺炎。糖尿病史 10 余年；无烟酒嗜好。

【实验室检查】　肿瘤学指标：CEA 5.3ng/ml，CA19-9 82.3U/ml，CA242 57.1U/ml，CA125、AFP 等正常；血糖：4.54mmol/L；肝功能、肾功能、血常规、DIC 及止凝血指标等均正常；IgG4：168g/L（参考值：＜ 2g/L）。

【影像学检查】　CT：胰腺体积缩小，增强后胰腺实质强化欠均，胰管稍扩张，MRI：自身免疫性胰腺炎治疗后改变，胰腺明显萎缩，胰头部实性肿块伴少许潴留囊中形成，考虑恶变为导管腺癌可能。

【治疗】　胰十二指肠切除术。

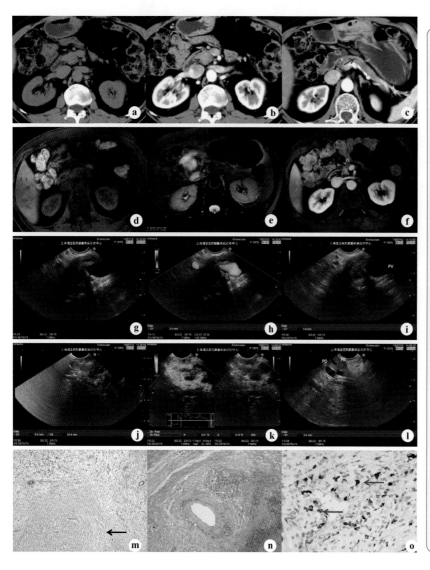

图像要点

胰腺体积缩小，增强后胰头钩突实质强化欠均，其远端胰管略扩张（a～c）。MRI 示 T1WI 等低信号，fsT2WI 略高信号，增强后不均匀轻度强化（d～f）。

组织病理：胰腺基本结构被破坏，大量纤维组织增生（黑箭），可见残留的胰腺导管（绿箭，m）；灶区可见闭塞性脉管炎（蓝箭，n）；免疫组化显示 IgG4 阳性浆细胞较多（红箭，o）。

诊断：结合临床及血清学，符合 IgG4 相关硬化性胰腺炎。

最后诊断：自身免疫性胰腺炎（AIP）。

【病情简介】　女，34岁。体检发现胰腺占位性病变2周余。外院CTA提示胰体部PDAC伴胰尾部阻塞性胰腺炎，侵犯脾动静脉，胆总管及肝内胆管轻度扩张。无烟酒嗜好，无糖尿病病史。

【实验室检查】　肿瘤学指标：AFP 1.71ng/ml，CA125 41.6U/ml，CA19-9、CEA等正常；血糖：6.01mmol/L；肝功能、肾功能、血常规、DIC及止凝血指标等均正常。

【影像学检查】　CT：胰颈体部占位，神经内分泌肿瘤？实性假乳头状瘤？包绕脾动脉、压迫脾静脉；胰体尾部阻塞性炎症，MRI：胰颈体部占位，考虑恶性肿瘤（神经内分泌肿瘤？实性假乳头状瘤？）；胰体尾部阻塞性炎症。

【治疗】　胰体尾切除＋脾切除术。

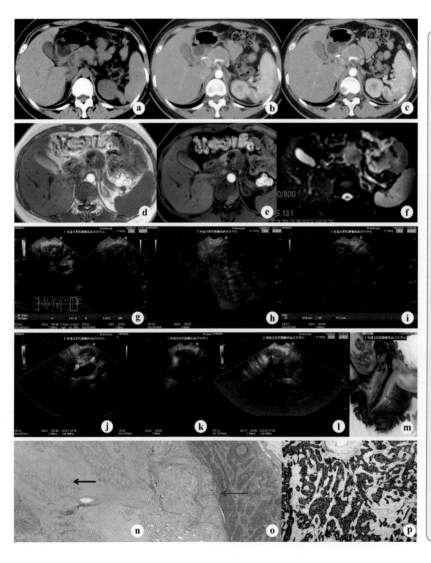

> **图像要点**
>
> 组织病理：胰腺内肿瘤成巢片状，浸润性生长（黑箭），间质纤维组织增生（n）；淋巴结内见肿瘤转移（红箭，o）；肿瘤细胞表达神经内分泌标记CgA（绿箭，p）。
>
> 诊断：胰腺神经内分泌瘤（P-NET）。

【病情简介】　男，72 岁。患者入院 2 个月前自感腹痛伴恶心、呕吐、腹泻，外院胃镜示胃窦黏膜病变，十二指肠降部多发溃疡，B 超示肝内增强回声，胰头低回声占位（21mm×27mm×15mm）。给予非手术治疗后好转出院。2 周前患者再次出现恶心、呕吐、腹泻，1 天内呕吐 10 余次咖啡样液体，水样腹泻 5 次，外院查胰腺增强 CT 示胰头部结节样隆起，胰管扩张。无烟酒嗜好，无糖尿病病史。

【实验室检查】　肿瘤学指标：NSE 28.14ng/ml，CA19-9、CEA、CA125、AFP 等正常；血糖：4.61mmol/L；肝功能、肾功能等均正常；血常规：WBC $3.45×10^9$/L，HGB 130g/L，余正常；DIC 及止凝血指标：DD 0.60mg/L，余正常；IgG4：0.26g/L（参考值：< 2g/L）。

【影像学检查】　CT：胰头部结节灶，NET 可能，PDAC 待排，MRI：胰头部实性结节，考虑 NET 可能大。

【治疗】　胰十二指肠切除术。

病例 150

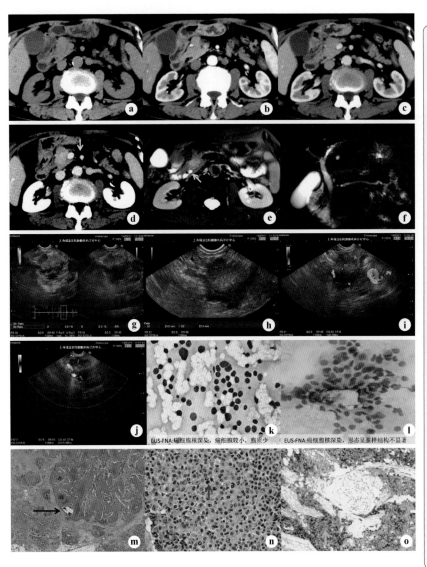

图像要点

胰头部见一实性结节，截面大小约 2.0cm×1.5cm，密度较均匀，CT 平扫、增强动脉期及门脉期密度与周围胰腺实质相近，延迟期病灶均匀强化、密度高于周围胰腺实质，病灶邻近肠系膜上静脉管壁光滑、管腔不窄（a～d）。MRI T2WI+fs 序列，胰头病灶呈稍高信号，边界清晰，邻近胆总管未见受侵（e）。MRCP 序列，胰头水平主胰管中断伴上游管腔扩张（f）。

组织病理：胰腺内肿瘤组织呈巢片状分布，富于血管（m）；肿瘤细胞形态温和，可见核分裂象（n）；肿瘤细胞表达神经内分泌标记嗜铬粒蛋白 A（o）。

诊断：胰腺神经内分泌瘤（P-NET）。

【病情简介】 女，61 岁。患者于 3 个月前，在无明显诱因情况，自感腹部胀痛，放射到背部。当时有恶心呕吐，于外院就诊，示胰头占位。无烟酒嗜好；糖尿病 20 年，血糖控制可。

【实验室检查】 肝功能：ALT195U/L，AST 209U/L，ALP 335U/L，γ-GT 359U/L，余正常；肾功能：SCr 52mol/L，UA 110mol/L，余正常；血糖：10.58mmol/L；血常规：WBC $3.50×10^9$/L，N% 57.7%，余基本正常。肿瘤学指标：CA19-9 33.40U/ml，CA242 3.3U/ml，余亦正常。

【影像学检查】 胰腺 CT 见胰腺占位性病变，胰头钩突导管腺癌，累及十二指肠（乳头、水平段、升段）、胆总管下段，侵犯腹腔血管；低位胆道梗阻；肝门区、胰周、腹膜后淋巴结显示，部分拟转移。

【治疗】 胰十二指肠根治术。

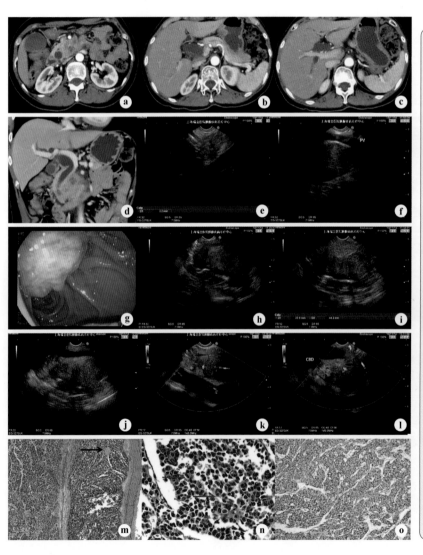

【病情简介】 男，70岁。B超体检发现胰腺实质性占位1月余。于本院就诊，查腹部MRI增强示胰颈部占位，首先考虑肿块型胰腺炎可能；胰胰腺脂肪浸润；肝脏Ⅳ段囊肿；胆囊术后，胆总管稍宽，脾脏内多发管瘤；双肾多发囊肿。吸烟史30余年，每天1包；无酗酒史；无糖尿病病史。

【实验室检查】 肿瘤学指标：CA19-9、CEA、CA125、AFP等正常；血糖：5.89mmol/L；肾功能：UA 468μmol/L，余正常；肝功能、血常规、DIC及止凝血指标等均正常；IgG4：156g/L。

【影像学检查】 CT：胰腺颈部占位，首先考虑肿块型胰腺炎可能。

【治疗】 胰体尾切除术。

病
例
152

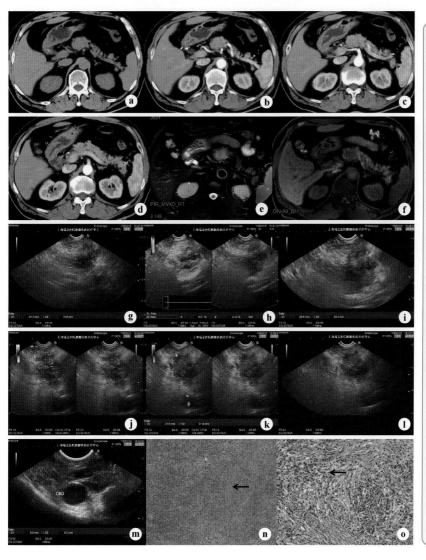

图像要点

组织病理：胰腺小叶结构隐约存在（黑箭，n）；胰腺腺泡萎缩，间质纤维组织增生伴较多淋巴细胞、浆细胞浸润（黑箭，o）。

诊断：慢性胰腺炎（CP）。

【病情简介】　男，31 岁。上腹隐痛不适 1 个月。外院 CT 见胰管扩张。少量吸烟，偶尔饮酒，无糖尿病病史。

【门诊实验室检查】　肿瘤学指标、血糖、肝肾功能、血常规等均正常。

【影像学检查】　未住院。

【治疗】　未收住院，后至外院行胰十二指肠切除术。

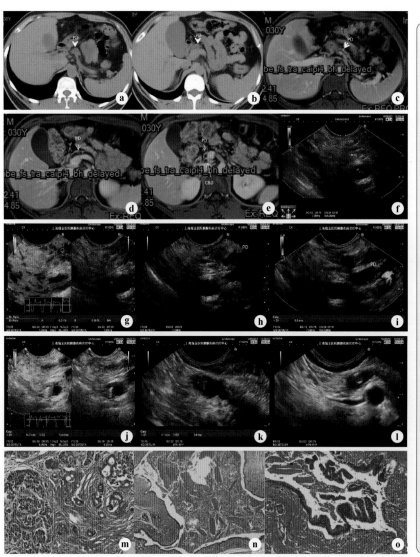

图像要点

组织病理：胰腺小叶萎缩，间质纤维化（蓝箭），胰岛消失或萎缩（m）；胰腺导管囊性扩张，腔内红染无定形物集聚（结石），腺体无明显增生（n）；个别导管内见上皮乳头状增生伴形态轻度不典型（低级别胰管上皮内瘤变，蓝箭），腔内红染无定形物（结石）集聚（黑箭，o）。

诊断：慢性胰腺炎（CP）伴低级别上皮内瘤变。

（病理：张　黎）

【病情简介】　女，50岁。上腹痛7天。外院腹部超声示胰腺体部囊性占位，肝右叶实质性团块（考虑血管瘤），上腹部CT示胰颈与胃窦间隙占位。无烟酒嗜好，无糖尿病病史。

【实验室检查】　肿瘤学指标：CA19-9、CEA、CA125、AFP等正常；血糖：5.26mmol/L；肝功能、肾功能、血常规等均正常；DIC及止凝血指标：DD 1.35mg/L，余正常。

【影像学检查】　CT：胰颈部低密度团块，与主胰管不相通，炎性病变可能性大。

【治疗】　达芬奇胰腺肿瘤局部切除术。

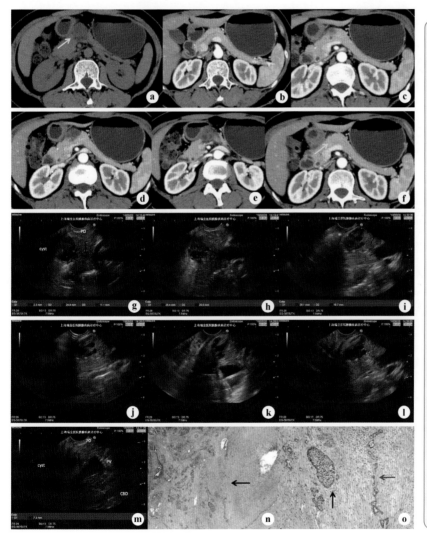

图像要点

组织病理：胰腺小叶结构隐约存在，局部较多纤维组织增生（黑箭，n）；胰腺腺泡结构消失，可见残留的胰岛（黑箭）和增生的小导管（红箭，o）。

诊断：慢性胰腺炎（CP）。

【病情简介】　　男，52 岁。主因餐后腹部疼痛 2 个月入院。无烟酒史，无糖尿病病史。

【实验室检查】　　肝功能：ALT 257.7U/L、AST 84.3U/L、TBIL 18.22μmol/L，余正常；肿瘤学指标：CA19-9 41U/L，CEA、CA125、AFP 等正常；血糖、肾功能及血常规均正常。

【影像学检查】　　CT：低位胆道梗阻，PET-CT：胰腺钩突高代谢结节，考虑胰腺癌。

【治疗】　　胰十二指肠切除术。

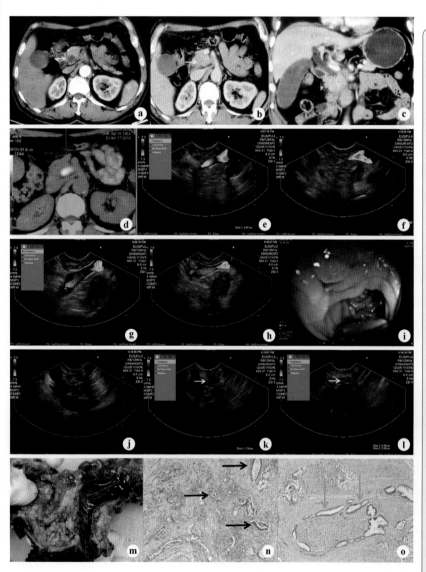

图像要点

CT：肝内外胆管扩张，较宽处约 1.6cm，胆总管胰腺段管腔明显变窄，未见明显异常强化肿物。胰腺和脾脏正常，适时强化；EUS：胰头钩突可见低回声占位性病变，回声清晰，边界清楚，截面大小约 3.2cm×3.3cm，无血流信号，病变左侧起自 SMA，向右上方移行，压迫胆总管远端近壶腹部，近端胆总管扩张（d～g，胃体后壁扫查；h～j，十二指肠扫查）；Pet-CT：胰腺钩突均匀高代谢结节，1.7cm×1.0cm×0.9cm，密度均匀，边界清晰。

术后病理及诊断：胰腺中分化导管腺癌。肿物大小 4cm×3cm×2.5cm，未见肯定的脉管内癌栓，神经侵犯（＋）；胆总管残端，十二指肠乳头，胃残端，小肠残端，周围胰腺及胆囊未见癌累及。

（徐晓云）

【病情简介】　男，41岁。主因发现胰头肿物20天入院。反复上腹隐痛不适1年。初诊胃镜提示慢性胃炎，口服胃药，效差。1个月前外院CT发现胰腺占位。无烟酒史；无糖尿病病史。

【实验室检查】　肿瘤学指标、肝功能、肾功能、血糖、血常规等均正常。

【影像学检查】　CT：胰头肿物。

【治疗】　腹腔镜胰十二指肠切除术。

病例 156

精彩视频请扫描二维码

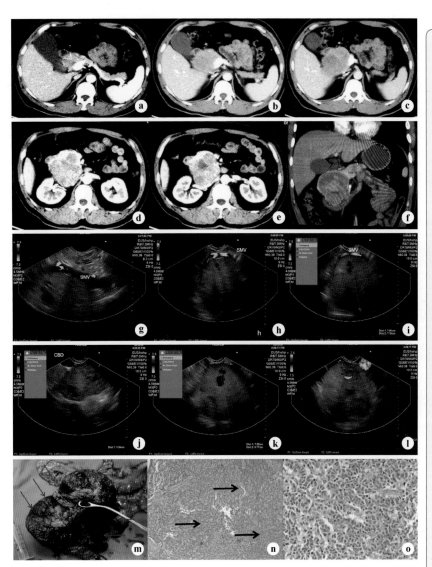

图像要点

CT：胰头区域可见巨大不规则囊性肿物，最大截面约9.3cm×9.0cm，增强扫描未见明显强化，其内分隔可见渐进性强化，边缘光整，推压胆总管，下腔静脉，右侧肾动脉，病变与十二指肠分界欠清；胰管未见扩张；EUS：胰头钩突区低回声占位，内部可见散在无回声区，边界清楚。肠系膜上静脉骑跨在病变前方，在向右上方移行过程中挤压胆总管远端，病变向下移行过程中，与十二指肠水平部关系密切。截面大小约7cm×9cm，无血流信号。

术后病理及诊断：胰腺神经内分泌瘤（P-NET，G2期），肿瘤大小约9cm×8cm×5cm，伴广泛退变坏死。

（徐晓云）

【病情简介】　男，56 岁。反复上腹部不适半年。半年前 CT：胰头密度不均伴结节样延迟强化、周围渗出，行 ERP+ 乳头括约肌切开术 + 胰管支架置入术 +EUS。5 个月前上腹部 MRI 增强考虑术后改变。1 个月前胰腺增强 CT 考虑胰腺炎、肝内外胆管扩张；MRCP：胰腺头体交界处主胰管狭窄，胰体尾主胰管扩张；行 ERCP+ 胆管细胞刷检 + 胰管支架置入术 +EUS+ 胰腺 FNA，胆管刷检涂片未见肿瘤细胞，胰腺穿刺涂片找到异型细胞，给予吉西他滨等化疗。否认吸烟史，饮酒史 30 年，否认糖尿病病史。

【入院后实验室检查】　肿瘤学指标：CEA 5.81ng/ml，CA19-9 766.30U/ml，CA242 86.4 U/ml，CA50 100.95 U/ml，余正常；肝功能：γ-GT 100.00U/L，ALB 32.60g/L，胆碱酯酶 2542U/L，余正常；血常规：WBC 10.64×10^9，N% 74.82%，Ly% 16.01%，HGB 95.7g/L；空腹血糖：5.7mmol/L；肾功能、DIC 止凝血指标正常。基因检测：*TGFBR2* 基因和 *KRAS* 基因错义突变。

【入院后影像学检查】　上腹部 CT 增强：胰腺头、颈部占位，考虑胰腺癌伴肝外胆管梗阻；增强 MRI：胰腺头、颈部占位，考虑胰腺癌伴肝外胆管梗阻，PET-CT：胰头恶性肿瘤可能。

【入院后治疗】　拟行胰十二指肠切除术。术中肠系膜表面见一大小约 1cm×1cm 质硬肿块，给予活检，冷冰冻病理提示腺癌，结合术前影像学检查，无法根治性切除，遂行胆管空肠吻合术 (Roux-en-Y 吻合)。

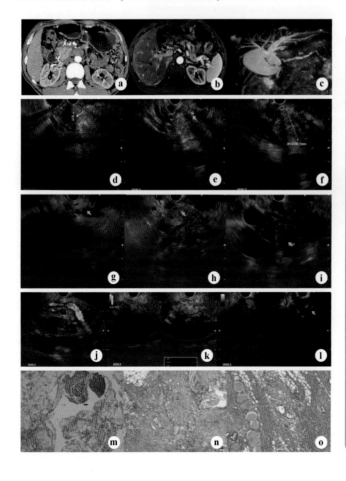

图像要点

增强 CT 及 MRI（a，b）；1 个月前 MRCP（c）；5 个月前 EUS：胰腺回声欠均匀，呈高低不均回声样改变，未见明显占位性病变，胰管扩张最大径 6.7mm（d）；1 个月前 EUS：胰腺回声欠均匀，头体交界处可见等偏低回声病灶，胰管扩张（e，f）；入院后 EUS 胰腺呈高低回声样改变（g～k），声诺维超声造影，见胰头部回声尚均匀，血流信号均匀（l），胰腺穿刺涂片未见肿瘤细胞（m）；术中冷冻病理：浸润性腺癌，肿瘤累犯神经及脂肪结缔组织，未见明确脉管内癌栓（n，o）。

最后诊断：胰头胰颈部癌。

（上海曙光医院团队）

【病情简介】　男，43岁。上腹痛4个月，外院胃镜检查示"食管炎、慢性胃炎、胃底隆起性病变"，腹部增强CT示"腹腔多发占位"。无烟酒嗜好，无糖尿病病史。

【实验室检查】　肿瘤学指标：CA19-9、CEA、CA50、AFP等正常；肝功能、肾功能、血常规、DIC及止凝血指标等均正常；血糖正常。

【影像学检查】　PET-CT：腹腔多发占位。

【治疗】　EUS-FNA，后外院寻求治疗。

病例
158

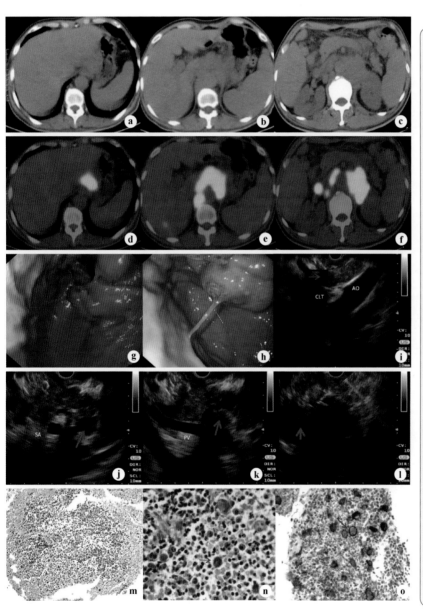

图像要点

PET-CT：示肝胃间，胰腺周围，腹主动脉及下腔静脉周围，膈脚后多发结节FPG代谢异常增高，考虑多发恶性病变，胰腺来源可能。

EUS：示内镜下见贲门胃壁小弯周围隆起灶，周围胃壁明显僵硬，皱襞缺失，病灶固定，超声内镜下可见胃壁隆起没有层次，连接胰腺体尾部，肝门、脾门、腹主动脉、腹腔干区域大块低回声，中央有更低回声，肿块浸润生长，边界过大，19G穿刺针穿刺病灶组织，硬度不高。

胰腺FNA：见急慢性炎细胞及少许散在的异型上皮样细胞（m、n），免疫组化CD30染色结果阳性（o）。

诊断：淋巴造血系统肿瘤。

（朱苏敏）

【病情简介】 女，55岁。黑粪伴间断上腹痛3周余。查粪隐血（＋），给予口服雷贝拉唑，黑粪及腹痛症状好转，查粪隐血转阴。1周前CT发现十二指肠降段胰头间占位。无烟酒史。糖尿病病史1年。

【实验室检查】 血常规：RBC 3.2×10¹²/L，N% 69.1%，HGB 97g/L；肿瘤学指标：CA19-9、CEA、CA125、AFP等正常；肝功能：TBIL 6.3μmol/L，余正常；肾功能、DIC及止凝血指标等均正常；血糖：8.03mmol/L。

【影像学检查】 CT：十二指肠降段胰头间占位。

【治疗】 胰十二指肠切除术。

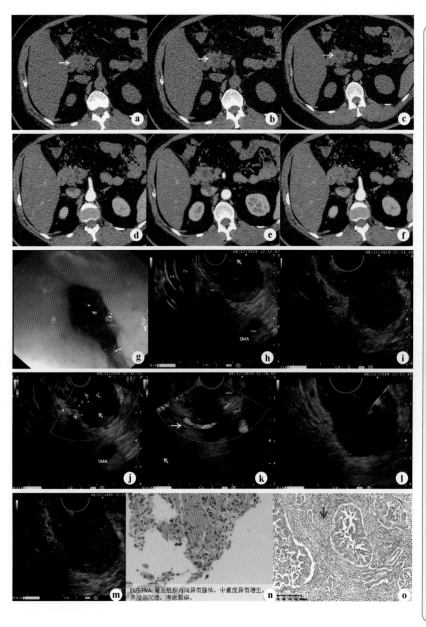

图像要点

CT及MRI：平扫见十二指肠降段左侧壁可见一结节状软组织密度灶，直径约3.3cm（a～c）；增强扫描可见强化，其内可见斑片状无强化区（d～f）。

EUS：十二指肠降段可见溃疡，超声内镜可见低回声病变，内部可见无回声区，似乎起源于固有肌层，但与肠壁的其他层次界线欠清（g～i）；可见肿物包绕血管（j～l）。EUS-FNA：凝血组织内间异型腺体，中重度异型增生，并浸润间质，考虑腺癌（i）。

组织病理示：（胰头部）中-低分化胰腺导管腺癌，肿瘤大小2cm×1cm×1cm，肿瘤侵犯十二指肠全层，未累及十二指肠乳头，未侵犯胆总管壁（o）。

诊断：胰腺导管腺癌。

（戎 龙 蔡云龙）

【病情简介】　女，30岁。间断心悸、头晕、言语不清1年。发作时测血糖＜2.8mmol/L，进食后上述症状改善，测胰岛素15.1pmol/L，C肽2.79ng/ml，皮质醇24.65μg/dl。无烟酒史。

【实验室检查】　肿瘤学指标：CA199、CEA、CA125、AFP等正常；血常规、肝功能、肾功能、DIC及止凝血指标等均正常；血糖：3.41mmol/L。

【影像学检查】　CT及MRI：胰腺钩突占位可能。

【治疗】　胰十二指肠切除术。

病例 160

精彩视频请扫描二维码

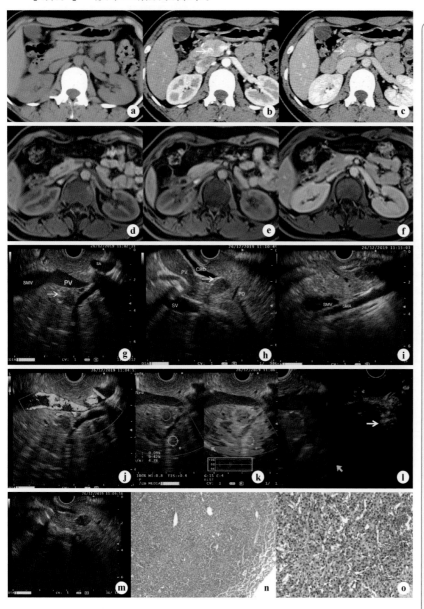

图像要点

CT显示：动脉期钩突可见高强化结节，边界欠清，约1.2cm×1.0cm，门脉期及延时呈等密度，主胰管未见扩张（a～c）；胰头钩突可见小片稍高信号，界线欠清楚，动态增强扫描呈等-略低强化（dcmf）。

EUS：胰头部可见1.4cm×1.1cm低回声肿物，边界清楚，类圆形，回声较均匀（g～i）；多普勒显示内部无明显血流信号，弹性成像以绿色为主，SIR=4.76，质地不硬；造影显示为富血供病变（j～l）。

术后病理示：(胰头部)胰腺内肿瘤，1.2cm×1.0cm×0.8cm，呈实性，梁状排列，其间可见毛细血管，形似胰岛细胞，呈小圆形细胞，形态较一致；细胞核呈圆形或椭圆形，染色质细颗粒状，可见小核仁，核分裂象10个/HPF。

诊断：胰腺神经内分泌肿瘤（G1-胰岛细胞瘤）。

（戎　龙　蔡云龙）

【病情简介】 女，32岁。主因发现胰腺占位3月余入院。不伴腹痛腹胀，无发热，既往体健，无糖尿病病史。无吸烟史，无饮酒史。

【实验室检查】 血常规：WBC $4.70×10^9$/L，HGB 126g/L；肝功能：TBIL 11.70μmol/L，DBIL 5.10μmol/L，ALB 45.3g/L，ALT 7.6U/L，AST 12.8U/L，ALP 26.0U/L，余正常；血清淀粉酶：58.0U/L；肿瘤学指标：CA 199 17.00U/ml，CEA 1.01ng/L，血糖正常。

【影像学检查】 提示胰体部占位。

【治疗】 EUS-FNA+胰腺体尾部切除术。

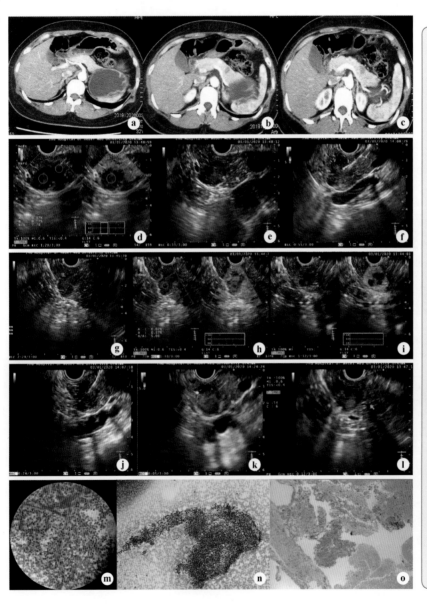

图像要点

腹部增强CT：提示胰体部一低密度占位，考虑实性假乳头瘤（a～c）；EUS：胰腺体部一低回声团块，弹性成像提示质地较硬。

术后病理：胰腺穿刺刷片病理回报：多量导管上皮样细胞伴少许异性细胞（m）。胰腺肿物穿刺活检病理回报：凝血块中可见散在肿瘤细胞，结合免疫表型，符合胰腺实性-假乳头瘤。（n）腹腔镜胰体尾切除术后病理诊断：胰腺实性假乳头瘤（o）。

（张立超 侯森林）

【病情简介】 女，49岁。主因无痛性进行性黄染10天入院。既往剖宫产手术病史10年，无糖尿病病史。无吸烟史，无饮酒史。

【实验室检查】 血常规：WBC 3.0×10⁹/L，NE% 52.9%，HGB 130g/L，PLT 183×10⁹/L，余正常；肝功能：TBIL 204.7μmol/L，DBIL 179.80μmol/L，IBIL 24.90μmol/L，ALB 38.1g/L，ALT 279.9U/L，AST 118.9U/L，ALP 318.0U/L，余正常；血糖：5.1mmol/L；肿瘤学指标正常。

【影像学检查】 提示胆总管远端占位致胆道梗阻及胰管轻度扩张，胆总管恶性占位可能性大。

【治疗】 胰十二指肠切除术。

病
例
162

精彩视频请
扫描二维码

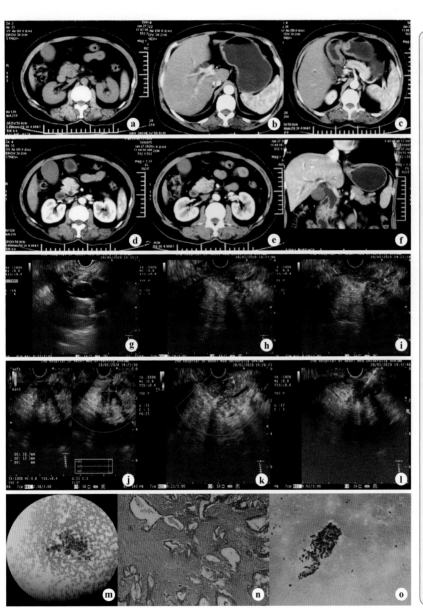

图像要点

CT：考虑胆总管远端占位致胆道梗阻及胰管轻度扩张，胆总管恶性占位可能性大（a～f）；EUS：胰头部可见低回声实性团块，边界不规则，其内回声欠均匀，弹性成像提示蓝绿色，肿物远端胰管扩张（g～l）。

EUS-FNA病理：涂片找见肿瘤细胞，组织穿刺活检提示异性腺体（m）。

LPD术后病理诊断：胰头中-低分化腺癌（n、o）。

（张立超 侯森林）

病例
163

精彩视频请
扫描二维码

【病情简介】 女，45岁。主因体检发现胰腺占位4天入院。既往体健，否认胰腺炎病史，家族中无遗传病及同类疾病患者。无恶心呕吐、腹痛腹胀等，大小便无异常。无糖尿病病史，无吸烟史，无饮酒史。

【实验室检查】 血常规：WBC 4.6×10^9/L，N% 51.10%，HGB 106g/L，PLT 366×10^9/L。肝功能：TBIL 7.00μmol/L，DBIL 2.80μmol/L，IBIL 4.2μmol/L，ALB 41.8g/L，ALT 13.2U/L，AST 14.3U/L，余正常；肿瘤学标记物：CA19-9、CEA正常，CA125 47U/L（0～35）；血糖：5.06mmol/L。

【影像学检查】 提示胰体占位。

【治疗】 胰体尾切除术。

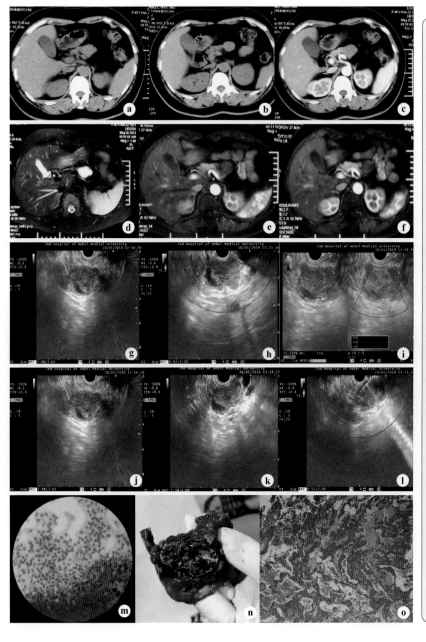

图像要点

CT 和 MRI：提示胰体部占位；EUS：见胰腺体部实质内可见低回声团块，回声不均匀，边界较清，包膜完整，其内可见血流信号，弹性成像提示肿物蓝绿色，胰管无扩张。

EUS-FNA及组织病理诊断：实性假乳头状瘤（SPN）。

（张立超 侯森林）

【病情简介】　女，41岁。间断恶心、呕吐1月余，皮肤巩膜黄染4天。期间按"胃病"于当地医院治疗，无明显缓解，出现皮肤黄染后于当地医院查MRI发现胰头占位。无糖尿病病史，无吸烟史，无饮酒史。

【实验室检查】　肿瘤学指标CA125 54.7U/ml，CA19-9＞1000U/ml，CEA 27.3ng/ml，AFP正常；肝功能：TBIL 183μmol/L，DBIL 163μmol/L，ALT 651U/L，AST 252U/L，ALP 535U/L，γ-GT 1801U/L，余正常；血常规、血糖、肾功能及凝血指标均正常。

【影像学检查】　增强CT：胰头占位，符合胰腺癌，伴胆道梗阻，病变与十二指肠降部分界不清，局部门静脉变窄；肝左叶外侧段局灶性稍低密度影，性质待定，不除外转移；胆囊小结石，左肾结石。

【治疗】　EUS+ERCP。

病例 **164**

精彩视频请
扫描二维码

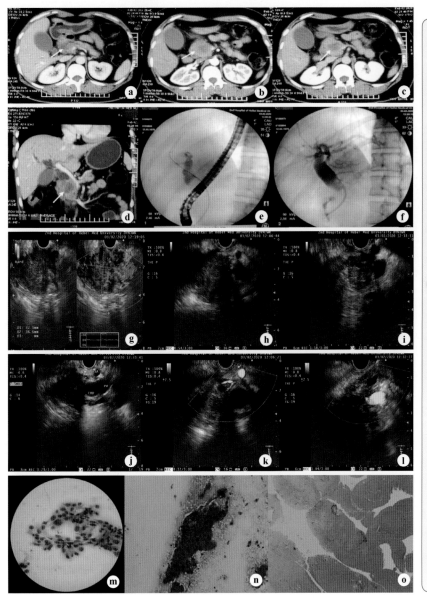

图像要点

CT：显示胰头部可见一低强化类圆形肿块，边界不清，病变致胆总管扩张（a～d）；ERCP：显示胆总管下段受压变窄，以上胆总管扩张（e、f）；EUS：显示肿物位于胰头，大小约32mm×36mm，致胆总管及胰管扩张，肠系膜上静脉受压变细（h～l）。

EUS-FNA细胞学见不均匀异型细胞（i）；组织活检示少许散在异形腺体。符合腺癌（n、o）。

诊断：胰腺腺癌。

（张立超　侯森林）

【病情简介】 男，69岁。间断上腹痛1月余，加重伴黄疸6天。患者黄染进行性加重，外院CT提示胰腺肿物。糖尿病病史4年，无吸烟史，无饮酒史。

【实验室检查】 肿瘤学指标CA125 93U/ml，CA19-9 > 1000U/ml，CEA 62.48ng/ml，AFP正常；肝功能：TBIL 222μmol/L，DBIL 189μmol/L，ALT 223U/L，AST 142U/L，ALP 316U/L，γ-GT 546U/L，余正常；血糖：7.91mmol/L；血常规及肾功能及凝血指标正常。

【影像学检查】 MRCP：胰腺肿物，胰管扩张，肝内外胆管扩张，考虑恶性。

【治疗】 EUS+ERCP。

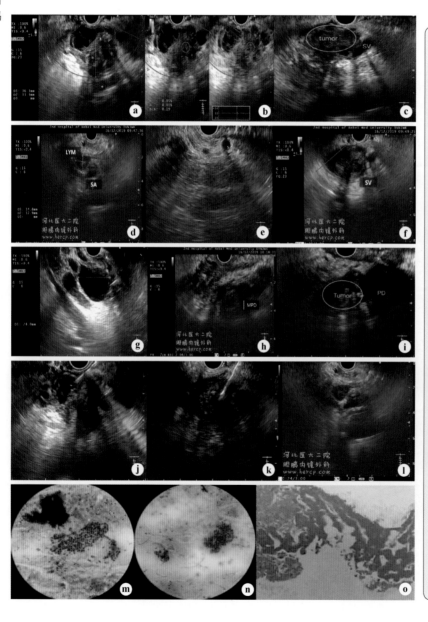

图像要点

EUS：胰腺颈部见一囊实性占位，截面约36mm×33mm，边界不规则（a）。弹性成像肿物呈主蓝色，提示较硬（b）。肿物压迫脾静脉，胆总管及胰管均扩张（c～l）。

EUS-FNA细胞学见大量不规则异性细胞（m）；刷片及组织活检提示胰颈部腺癌（n，o）。

诊断：胰腺腺癌。

（张立超 侯森林）

【病情简介】 女，37岁。反复腹痛6年余。2012年7月外院CT提示胰头肿物，直径约2cm，考虑肿块型胰腺炎，对症治疗后好转出院。既往史无特殊，查体腹部轻度压痛，无反跳痛。无吸烟饮酒史，无糖尿病病史。

【实验室检查】 血糖、肝功能、肾功能、肿瘤学指标、血常规均无明显异常。

【影像学检查】 外院CT：胰头肿物明显增大，直径约5cm，考虑恶性实性假乳头状瘤；外院PET-CT：病灶边缘光滑，为高代谢，考虑恶性实性假乳头状瘤。

【治疗】 胰十二指肠切除术。

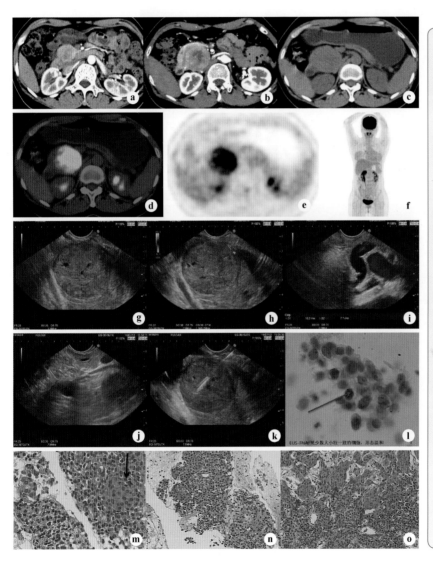

病例166

图像要点

EUS：肿物边缘光滑，包膜完整，多普勒血流图显示内部少量血流信号。

EUS-FNA穿刺病理：低分化肿瘤，细胞大小较一致，形态较温和，部分区域可见鳞状上皮分化（红箭），考虑胰母细胞瘤（m）；肿瘤细胞呈巢状排列，局部可见典型的鳞状小体（黑箭，n），考虑胰母细胞瘤可能。术后标本病理见多发的鳞状小体（o）。

诊断：胰母细胞瘤。

（李 跃）

病例 167

【病情简介】 男，60岁。发现胰腺占位2年。否认烟酒史、否认糖尿病病史。

【实验室检查】 肿瘤学指标：CA19-9、CA 125、CEA、AFP均正常；血糖：12.9mmol/L；肝功能、肾功能、血常规、DIC及止凝血指标等均正常。

【影像学检查】 CT：肝左叶多发血管瘤、肝囊肿，胰体强化小结节（NET？），脾脏富血供结节，需警惕NET转移可能。

【治疗】 胰腺肿物切除送冷冻病理，明确性质后行胰体尾及脾脏切除。

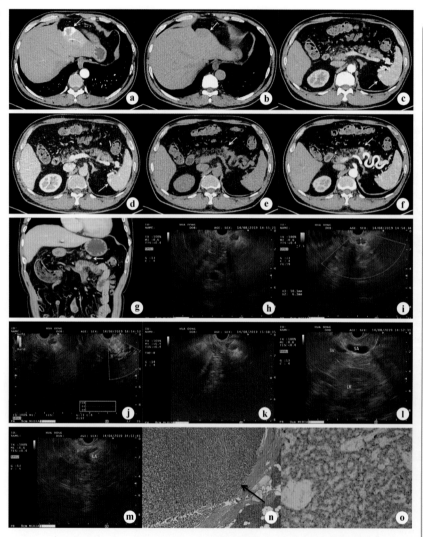

图像要点

CT：肝左外叶见一约35mm×25mm低密度灶，多期增强扫描持续强化。其后方分别见一直径约6mm动脉期明显强化结节和一无强化囊性灶（a、b）。脾脏见多枚强化结节，最大者直径约8mm（c、d）。胰腺不同程度脂肪浸润，增强动脉期扫描于体部见一长径约10mm明显强化结节（e～g）。

EUS：胰腺体部低回声结节，病灶长径约10mm（h、i）弹性成像呈黄绿色改变（j），多普勒排除穿刺径线上大血管后于胃体后壁以22G穿刺针行穿刺（k）。超声显示左肾上腺（m），脾动静脉及左肾（l）。

手术病理示：40×（n）瘤体内排列紧密小圆细胞。瘤体与正常组织分隔清晰，右下为正常胰腺。200×（o）免疫组化提示CgA（+）。

诊断：胰腺神经内分泌肿瘤（P-NET，G1）。

（肖子理）

【病情简介】　男，67岁。进食后中上腹痛5月余。CT检查提示胰头占位。吸烟40余年，平均10支/日，已戒烟1年、否认饮酒史、否认糖尿病病史。

【实验室检查】　肿瘤学指标：CA19-9 221.1U/ml，CA 125 36.7U/ml，CEA 10.9ng/ml，CA 242 131.29U/ml，CA50 45.65U/ml；肝功能：γ-GT 137U/L，余正常；血糖：7.2mmol/L；肾功能、血常规、DIC及止凝血指标均正常。

【影像学检查】　CT：胰头恶性肿瘤可能，肝尾状叶低密度灶，考虑转移可能。

【治疗】　明确病理后行化疗。

病例 168

精彩视频请扫描二维码

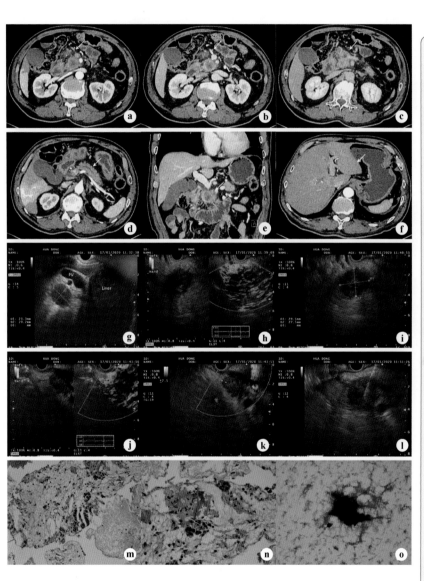

图像要点

CT：胰头增大，见一直径约23mm相对低密度影，边界欠清，周围脂肪间隙模糊伴多发絮状影（a～c）。胰管稍扩张（d），肝尾状叶见一直径约17mm相对低密度影（e、f）。EUS：肝门部可见肿大淋巴结，长径约23.3mm（g），胰腺头部不规则低回声占位，中央无回声区，占位弹性成像呈青色改变（h、j），病灶长径约29.5mm（i），多普勒排除穿刺径线上大血管后于十二指肠降部以22G穿刺针行穿刺（k、l）。

穿刺组织学病理示：200×（m），400×（n）：浅表腺上皮重度异型增生，癌变；穿刺细胞学病理示400×（o）：个别异型上皮细胞巢，细胞量较少，请结合组织学检查。

诊断：胰腺腺癌。

（肖子理）

【病情简介】 男，73 岁。反复上腹部胀痛 2 周，尿色加深 1 周，外院肝功示：胆红素及转氨酶升高，CA19-9 > 1000 U/ml，胰腺 MRI：胆总管下段或胰头病变。无吸烟史，无酗酒史，无糖尿病病史。

【实验室检查】 肿瘤学指标：CA19-9 > 1000U/L，CEA、CA125、AFP 等正常、肝功能：TBIL 267 μmol/L，DBIL 207 μmol/L，ALT 379U/L，TBA 224 μmol/L，ALP 1603U/L，γ-GT 1647U/L、肾功能、血常规、DIC 及止凝血指标等均正常，IgG4：13.9g/L（参考值：< 2g/L）。血糖正常。

【影像学检查】 CT：胆总管下段狭窄，上游胆管系统扩张，考虑胆总管下段恶性肿瘤可能、MRI：胆总管下段癌可能伴上游胆管系统扩张，建议 ERCP。

【治疗】 EUS-FNA + ERCP，后行激素治疗，复查 CA19-9 降至正常，肝功基本正常。

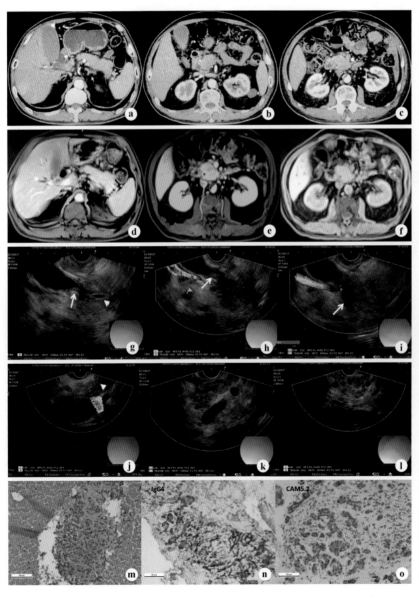

图像要点

CT：胰腺未见异常密度影及强化灶，胰管无扩张。胆总管下段狭窄，上游胆管扩张（a～c）；MRI：胆总管下段截断，管壁呈环形及结节样增厚，伴持续强化。胰腺未见异常（d～f）；EUS：胆总管下段壁均匀增厚伴管腔狭窄（g、h），胰头似见一低回声区，边界清（i），余胰腺形态饱满，内见高回声网格样改变，胰管无扩张，粗细不均（g、j）。

EUS-FNA：胰腺腺泡间质轻度纤维化伴淋巴、浆细胞浸润（m，400×）。免疫组化（400×）：胰腺腺泡之间的浆细胞高表达 IgG4（n）；腺泡细胞呈 CAM5.2 细胞质阳性（o），间质及炎细胞则为阴性。

诊断：自身免疫性胰腺炎（AIP）。（上海长海医院团队）

【病情简介】 女，33岁。后背部疼痛1周。外院上腹CT平扫提示胰尾增大伴低密度灶，建议进一步增强检查。无吸烟酗酒史，无糖尿病病史。

【实验室检查】 肿瘤学指标：CA19-9、CEA、CA724正常；肝肾功能、血糖、血常规、DIC及止凝血指标均正常。

【影像学检查】 胰腺CT：胰尾部占位，实性假乳头状瘤可能。MRI：胰尾部占位，性假乳头状瘤可能。

【治疗】 EUS-FNA+外科切除。

病例 170

精彩视频请扫描二维码

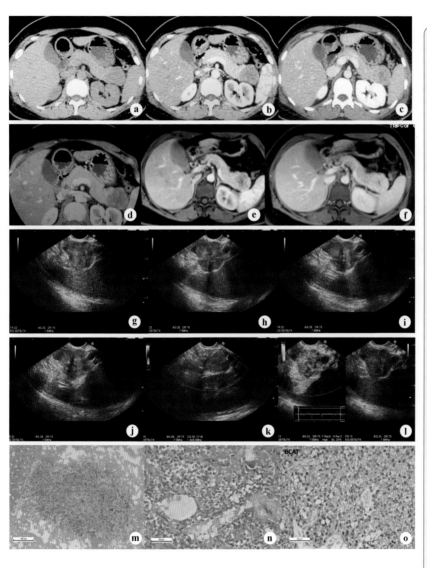

图像要点

CTA：胰尾见一低密度影，边界清，延迟明显强化，主胰管未见扩张（a～d）；MRI：胰尾见类圆形T1WI低信号、T2WI高信号灶，延迟明显强化，主胰管未见扩张（e、f）；EUS：胰尾见一低回声团块，边界清，内部见点状强回声，病灶边缘见少量血流信号，弹性成像示病灶以蓝色为主，质地较硬。

EUS-FNA细胞涂片（400×）：肿瘤细胞片状排列，核异型不明显，间质见纤细血管（m）。

组织病理：肿瘤细胞片状排列，核圆形，异型不明显，细胞质红染，细胞间见淀粉样物质沉积，可见微囊及腺样结构（n，400×）。免疫组化：肿瘤细胞呈BCAT核强阳性表达（o，400×）。

诊断：实性假乳头状瘤（SPN）。

（上海长海医院团队）

【病情简介】 女，64 岁。肝癌外科切除术后 4 年余，发现肝门淋巴结肿大 3 天。外院 CT 发现肝门有一枚肿大淋巴结，考虑转移性淋巴结可能。无吸烟酗酒史，无糖尿病病史。

【实验室检查】 肿瘤学指标：AFP、CA19-9、CEA、CA125 正常；肝肾功能、血糖、血常规、DIC 及止凝血指标：正常。

【影像学检查】 无。

【治疗】 EUS-FNA。

【外院治疗】 行腹腔镜下淋巴结切除。

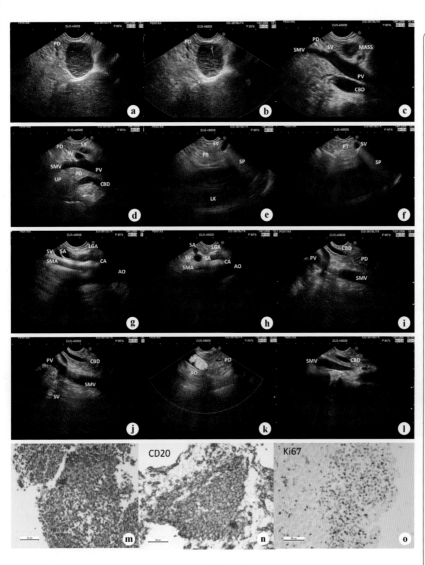

图像要点

EUS：肝门近胰颈处可见一类圆形低回声团块，大小 3.0cm×2.8cm，内部回声尚均匀，边界清楚，边缘规整，与胰腺界线清晰，未累及脾动静脉，多普勒显示病灶内有少量血流信号。胰腺形态规则，内部回声均匀，胰管未见扩张。EUS-FNA 病理：肿瘤细胞呈圆形，核深染、异型，细胞质少，细胞间黏附性差（m，400×）。FNA 免疫组化：肿瘤细胞呈 CD20（B 淋巴细胞标记物）均匀一致膜阳性（n，400×），肿瘤细胞增殖活性较高，约 40%，考虑 B 细胞淋巴瘤可能性大。后于外院行腹腔镜下淋巴结切除术，术后病理诊断：局灶性弥漫性大 B 细胞淋巴瘤。目前在化疗中。
（上海长海医院团队）

【病情简介】　女，52岁。中上腹胀伴乏力5个月，外院腹部增强CT：胰腺钩突部饱满，内可见稍低密度结节，建议进一步行MRI检查。腹部MRI增强：胰头钩突异常结节，考虑占位性病变。无吸烟酗酒史，无糖尿病病史。

【实验室检查】　肿瘤学指标：CA19-9 44.5U/L，CEA 11.5 ng/ml，CA125正常，血清淀粉酶198U/L，肝肾功能、血糖、血常规、DIC及止凝血指标均正常，IgG4：0.5g/L。

【影像学检查】　CT：胰头占位，NET可能大。

【治疗】　EUS-FNA，后行外科手术切除。

病
例
172

精彩视频请
扫描二维码

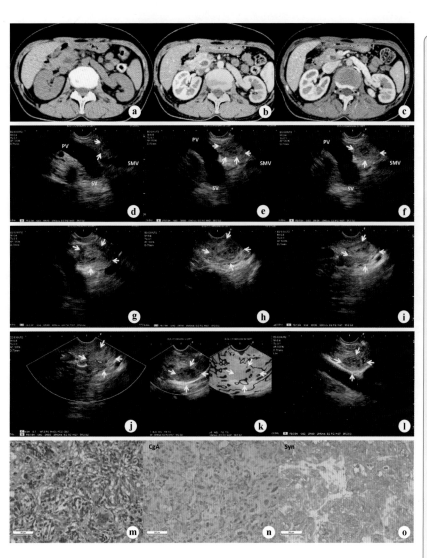

图像要点

CT：胰头见一类圆形低密度结节，动脉期边缘环形强化，内见无强化坏死区，主胰管、胆总管未见扩张；EUS：胰腺钩突见一类圆形混合回声团块（d～l），边界清，病灶边缘呈略高回声，内部略低回声，并见筛孔样无回声区（h、i），多普勒示病灶内有条状血流信号，弹性成像示病灶以黄绿色为主，质地较软。EUS-FNA：见成片坏死物及少量异型细胞。

术后病理（400×）：肿瘤细胞呈巢团状排列，核分裂象罕见，瘤巢间见丰富的血窦腔隙结构（m）。免疫组化（400×）：肿瘤细胞呈CgA细胞质、胞膜阳性，Syn细胞质阳性（n、o）。诊断为胰腺神经内分泌肿瘤（NET，G1）。

（上海长海医院团队）

【病情简介】　女，61 岁。发现肝多发占位半个月。外院全腹 CT 及 PET-CT 提示胰头颈部异常软组织灶，肝内多发占位。无吸烟酗酒史，无糖尿病病史。

【实验室检查】　肿瘤学指标：CA19-9 > 1000U/L，CEA 68.1ng/ml，CA724 300U/ml，肝肾功能、血糖、血常规、DIC 及止凝血指标均正常。

【影像学检查】　胰腺 CT 及 MRI：胰颈部占位，考虑 NET，肝脏多发转移瘤。

【治疗】　EUS-FNA（胰腺及肝脏）。

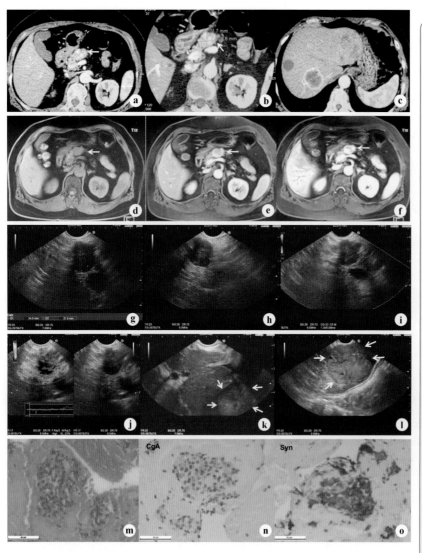

图像要点

CTA 及 MRI：胰颈部见一结节，增强各期均明显强化，上游胰管扩张，胰体尾萎缩。肝内多发结节，呈环形强化；

EUS：胰颈部见一低回声团块，边界清，边缘不整，内部回声均匀，病灶内见少量血流信号（i），弹性成像示病灶以蓝色为主，质地较硬（j）。肝内见两处混合回声团块，边缘呈低回声（k、l）。

EUS-FNA（肝，630×）：肿瘤细胞质丰富，核圆形，染色质细腻，形态较温和（m）。FNA 免疫组化（肝，630×）：部分肿瘤细胞呈 CgA 细胞质弱阳性（n），大部分肿瘤细胞呈 Syn 细胞质强阳性（o）。

诊断：神经内分泌肿瘤（NET，G2）。（上海长海医院团队）

【病情简介】　女，62岁。上腹部胀痛不适半年余。外院腹部B超：胰头低回声占位伴肝内多发结节，转移不排除。腹部MRI增强：胰头占位伴肝内多发转移瘤。无吸烟酗酒史，无糖尿病病史。

【实验室检查】　肿瘤学指标：CA19-9 34.86U/L，CEA 1.9 ng/ml，CA125正常；肝功能：TBIL 37.5 μmol/L，DBIL 9.5μmol/L，余正常；肾功能、血常规、DIC及止凝血指标均正常。

【影像学检查】　MRI：胰腺占位，伴肝内多发转移瘤。

【治疗】　EUS+FNA，CT引导下肝穿刺。

病例 174

精彩视频请扫描二维码

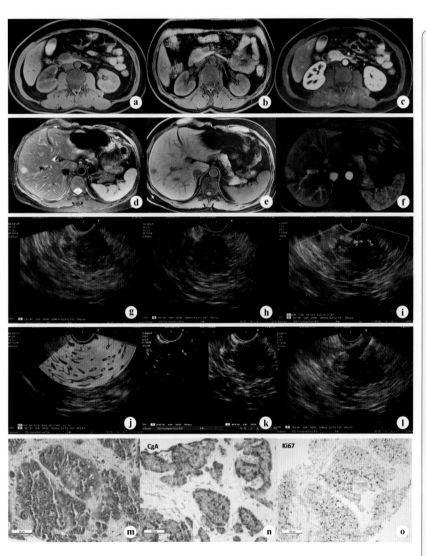

图像要点

MRI：胰头见一异常信号影，边界清，增强后渐进性中度强化，主胰管及胆总管不扩张。肝内多发T1WI低、T2WI略高信号灶，增强后结节状强化；EUS：胰头见一低回声团块，边界清，边缘规整，胰管无扩张。病灶内有丰富血流，弹性成像示病灶以黄绿色为主，质地较软（j），声学造影示病灶与周围正常组织同步增强，达峰明显（k）。

EUS-FNA：未找到肿瘤细胞。CT引导下肝穿病理（m，400×）：肿瘤细胞呈巢团状、条索样排列，细胞质丰富，核圆形，异型性不明显。免疫组化：肿瘤细胞呈CgA细胞质强阳性（n，400×），增殖活性为30%～40%（o，200×）。

诊断：转移性神经内分泌瘤（NET，G3）。

（上海长海医院团队）

【病情简介】 男，53岁。中上腹不适半年余。外院MR发现肝内多发转移瘤。PET-CT：胰体部占位，考虑胰腺癌可能大并侵及腹腔干、腹膜后大血管，肝多发转移瘤。无酗酒史，吸烟200支/年，有糖尿病病史。

【实验室检查】 肿瘤学指标：CA19-9 > 1000U/L，CEA 68.1ng/ml，CA724 300U/ml；肝肾功能、血常规、DIC及止凝血指标均正常，血糖：8.9mmol/L。

【影像学检查】 胰腺CTA：胰腺癌，与腹腔干动脉、肝总动脉、脾动脉、脾静脉 > 180°，肝多发转移。MRI：胰腺癌伴肝内多发转移。

【治疗】 EUS-FNA。

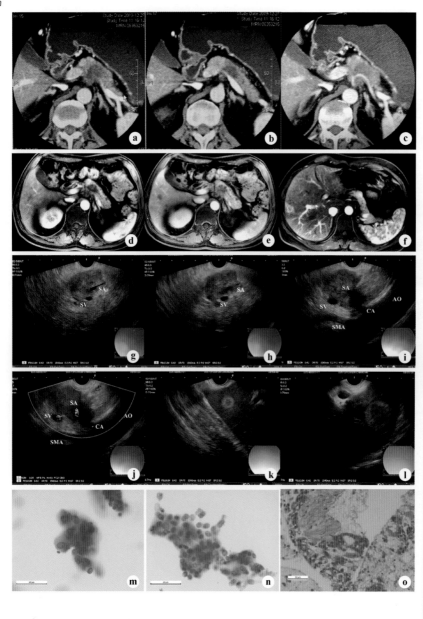

图像要点

CTA：胰体部见一低密度灶，增强期呈低密度，与腹腔干、肝总动脉、脾动脉 > 180°，胰管截断伴扩张，肝多发转移（a～c）；MRI：胰体部见T1WI低信号，T1W2稍高信号，DWI受限，增强后轻度强化，胰管截断伴扩张，与腹腔干、肝总动脉、脾动脉 > 180°，肝多发转移（d～f）；EUS：胰体部见一低回声团块，边界清，边缘不整，回声欠均匀，病灶包绕并侵及腹腔干及脾动、静脉，肝内多发低回声团块，呈"牛眼征"。

EUS-FNA液基细胞学（630×）：肿瘤细胞大小不一、排列拥挤，细胞层叠，核浆比增大，核异型明显，核仁明显（m、n）。组织学（400×）：纤维间质中见不规则腺样结构浸润，肿瘤细胞立方形，核深染异型，可见嗜酸性大核仁（o）。

诊断：胰腺癌。
（上海长海医院团队）

【病情简介】　男，62 岁。反复上腹胀痛半个月，皮肤巩膜黄染、食欲缺乏 1 周。外院腹部增强 CT：胰头癌，脾静脉末端被侵蚀包埋，腹腔动脉受侵蚀可能，胰管及胆总管、肝内胆管扩张。无酗酒史，吸烟 100 支 / 年，有糖尿病病史。

【实验室检查】　肿瘤学指标：CA19-9 > 1000U/L，CEA 10.97 ng/ml；肝功能：TBIL 246.2μmol/L，DBIL 196.9μmol/L，ALT 214U/L，ALP 366U/L，TBA 115μmol/L，γ-GT 227U/L；肾功能、DIC 及止凝血指标均正常，血糖：9.6mmol/L，血常规：HGB 109g/L，余正常。

【影像学检查】　未再行 CT、MRI。

【治疗】　EUS-FNA。

病例
176

精彩视频请
扫描二维码

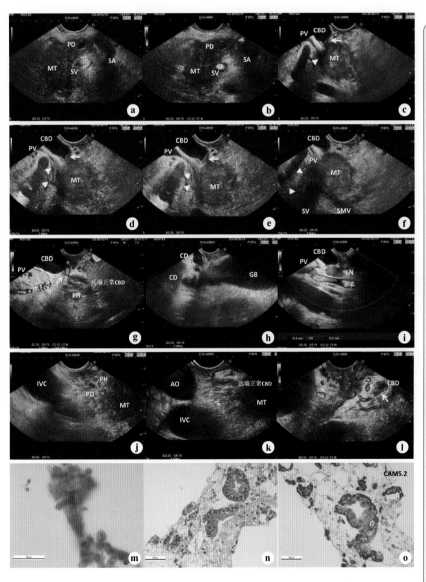

图像要点

EUS：胰头见一低回声团块，边界清，边缘呈蟹足样，病变包绕并侵及门静脉汇合部及脾静脉，使门静脉（c~f）及脾静脉（a、b、f）管壁增厚、管腔变窄，侵及胆总管下段（c、d、e、g、l），胆管周围见一枚转移淋巴结，边界清，回声低。近端胆管及主胰管扩张。

EUS-FNA 液基细胞学（m，630×）：肿瘤细胞排列拥挤，细胞层叠，核浆比增大，核仁明显，并见双核细胞。FNA 组织学（n，400×）：可见排列不规则的异型腺管结构，核深染，核仁明显，部分细胞质透明。免疫组化（o，400×）：可见排列不规则的腺管结构，肿瘤细胞呈 CAM5.2 细胞质阳性。

诊断：胰腺导管腺癌。

（上海长海医院团队）

【病情简介】　男，54岁。体检发现肿瘤指标升高10余天。10余天前体检提示CA19-9、CA50偏高，查腹部CT检查提示胰腺体部占位。有吸烟史30年，否认饮酒史。否认糖尿病病史。

【实验室检查】　肿瘤学指标：CA19-9 71.86U/L，CEA、CA125、AFP等正常；肝功能、肾功能、血常规、凝血指标、空腹血糖等均正常。

【影像学检查】　CT及MRI考虑胰腺体部占位。

【治疗】　胰腺体部肿瘤根治性切除术。

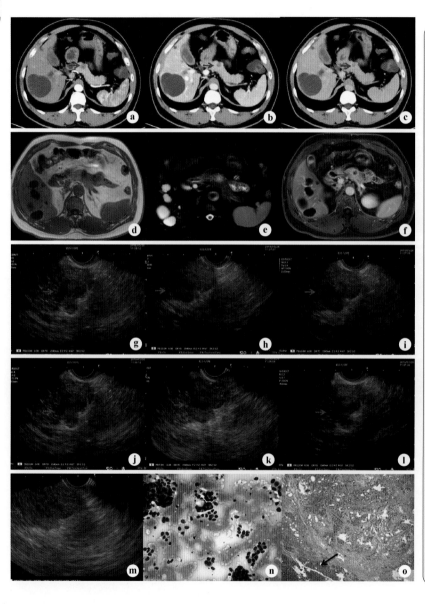

图像要点

CT：胰腺体部可见类圆形结节（细箭），边缘模糊，动脉期强化不明显，边缘呈延迟渐进性强化（a～c）；MRI：胰腺体部可见T1WI低信号、T2-SPAIR高信号灶（细箭），动脉期未见明显强化，静脉期及延迟期可见环形强化（d～f）；EUS：胰腺体部可见低回声（细箭）结节，呈分页状，与胰腺实质分界清晰，主胰管未见扩张。

术后病理：①EUS-FNA涂片：癌细胞呈巢团状排列，呈腺状，细胞质丰富，核浆比增高（HE：200×，n）；②腺癌呈浸润性生长，浸润肌层，左侧正常胰腺组织（HE：40×，o）。

诊断：胰腺癌。

（苏州大学附属第二医院团队）

【病情简介】　女，64 岁。反复发作低血糖 7 年余。近期症状再发，行腹部 MRI 提示胰腺尾部异常信号灶。否认吸烟史及饮酒史。否认糖尿病病史。

【实验室检查】　肿瘤学指标：CA19-9、CEA、CA125、AFP 等正常；肝功能、肾功能、血常规、凝血指标、空腹血糖等均正常。

【影像学检查】　CT 及 MRI 考虑胰腺尾部占位。

【治疗】　腹腔镜下胰体尾切除术。

病例 178

精彩视频请扫描二维码

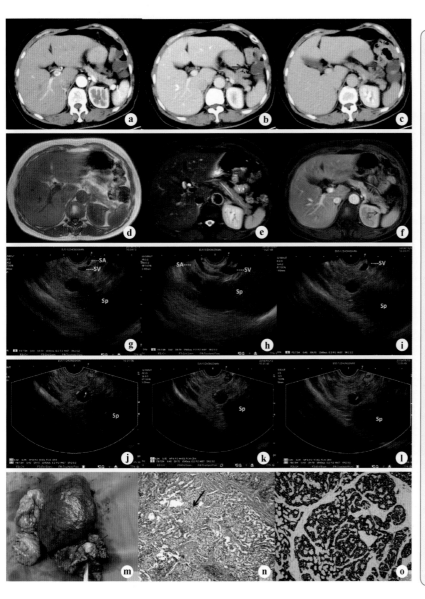

图像要点

CT：胰腺尾部近脾门可见类圆形结节（细箭），增强扫描可见病灶呈均匀性强化（a～c）；

MRI：胰腺尾部近脾门可见类圆形 T2WI 稍低、T1WI 稍高信号灶（细箭），增强扫面可见异常信号灶明显强化（d～f）；

EUS：胰腺尾部近脾门可见圆形均匀低回声病灶（细箭），边界清晰，彩色多普勒探查内部可见丰富的血流信号回声。

术后病理：①可见肿瘤细胞呈巢状、腺腔状排列，细胞较温和、较一致（HE：100×，n）；②免疫组化：Syn 标记细胞质阳性表达（Syn：100×，o）。

诊断：胰腺神经内分泌肿瘤（P-NET）。

（苏州大学附属第二医院团队）

【病情简介】　男，45 岁，右上腹痛 1 个月。当地医院 CT 检查考虑胰头区腹膜后占位入院治疗。吸烟 20 年余，平均每天 1 包，饮白酒 20 年余，平均每天半斤，近期已戒烟酒。否认糖尿病病史。

【实验室检查】　血常规：WBC 5.47×10⁹/L，N% 50.5%，余正常；血清淀粉酶：65.0U/L；CRP：5.6mg/L；肝功能：ALT 74.2U/L，AST 63.9U/L，γ-GT 100.0U/L，余正常；肿瘤学指标：CA19-9 112U/ml，AFP 37ng/ml，CEA 等正常；肾功能、DIC 及止凝血指标均正常；血糖 4.1mmol/L。

【影像学检查】　PET-CT：肝门胰头区、腹膜后腹主动脉旁结节、肿块影，呈高代谢，考虑恶性肿瘤（肿瘤转移可能性大）；MRI：腹膜后多发占位，转移性肿瘤待排，建议进一步检查。

【治疗】　EUS-FNA 术。

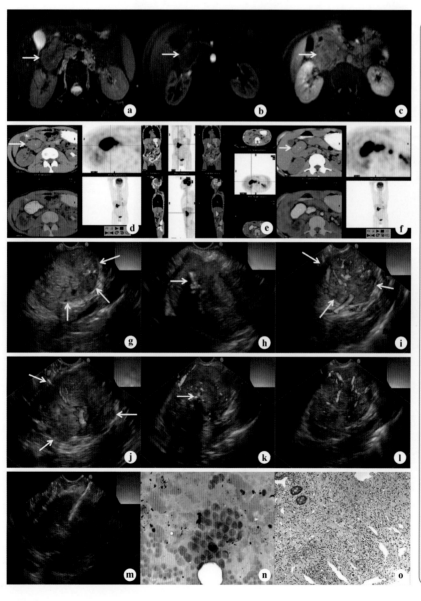

图像要点

MRI：腹膜后多发占位，转移性肿瘤待排，建议进一步检查（a～c）。

PET-CT：肝门胰头区、腹膜后腹主动脉旁结节、肿块影，呈高代谢（d～f）。

EUS：胰头区腹膜后可探及一约 34.8mm×53.4mm 混杂回声团块，大部分边界线可见（g～j），内部回声欠均匀，内可见高回声影（白箭，h，k）及无回声区，肿物内部血流丰富，肿物毗邻肝门，胰腺缩小，回声尚均匀。

EUS-FNA："腹膜后肿物"涂片：血性，查见异型细胞，倾向肿瘤。"腹膜后肿物活检标本"：穿刺组织中见较多神经内分泌肿瘤细胞（G1）。

诊断：胰头区腹膜后神经内分泌肿瘤。

（王 雯 李达周）

【病情简介】　男，48 岁，肺癌靶向药物治疗 9 个月，恶心、呕吐 1 周。MRI：胰体部结节状异常信号影，考虑肿瘤 - 转移瘤可能性大。吸烟 30 年，1 包 / 日，已戒烟 9 个月，无饮酒史，否认糖尿病病史。

【实验室检查】　血常规：WBC 6.96×10^9/L，N% 70.7%；血清淀粉酶：56.0U/L；CRP：6.6mg/L；肿瘤学指标：CEA 742ng/ml，CA19-9 121.3U/ml，AFP 等正常；肝功能、肾功能、DIC 及止凝血指标均正常；血糖：5.9mmol/L。

【影像学检查】　CT：胰腺体部肿瘤，考虑转移可能；MRI：胰体部结节状异常信号影，考虑肿瘤 - 转移瘤可能性大。

【治疗】　EUS-FNA。

病例 180

精彩视频请扫描二维码

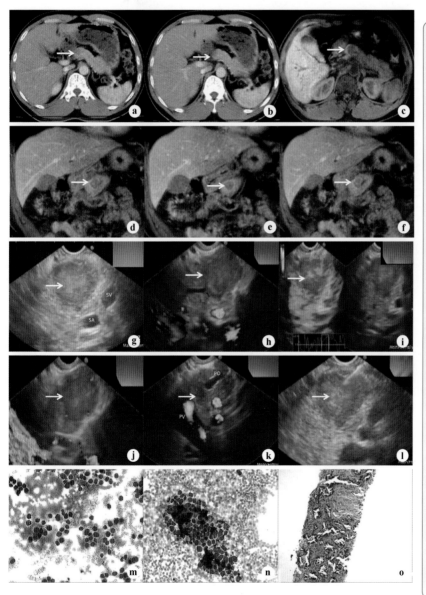

图像要点

CT：胰腺体部低回声结节样肿块，结合病史，考虑转移性肿瘤可能（a、b）。MRI：胰体部结节状异常信号影（c ~ f）。EUS：见胰体一类圆形肿物（h ~ k），切面大小约 20.1mm×17.7mm。中心为偏高回声（g、l），周边为低回声，边界尚清晰。部分切面见少量彩色血流。弹性成像：B/A：36.8，质地较硬。其旁胰管稍扩张，直径 4.5mm。EUS-FNA：“胰体”涂片：查见癌细胞，倾向腺癌。胰体占位活检标本：初步考虑低分化腺癌，结合病史不除外转移来源可能。免疫组化结果：转移性低分化腺癌，考虑肺来源。

诊断：胰腺继发恶性肿瘤（肺来源）。

（王雯　李达周）

【病情简介】 女，53岁，结肠癌术后5年，反复腹痛4个月。门诊CT：结肠癌术后改变，胰腺体部腹膜后肿块。无吸烟及饮酒史，否认糖尿病病史。

【实验室检查】 血常规：WBC 5.31×10⁹/L，N% 54.8%；血清淀粉酶45.0U/L；CRP6.3mg/L；肿瘤学指标：CEA 893.0ng/ml，CA19-9、AFP等正常；肝功能、肾功能、DIC及止凝血指标均正常；血糖：4.7mmol/L。

【影像学检查】 MRI：原结肠癌术后复查，现胰腺体尾部占位，考虑恶性肿瘤。

【治疗】 EUS-FNA术。

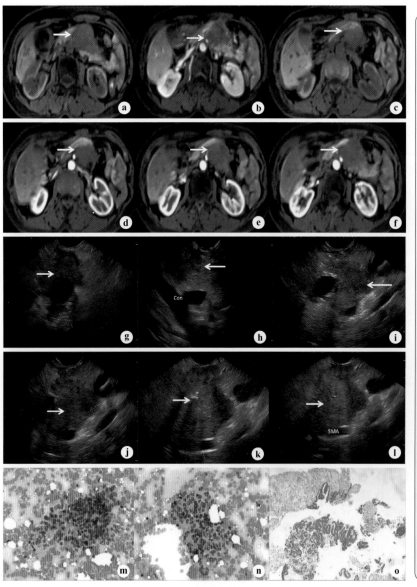

图像要点

MRI：原结肠癌术后复查，现胰腺体尾部占位（a～f）。EUS：胰腺颈部至体部扫查见一4.2cm×3.0cm的不规则肿块，呈低回声为主（g～l），肿块内部可见散在高回声(k)。EUS-FNA：涂片上见异型细胞团，考虑癌可能。穿刺标本：散在异型细胞巢，结合病史，倾向结肠癌转移。免疫组化结果：结合病史符合结肠癌转移。

诊断：胰腺占位考虑结肠癌转移。

（王雯 李达周）

第六章 胰管改变

【病情简介】 女，22岁。反复腹痛8年，发现胰腺占位半个月。半个月前（2019-11-20）外院 MRCP 回报：胰管轻度扩张，管径粗细不匀，胰尾部见囊状长 T1、长 T2 信号，大小约 16mm×22mm，似与胰管相连，胰腺体尾部周围脂肪间隙模糊，后腹膜未见明确肿瘤。超声胃镜回报：胰腺实质回声增粗、欠均匀，周围未见明显渗出性病变；胰腺体尾部胰管稍增宽，直径约 3.5mm，胰尾部近脾门见一约 21mm×15mm 囊实性病变，病变与胰管相通，内部回声欠均匀，囊壁可见多发稍高回声结节样隆起，最大者直径约 7.5mm×3.2mm。无烟酒嗜好，无糖尿病病史。

【实验室检查】 肿瘤学指标：CA19-9、CEA、CA125、AFP 等正常；血糖：4.14mmol/L；肝功能：PA 177mg/L，ALT 9U/L，余正常；血常规：HGB 107g/L，余正常；肾功能、DIC 及止凝血指标等均正常；IgG4：0.42g/L（参考值：< 2g/L）。

【影像学检查】 CT/MRI：胰管扩张。

【治疗】 机器人辅助胰体尾切除术。

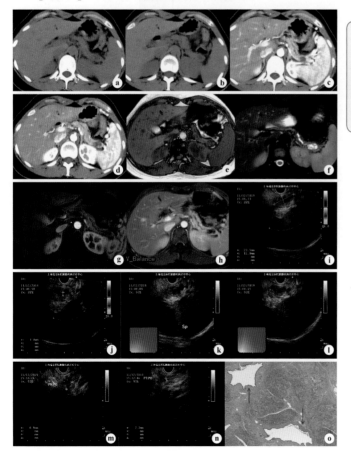

图像要点

组织病理：胰腺小叶结构存在，间质纤维组织增生，多处小胰管扩张伴上皮黏液变性（红箭）。

诊断：慢性胰腺炎（CP）伴低级别胰腺上皮内瘤变。

精彩视频请
扫描二维码

【病情简介】 女，53岁。中上腹疼痛5月余。外院B超示胰头部等回声团，考虑占位；CT示胰头部占位性病变伴胰管扩张。考虑胰腺癌，不排除侵犯十二指肠降部。无烟酒嗜好，无糖尿病病史。

【实验室检查】 肿瘤学指标：CA19-9、CEA、CA125、AFP等正常；血糖：5.68mmol/L；肝功能：ALP153U/L，γ-GT 98U/L，余正常；肾功能：正常；血常规：WBC 9.50×10⁹/L，N% 72.4%，Ly% 18.3%，PLT 344×10⁹/L，余正常；DIC及止凝血指标：Fg 6.0g/L，DD 6.84mg/L，余正常；IgG4：1.71g/L（参考值：＜2g/L）。

【影像学检查】 MRI：胰腺混合型IPMN可能大，胰腺慢性炎症萎缩伴胰头部急性炎症发作改变，胰周少量渗出，邻近十二指肠肠壁增厚水肿伴其旁假性囊肿形成。

【治疗】 达芬奇机器人辅助胰体尾切除术＋脾切除术。

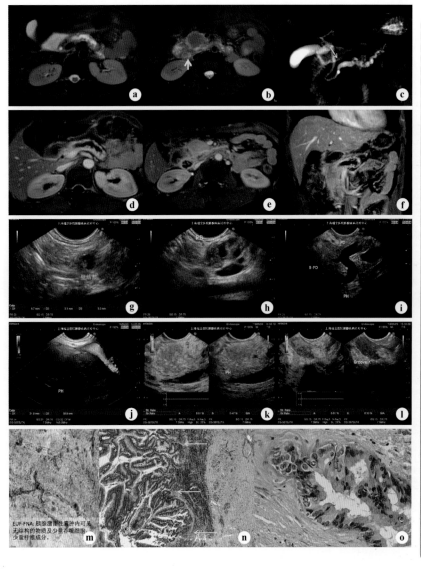

图像要点

MRI T2WI+fs（横断面，a、b），MRCP序列显示主胰管全程不均匀囊状扩张，胰颈部管径最大约6.4mm，胰体尾部另见数个囊状扩张分支胰管、局部见细小附壁结节（细箭），胰头及十二指肠肠壁肿胀伴周围少量液性渗出，十二指肠降段后缘见一厚壁混杂信号囊性灶（粗箭，c）。图d～f分别为T1WI+fs增强静脉期（横断面）、延迟期（冠状面），胰体尾部实质萎缩伴延迟强化，十二指肠降段后缘囊性灶囊壁明显延迟强化。

组织病理：胰腺内胰管扩张，内衬上皮高度增生（n）；局灶增生上皮呈筛孔状，细胞异型明显（o）。

诊断：胰腺导管内乳头状黏液性肿瘤（IPMN）伴局灶高级别上皮内瘤变。

【病情简介】 女，56 岁。自感上腹部不适 3 年余。3 个月前外院上腹部增强 CT 示胰腺头颈部囊性管状占位，伴胰腺体尾部明显萎缩，胆囊积液，腹部增强 MRI 示胰腺体尾部明显萎缩，胰头区囊管状影，胰头区局部异常信号结节。

【实验室检查】 肿瘤学指标：CA19-9 198.30U/ml，CEA、CA125、AFP 等正常；血糖：4.02mmol/L；肝功能：ALT 209U/L，ALP 142U/L，γ-GT 355U/L，余正常；肾功能、血常规、DIC 及止凝血指标等均正常；IgG4：0.21g/L（参考值：＜ 2g/L）。

【影像学检查】 MRI：胰腺萎缩，胰头部软组织影，胰头颈部囊状信号灶，胰管显示不清；胆总管下段狭窄、截断，肝内胆管及胆总管上段扩张。

【治疗】 Whipple 术。

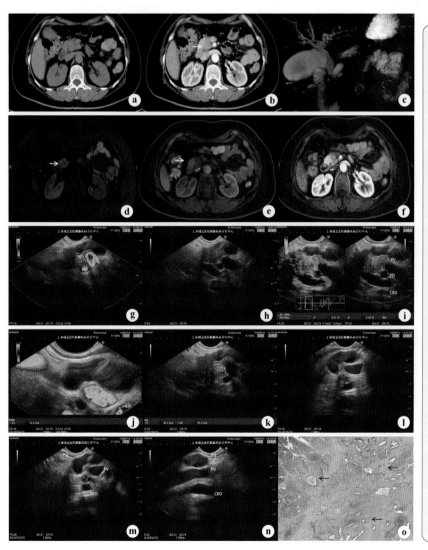

图像要点

组织病理：胰腺内基本结构被破坏，异型腺体浸润性生长（黑箭），间质纤维组织增生。

诊断：胰腺导管腺癌。

病例
185

精彩视频请
扫描二维码

【病情简介】　男，62岁。患者1年前因腹泻查MRI示胰管明显扩张，近段明显迂曲，伴分支胰管扩张呈囊状改变，变异或IPMN待排。患者定期随访，1个月前我院查胰腺增强MRI示胰头囊性灶，主胰管扩张，考虑IPMN可能。有烟酒嗜好；无糖尿病病史。

【实验室检查】　肿瘤学指标：CA19-9、CEA、CA125、AFP等正常；血糖：5.35mmol/L；肾功能：BUN 9.0mmol/L，SCr 116μmol/L，余正常；血常规：WBC $9.5×10^9$/L，N% 89.4%，Ly% 5.9%，RBC $3.5×10^{12}$/L，HGB 109g/L，余正常；肝功能、DIC及止凝血指标等均正常；IgG4：0.23g/L（参考值：＜2g/L）。

【影像学检查】　MRI：胰头及胰尾部囊性灶，考虑IPMN可能性大。

【治疗】　达芬奇机器人辅助胰十二指肠切除术。

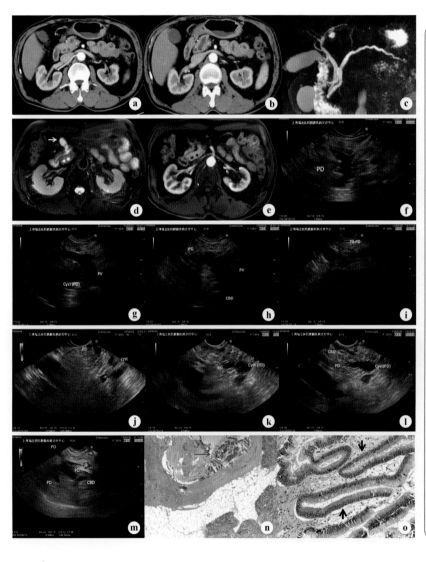

图像要点

增强CT：示胰管增宽，胰头内小圆形低密度无强化灶；c.MRCP示主胰管及副胰管显示并增宽（a、b）；MRI：fsT2WI示胰头部中高信号灶与胰管相通（d）；MRI增强示胰头部异常信号灶未见强化（e）。

组织病理：胰腺导管扩张，上皮呈乳头状增生（n）；增生的导管上皮呈黏液柱状，细胞核假复层排列（o）。

诊断：胰腺导管内乳头状黏液性肿瘤（IPMN）伴低级别上皮内瘤变。

【病情简介】　男，53 岁。发现胰腺占位半个月，2 周前在外院查增强 CT、MRI 增强发现胰腺占位性病变。无烟酒嗜好，无糖尿病病史。

【实验室检查】　肿瘤学指标：CA19-9 61.20U/ml，CEA、CA125、AFP 等正常；血糖：17.67mmol/L；肝功能：ALP154U/L，余正常；肾功能、血常规、DIC 及止凝血指标等均正常；IgG4：187g/L。

【影像学检查】　CT：胰体部导管腺癌伴阻塞性胰腺炎可能，MRI：胰腺体部胰管截断、体尾部胰管迂曲扩张伴实质萎缩。

【治疗】　根治性胰体尾切除＋脾切除。

病例 186

精彩视频请
扫描二维码

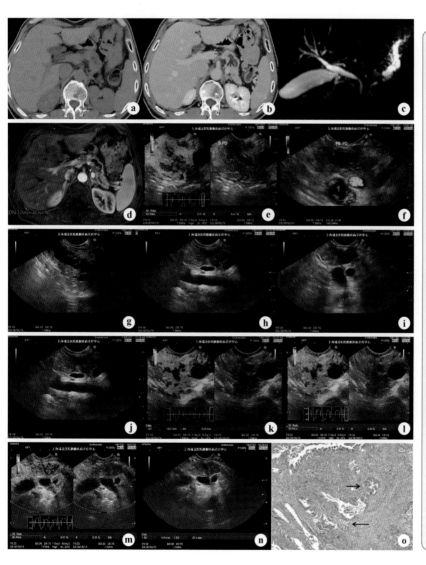

图像要点

胰体部局部密度减低，增强后胰体部见结节状轻度强化灶（细箭），其远端胰腺体部胰管截断、体尾部胰管迂曲扩张伴实质萎缩（a、b）。MRCP 示胰腺体尾部胰管扩张，增强 MRI 示胰体部胰管内见小类圆形异常强化灶（细箭），其远端胰管扩张（c、d）。

组织病理：胰腺基本结构被破坏，异型腺体浸润性生长（黑箭），间质纤维组织增生。

诊断：胰腺导管腺癌。

【病情简介】 女，81岁。腹部不适1月余。外院上腹部CT发现十二指肠降部内壁可疑占位，伴胰管、胆总管扩张，给予非手术治疗后症状无明显改善。无烟酒嗜好，无糖尿病病史。

【实验室检查】 肿瘤学指标：CA19-9 51.6U/ml，CA242 27.7U/ml，CEA、CA125、AFP等正常；血糖：5.91mmol/L；肝功能、肾功能、血常规、DIC及止凝血指标等均正常。

【影像学检查】 CT：胰头部增大，十二指肠壶腹部黏膜皱襞不均匀增厚，胰管不均匀扩张（以胰头颈部为著），全胰散在小囊性灶，IPMN待排，MRI：主胰管全程不均匀扩张、分支胰管部分轻度扩张，考虑IPMN可能性大。

【治疗】 胰十二指肠切除术。

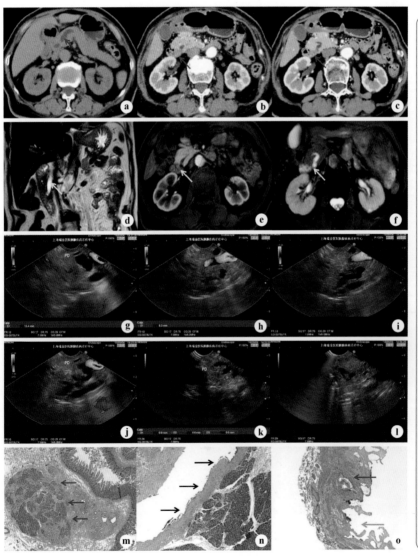

图像要点

胰头部增大，十二指肠壶腹部黏膜皱襞不均匀增厚，低位胆道梗阻，胰管不均匀扩张（以头颈部为著）（a～c）；主胰管全程不均匀扩张、分支胰管部分轻度扩张，十二指肠乳头饱满，肝内外胆管轻度扩张（d～f）。

组织病理：十二指肠黏膜下层异位胰腺（m）；主胰管扩张伴导管上皮黏液变性（n）；胆囊黏膜脱落（绿箭），灶区可见罗-阿窦（红箭，o）。

诊断：慢性胆囊炎。

【病情简介】 男，60岁。胰腺炎反复发作，我院超声胃镜示胰管扩张（分支型可能性大）胰腺炎慢性炎症改变。无烟酒嗜好，无糖尿病病史。

【实验室检查】 肿瘤学指标：CA19-9、CEA、CA125、AFP等正常；血糖：5.09mmol/L；肝功能、肾功能、血常规等均正常；DIC及止凝血指标：凝血酶时间21.30秒，余正常；IgG4：0.37g/L。

【影像学检查】 见下文。

【治疗】 胰十二指肠根治术。

病例
188

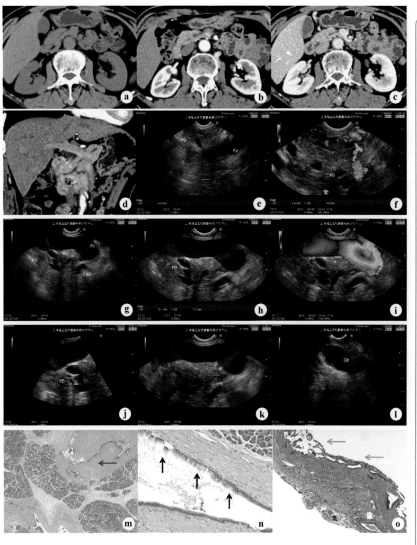

图像要点

CT平扫、增强动脉期及门脉期（横断面），胰头钩突部见一枚囊性低密度灶，截面约1.8cm×0.4cm，形态呈条管状，囊壁薄，腔内未见分隔或附壁结节（a～c）。增强CT：动脉期（斜冠状面重建）示主胰管全程扩张、管径约0.4cm，胰头钩突部病灶与主胰管相通（d）。

组织病理：胰腺内见胰管扩张（红箭，m）；扩张胰管内衬上皮黏液变性（黑箭，n）。

诊断：结合超声内镜，符合胰腺导管内乳头状黏液性肿瘤伴低级别胰腺上皮内瘤变。胆囊部分黏膜脱落（绿箭，o）。

诊断：慢性胆囊炎。

病例
189

精彩视频请
扫描二维码

【病情简介】 女，53岁，反复上腹部痛1月余。门诊血清淀粉酶：328U/L。考虑急性胰腺炎入院治疗。无吸烟及饮酒史，否认糖尿病病史。

【实验室检查】 血常规：WBC 7.46×10⁹/L，N% 66.5%；血清淀粉酶：225.0U/L；CRP 16.5mg/L；肿瘤学指标：CA19-9、CEA、AFP等正常；肝功能、肾功能、DIC及止凝血指标均正常；血糖：5.2mmol/L。

【影像学检查】 CT：胆囊切除术后。胰管扩张。肝脏及胰腺未见明显异常。

【治疗】 ERCP。

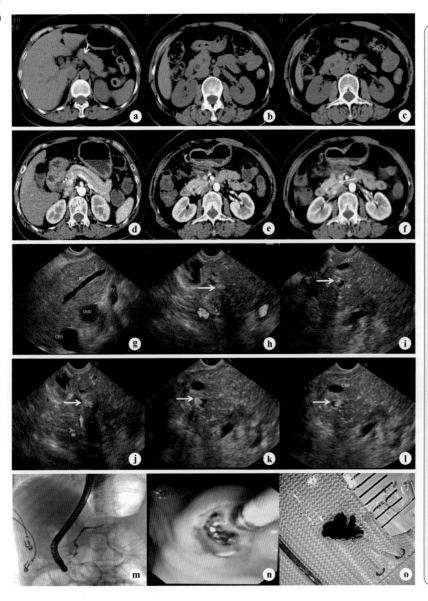

图像要点

CT：胰腺实质未见明显异常，胰管扩张（白箭，a）。胆囊切除术后。肝脏未见明显异常（a～f）。EUS：胆总管无扩张，透声可，胰腺回声均匀，胰管扩张，主胰管近乳头处可见一约2mm×3mm稍高回声，可移动，后方有声影。ERCP：主胰管近端见小的充盈缺损影。给予乳头肌小切开后，取石球囊取出1枚"小结石"。取出体外发现是残留线头。考虑胆囊术后缝合线沿胆总管进入胰管，故CT和MRI均无法显示。

最后诊断：胰管内异物（缝线）。

（王 雯 李达周）

第三篇　胰胆周围疾病

第七章 壶腹部及其周围病变

【病情简介】 男，74岁。腹胀不适3年余，上腹绞痛2天。3年前出现进食后腹胀不适，给予非手术治疗。后症状未见明显改善，频率增多，2个月前在外院行CT检查提示胰管扩张、胆管扩张，胆囊内可见泥沙样结石，非手术治疗未见好转，2个月后在我院行CT检查提示胰腺钩突区可疑结节影；不完全胰腺分裂；肠系膜淋巴结增大，左侧肾上腺考虑腺瘤，右侧肾上腺区可疑小结节。无烟酒嗜好，无糖尿病病史。

【实验室检查】 肿瘤学指标：CEA 36.59ng/ml，CA125 71.9U/ml，CA19-9、AFP等正常；血糖：5.41mmol/L；肝功能：γ-GT 129U/L，余正常；肾功能、血常规、DIC及止凝血指标等均正常。

【影像学检查】 CT：胰腺钩突区见结节状软组织密度影，胰腺钩突区可疑结节影，MRI：壶腹部CA，胆胰管近汇合处受累伴上游轻度梗阻扩张；PET-CT：胰头钩突高代谢灶，腹膜后多发高代谢淋巴结，首先考虑结核可能，恶性病变待排。

【治疗】 胰十二指肠根治术+腹腔淋巴结清扫术。

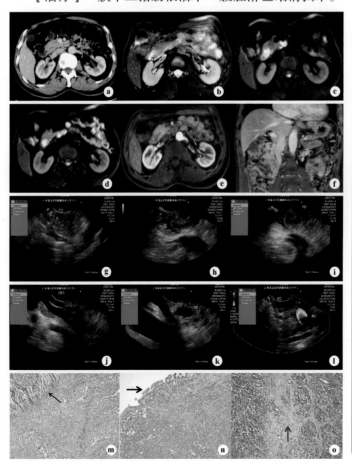

图像要点

CT示壶腹部肿块（a）；MRI T2WI肿块信号不均（b）；DWI肿块呈高信号（c）；肿块周围肿大淋巴结（d）；肿块不均匀强化（e、f）。

组织病理：壶腹部肿瘤组织呈巢片状浸润性生长，累及十二指肠（m，黑箭）、胆总管（n，黑箭）、胰腺实质（o，红箭）。

诊断：壶腹部低分化癌。

【病情简介】　男性，61岁，间断中上腹痛半年，呈绞痛。无烟酒嗜好及糖尿病病史。

【实验室检查】　肝功能、血常规、肾功能、血糖及肿瘤标志物均正常。

【影像学检查】　胃镜：十二指肠乳头增大，表面绒毛状改变。腹部CT未见明显异常。

【治疗】　未进一步治疗十二指肠乳头病变，嘱定期复查。

病例 191

精彩视频请扫描二维码

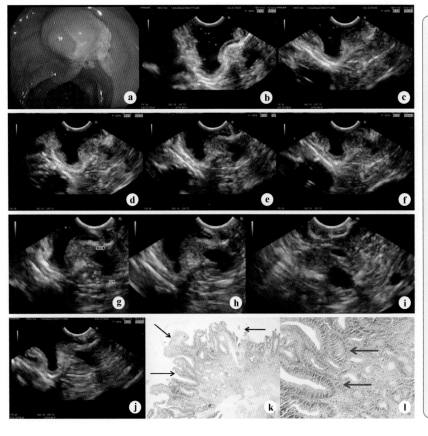

图像要点

EUS：十二指肠乳头增大，大小约12.7mm×8.7mm，呈略低回声改变，胰管轻度扩张，胰头部胰管直径约3.6mm。

病理示十二指肠乳头慢性炎症，腺体呈腺瘤样增生，部分腺体低级别上皮内瘤变。

（郭世杰）

病
例
192

精彩视频请
扫描二维码

【病情简介】　男，52岁，腹痛伴皮肤巩膜黄染10天入院；嗜烟30年，每日20余支，无嗜酒史和糖尿病病史。

【实验室检查】　肝功能：ALT 153.6U/L，AST 144.5U/L，TBIL 223.2μmol/L，DBIL 177.5μmol/L，γ-GT 1193.8U/L，ALP 368U/L；肿瘤系列：CA19-9 162.1U/ml；血常规、肾功能、血糖、血凝等均正常。

【影像学检查】　腹部彩超：胆囊体积大，肝内外胆管扩张；腹部增强CT：胰头部软组织团块，伴肝内外胆管及胰管扩张，膈肌下及腹膜后淋巴结增大，考虑胰头癌可能。

【治疗】　胰十二指肠联合切除术。

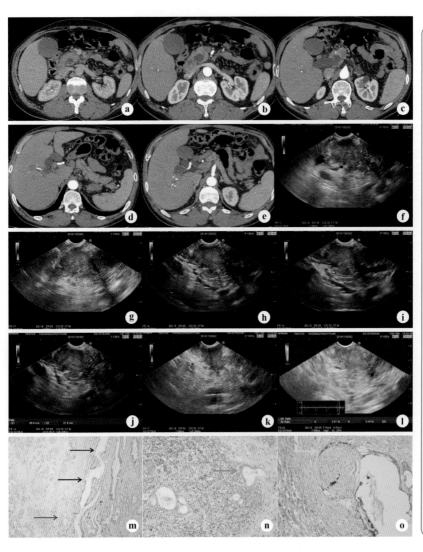

【图像要点】

腹部增强CT示胰头部增大，增强可见斑片状低密度影，肝内外胆管扩张，最宽可达1.9cm，胰管轻度扩张。EUS：壶腹部可见低回声结节，大小约20.8mm×21.3mm，多普勒内部可见少许血流信号，弹性成像质地偏硬，胆总管增宽，其内充满略低回声光团，下段直径约13.7mm。

病理示胰腺十二指肠：壶腹部癌（中-低分化腺癌），肿物大小2.5cm×2cm×2cm，侵犯神经，脉管未见明确癌累及。

（郭世杰）

【病情简介】　男，64岁。中上腹不适10余天。无腹痛、呕吐、发热、食欲缺乏等不适。初诊外院B超提示：胆囊炎症性改变。既往体健，否认糖尿病、高血压病史，否认烟酒史。

【实验室检查】　肝功能：ALP：145U/L，γ-GT 352U/L，余肝肾功能、血常规、CRP、凝血功能及肿瘤学指标等均正常。

【影像学检查】　CT：胆总管下段可疑结节伴梗阻。MRCP：胆总管中上段轻度扩张，胆总管下段结石可能。EUS：十二指肠乳头肿大，胆总管全程扩张，考虑壶腹部CA。

【治疗】　胰十二指肠切除术。

病例 193

精彩视频请
扫描二维码

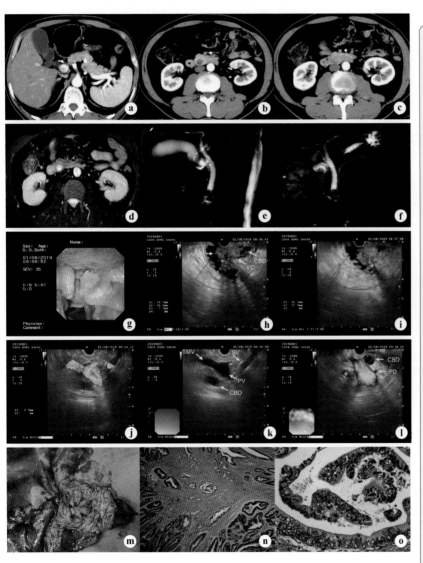

图像要点

EUS：十二指肠乳头肿大，其中一个截面24.7mm×16.4mm，内部不均匀低回声，边缘不规则，见不规则软组织向胆总管腔内侵犯，胆总管中上段最大直径10mm；局部十二指肠肠壁层次不清。十二指肠乳头处见一隆起型肿块1.7cm×1.5cm×0.7cm，表面粗糙（m）。

组织病理：40×：见不规则肿瘤性腺体，浸润黏膜肌层，细胞异型、核深染（n）；400×：肿瘤性腺体内折，部分腺上皮腺腔内脱落，肿瘤细胞失去极性，复层，细胞核圆形或卵圆形，深染、空泡状（o）。

诊断：十二指肠乳头管状腺瘤伴高级别上皮内瘤变，灶区癌变。

（黄志养　潘　杰）

【病情简介】　男，60岁。胆源性胰腺炎反复发作2年余。4个月前ERCP示：胆总管末端截断并乳头内颗粒样增生，病理示：黏膜慢性炎伴部分低级别上皮内瘤变。2个月前行ERC+拔支架+取石术+CLE+活检术+ENBD，病理：（乳头内）送检组织黏膜慢性炎伴部分腺体中度异型增生；（乳头切缘下部）送检组织黏膜慢性炎伴灶区腺体中-重度异型增生。3年前因胆囊结石行胆囊切除术，否认糖尿病病史；否认烟酒等不良嗜好。

【入院后实验室检查】　肝功能：TIBL 26.40μmol/L，IBIL 23.00μmol/L，ALB 34.90g/L，余正常；血常规：N% 39.3%，Ly% 49.30%，N 1.69×10⁹；空腹血糖：4.1mmol/L；肿瘤学指标、肾功能、DIC凝血指标均正常。

【入院后影像学检查】　CT：十二指肠水平部局部管壁增厚模糊。

【入院后治疗】　ERC+IDUS+CLE+乳头切除术+胰管及胆道支架置入术+活检术。

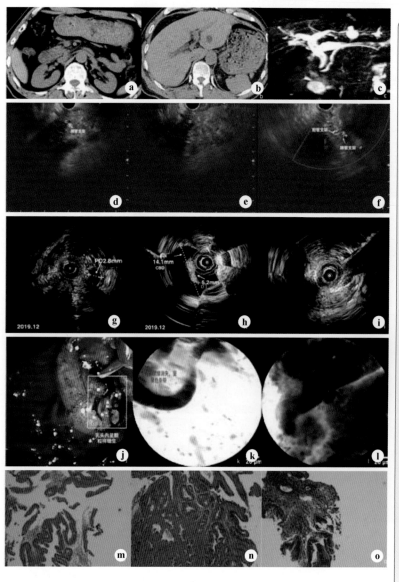

图像要点

增强CT：急性胰腺炎，十二指肠水平部局部管壁增厚模糊（a，b）；MRCP：肝内外胆管及胆总管扩张（c）；EUS：胰腺实质回声均匀，胰管无扩张，内见高回声条带，胆总管扩张，内见高回声条带（d～f）；IDUS：肝外胆管扩张，内见一枚强回声光团，壶腹部胆管壁结构完整，未见低回声病灶（g～i）。

内镜：乳头内呈颗粒样增生（j），病理：部分低级别上皮内瘤变（m）；CLE：上皮刷状缘消失，呈黑色条带，乳头中下方切开区域部分区域呈黑色团块，乳头高级别内瘤变伴局部癌变（k，l）。病理：（乳头内）送检组织黏膜慢性炎伴部分腺体中度异型增生；（乳头切缘下部）送检组织黏膜慢性炎伴灶区腺体中-重度异型增生（n）；十二指肠乳头黏膜慢性炎伴少许腺体轻度-中度异型增生（o）。

（上海曙光医院团队）

【病情简介】 男，74岁。间断低热半年余，发现胆管扩张半个月。否认吸烟及大量饮酒史，否认糖尿病病史。

【实验室检查】 肿瘤学指标：CA19-9 > 1000U/L，CA50 > 500U/ml，CEA、CA125、AFP等正常；肝功能：TBIL 108.5μmol/L，DBIL 99.7μmol/L，ALP 838U/L，γ-GT 1263U/L，余基本正常；肾功能、血常规、DIC及止凝血指标等均正常；血糖：7.0mmol/L。

【影像学检查】 CT：十二指肠乳头增大，胆总管下段小结石。胆囊增大积液。MRI：十二指肠乳头占位，胆道梗阻。

【治疗】 胰十二指肠切除术。

病例 195

精彩视频请扫描二维码

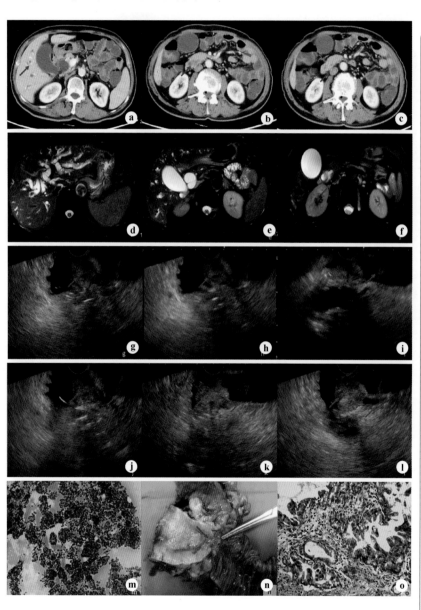

【图像要点】

CT：十二指肠乳头体积增大，21mm×15mm，边缘光整，呈不均匀强化。肝内外胆管扩张，胆囊体积增大。MRI：胆囊体积明显增大，胆囊管、肝内外胆管明显扩张，下段腔内见小条状T2WI低信号灶，十二指肠乳头稍增大。EUS：十二指肠乳头明显增大，腔内见混合低回声病变，其上游胆管扩张，伴腔内胆泥形成（粗箭，g～j）；病变位于胆胰管汇合处，至胆胰管扩张（k、l）。

EUS-FNA涂片：可见呈巢状排列的腺癌细胞团，涂片导致"拖尾"征（m），HE：100×。大体标本十二指肠乳头呈浸润性改变（n，红箭）。巨检标本：腺癌细胞团呈浸润性生长，浸润肌层（o），HE：400×。

诊断：十二指肠乳头癌。

（苏州大学附属第二医院团队）

病例 196

精彩视频请
扫描二维码

【病情简介】 女，61岁，反复右上腹痛1月余。彩超：胆囊增大伴壁增厚毛糙、胆总管下段内低回声团，性质待定，结石？占位？肝内外胆管扩张。上腹部CT：肝内外胆管扩张，胆总管胰头段所见，结石可能。无吸烟及饮酒史，否认糖尿病病史。

【实验室检查】 血常规：WBC 7.26×10^9/L，N% 70.5%；血清淀粉酶：85.0U/L；CRP 9.1mg/L；肝功能：ALP 174.0U/L，γ-GT 380.9U/L，余正常；肿瘤学指标：CA19-9、CEA、AFP等正常；肾功能、DIC及止凝血指标均正常；血糖：5.9mmol/L。

【影像学检查】 CT：胆总管下段梗阻，伴肝内外胆管扩张；胆囊颈部结石；MRI：胆总管末端改变，考虑慢性胆管炎，肝内外胆管扩张，胆囊结石。

【治疗】 十二指肠镜下乳头切除术。

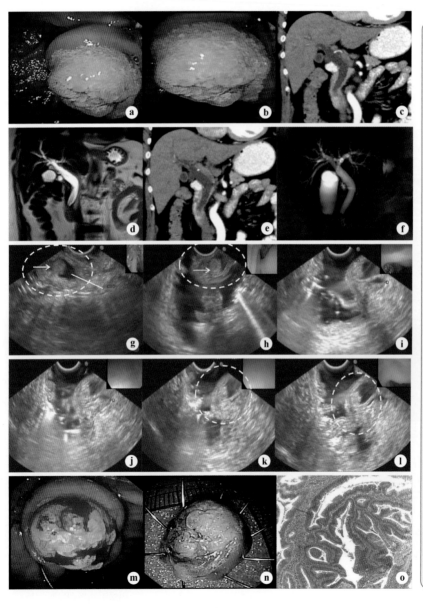

图像要点

胃镜：十二指肠乳头肿大，乳头口表面黏膜增生（a、b）；CT：胆总管下段梗阻伴肝内外胆管扩张；胆囊颈部结石；MRI：胆总管末端改变，考虑慢性胆管炎，继发肝内外胆管扩张，胆囊结石（c～f）；EUS：乳头增大，呈稍高回声，见一偏低回声突向胆总管内，胆总管明显扩张；胰管未累及（i、j）。肿块均在十二指肠腔内（g～l）。十二指肠乳头EMR术：管状绒毛状腺瘤，伴腺上皮低级别上皮内瘤变。

最后诊断：十二指肠乳头腺瘤。

（王雯 李达周）

【病情简介】　男，30岁．反复中上腹疼痛1个月。胃镜发现十二指肠乳头占位入院治疗。无吸烟及饮酒史，否认糖尿病病史。

【实验室检查】　血常规：WBC $6.96×10^9$/L，N% 72.5%；血清淀粉酶：107.0U/L；肿瘤学指标：CA19-9、CEA、AFP 等正常；肝功能、肾功能、DIC 及止凝血指标均正常；血糖：5.6mmol/L。

【影像学检查】　CT：壶腹部结节影，考虑占位性病变；MRI：壶腹部软组织影，考虑占位性病变。

【治疗】　十二指肠镜下肿物挖除术。

病例
197

精彩视频请
扫描二维码

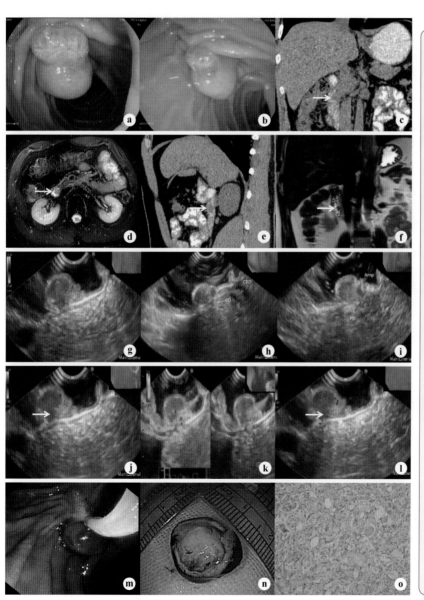

图像要点

胃镜：十二指肠乳头下见占位性病变，表面光滑，考虑黏膜下肿物（a、b）；CT 及 MRI：壶腹部结节样软组织影，考虑肿瘤性病变。EUS：见起源于第二层（j、l）的类圆形低回声肿块，边缘光滑，内部回声均匀，胆管及胰管无扩张（h），共同开口无受压（i）。

病理：初步诊断节细胞性副神经节瘤，切缘阴性。免疫组化支持节细胞性副神经节瘤。

诊断：节细胞性副神经节瘤。

（王　雯　李达周）

【病情简介】 女，63 岁，反复上腹痛 1 年余。电子胃镜检查示：十二指肠降部隆起。无吸烟及饮酒史，否认糖尿病病史。

【实验室检查】 血常规：WBC 11.09×10^9/L，N% 79.1%；血清淀粉酶：136.0U/L；CRP 15.2mg/L；肿瘤学指标：CA19-9、CEA、AFP 等正常；肝功能、肾功能、DIC 及止凝血指标均正常；血糖：5.3mmol/L。

【影像学检查】 CT：上腹部未见明显异常；MRI：上腹部未见明显异常。

【治疗】 十二指肠乳头肿物切除术。

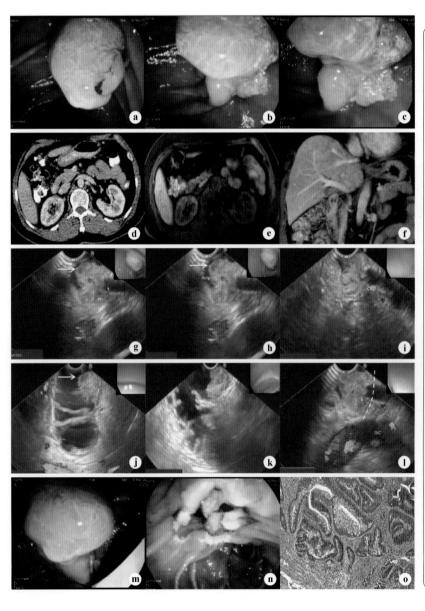

图像要点

胃镜：十二指肠乳头肿物，部分腺体欠规则（a～c）；CT（d）及 MRI（e、f）：上腹部未见明显异常信号。EUS 见十二指肠乳头增大，呈稍高回声为主，顶端呈低回声，肿物腔内生长为主，未见向胆总管及胰管侵犯。沿白色弧线（l）；十二指肠镜下行 EPMR 术，病理：管状绒毛状腺瘤，伴局灶腺体高级别上皮内瘤变，高级别上皮内瘤变成分位于黏膜浅层，基底切缘阴性。

最后诊断：十二指肠乳头早期癌。

（王 雯 李达周）

【病情简介】　男，53岁，间断发热伴右上腹痛1月余。胃镜检查发现"十二指肠乳头肿物"，活检病理提示绒毛状腺瘤低级别瘤变。吸烟10余年，平均10支/天，未戒烟；无饮酒史；否认糖尿病病史。

【实验室检查】　血常规：WBC $6.26×10^9/L$，N% 67.5%；血清淀粉酶：75.0U/L；CRP 8.6mg/L；肿瘤学指标：CA19-9、CEA、AFP等正常；肝功能、肾功能、DIC及止凝血指标均正常；血糖4.55mmol/L。

【影像学检查】　CT：胰头区似见团块状软组织密度影，伴肝内外胆管扩张；MRI：十二指肠乳头区异常信号影，考虑肿瘤可能，继发胆总管及胰管轻度扩张。

【治疗】　十二指肠镜下乳头切除术。

精彩视频请扫描二维码

病例 199

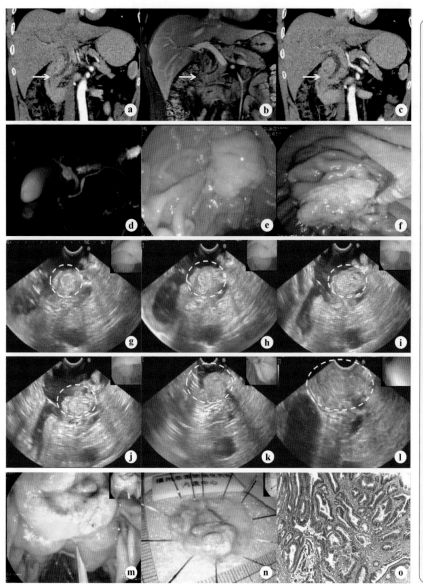

图像要点

胃镜：十二指肠乳头肿大，开口见结节样增生（a，d）。CT：胰头区似见团块状软组织密度影，伴肝内外胆管扩张（b，e）；MRI：十二指肠乳头区异常信号影，考虑肿瘤可能，继发胆总管及胰管轻度扩张（c，f）；EUS：乳头增大，呈偏高回声，胆总管扩张，胆总管末端未见肿物长入，肿块基本位于十二指肠腔内（圆形虚线）。胰管未见明显异常。十二指肠乳头EMR切除术：病理低级别上皮内瘤变，低级别病变紧邻底切级，其余各切缘无高级别上皮内瘤变或癌侵犯。

诊断：十二指肠乳头腺瘤。

（王雯　李达周）

病
例
200

精彩视频请
扫描二维码

【病情简介】 男，62 岁，发现"十二指肠乳头肿物"2 周。外院 MRI 示：十二指肠壶腹部见小的软组织影伴胆胰管扩张。吸烟 20 余年，30 支 / 天，无饮酒史。否认糖尿病病史。

【实验室检查】 血常规：WBC 9.57×10^9/L，N% 71.5%；CRP 6.8mg/L；肝功能：ALP 221.0U/L，γ-GT 590.0U/L，余正常；肿瘤学指标：CA19-9、CEA、AFP 等正常；肾功能、DIC 及止凝血指标均正常；血糖：5.0mmol/L。

【影像学检查】 胃镜：十二指肠乳头区糜烂 [DL（±），IMV（+），IMS（+）]，早癌待排。

【治疗】 十二指肠镜下乳头切除术。

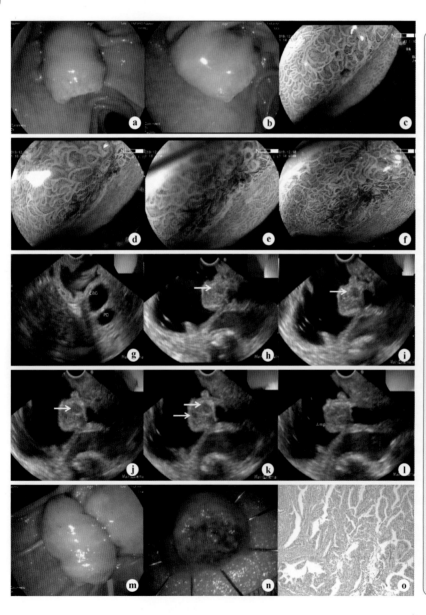

图像要点

胃镜：十二指肠乳头黏膜糜烂伴增生。部分腺管结构消失，表面微血管不规则伴增粗（a~f）；EUS：胰管及胆总管扩张，管壁尚光滑，透声可。乳头见肿块，回声不均匀，以呈高回声为主，部分内可见低回声（h~k）。以腔内生长为主，胆管及胰管未见浸润。考虑腺瘤恶变可能。十二指肠乳头 EMR 标本：管状绒毛状腺瘤，伴腺上皮高级别上皮内瘤变、癌变，浸润性生长，免疫组化片见肿瘤紧邻切缘。

诊断：十二指肠乳头癌。

（王 雯 李达周）

【病情简介】 女，61岁，上腹部疼痛半月余。当地腹部CT：胆总管及胰管轻度扩张。MRI：胆总管下段突然截断呈鼠尾样狭窄，肝内外胆管及胰管扩张，增强扫描胆总管下段腔内小结节状异常强化灶，占位性病变可能性大。无吸烟及饮酒史，否认糖尿病病史。

【实验室检查】 血常规：WBC 4.36×10⁹/L，N% 66.3%；血清淀粉酶：65.0U/L；CRP 5.6mg/L；肝功能：TBIL 16.9μmol/L，DBIL 4.7μmol/L，γ-GT 89.0U/L，余正常；肿瘤学指标：CA19-9、CEA、AFP等正常；肾功能、DIC及止凝血指标均正常；血糖 5.6mmol/L。

【影像学检查】 CT：胆总管及胰管轻度扩张。

【治疗】 胰十二指肠切除术。

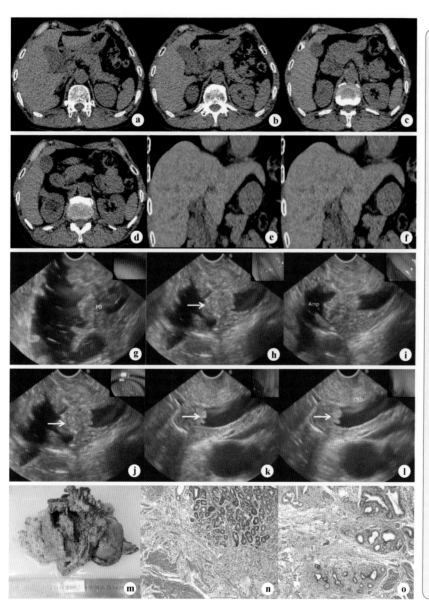

图像要点

CT：胆总管及胰管轻度扩张，未见明显占位性病变（a～f）；EUS：胰腺实质未见明显，胰管轻度扩张，胆总管轻度扩张，十二指肠乳头增大，回声呈等回声，与胰腺实质无明显差异（h、j），未见边界，可见朝胆总管内延伸，见齿状样边缘（k、l）。病理示：黏膜下及肌间见导管上皮增生、扩张及胰腺组织，符合十二指肠乳头黏膜下胰腺异位；余胰腺组织未见明显异常；肝动脉淋巴结（1枚）、第9组淋巴结（1枚）、胰腺旁淋巴结（2枚）及十二指肠旁淋巴结（4枚）呈均反应性增生。

诊断：十二指肠乳头胰腺腺体异位。

（王 雯 李达周）

【病情简介】 女，28 岁。右上腹疼痛不适 1 月余，再发加重 1 周。外院 B 超提示胆囊缩小伴囊壁增厚，腺肌症不排除；增强 CT 见胆囊底部壁增厚伴邻近胃窦胃壁明显增厚，周围渗出性改变，考虑炎性病变可能。无烟酒嗜好，无糖尿病病史。

【实验室检查】 血常规：WBC $3.37×10^9$/L，N% 45.3%，余正常；肝功能：PA 95mg/L，ALT 7U/L，余正常；肾功能：BUN 2mmol/L，SCr 47μmol/L；IgG4：1.75g/L，血糖：4.95mmol/L，肿瘤学指标正常。

【影像学检查】 胰腺 CT 示胃窦 - 十二指肠球部占位，周围炎症水肿明显，十二指肠球后狭窄，恶性肿瘤不能除外，邻近腹膜增厚伴多发小淋巴结显示；PET-CT 见胃幽门部、十二指肠球部、降段壁增厚伴局部水肿渗出，代谢异常增高，结合病史考虑溃疡合并炎症可能，恶性病变待排。

【治疗】 胰十二指肠切除术。

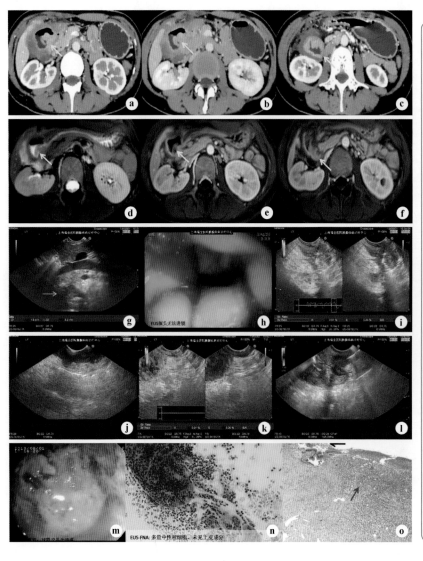

【图像要点】

横断位 CT：动脉期、门脉期胃窦 - 十二指肠球部一溃疡增殖性病灶，向腔内突出，增强后明显不均匀强化（a、b）；.横断位增强后十二指肠球后壁明显不均匀增厚，局部肠腔狭窄，周围脂肪间隙渗出（c）；胃窦 - 十二指肠球部中度强化肿块，周围渗出未见强化，十二指肠球后壁增厚伴强化（d～f）。

组织病理：十二指肠局部溃疡（红箭），其旁可见十二指肠黏膜（黑箭，o）。

诊断：十二指肠慢性溃疡。

第八章　胰胆周围及肝门部病变

【病情简介】　男，63岁，间断右上腹痛伴全身皮肤黏膜黄染1个月入院；伴浓茶色尿，伴寒战、发热，体温最高39.5℃。嗜烟20余年，每日20余支，无嗜酒史，有糖尿病病史。

【实验室检查】　肝功能：ALT 63.7U/L，AST 91.0U/L，TBIL 190.4μmol/L，DBIL177.9μmol/L，γ-GT 197U/L，ALP193.4U/L；血常规：WBC 10.81×10⁹/L，N% 81.71%，余正常；肿瘤系列：CA19-9 362.9U/ml；血糖：7.3mmol/L；肾功能正常。

【入院后影像学检查】　腹部增强CT：肝总管及胆囊管局部管壁增厚，伴结节突入管腔，管腔狭窄，考虑肿瘤病变，胆囊炎；MRCP检查：肝总管占位，继发肝内外胆管及左右肝管扩张，胆囊胆汁淤积；超声内镜：肝总管低回声结节并肝内胆管扩张（肝门胆管癌考虑）。

【治疗】　全麻下肝门胆管癌根治术。

病例
203

精彩视频请
扫描二维码
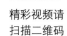

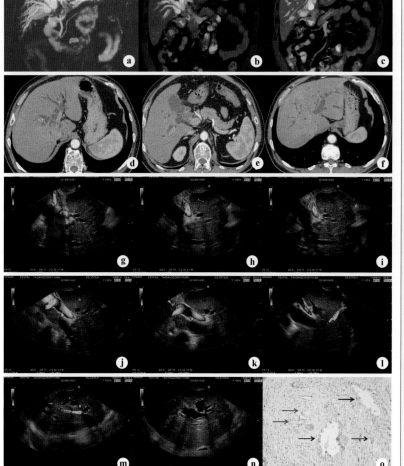

图像要点

EUS：肝总管肝内胆管扩张，肝总管上段可见低回声结节，结节堵塞管腔，肝总管上段直径约13.4mm。

术后病理及诊断：肝门胆管低分化腺癌，侵犯全层，肿物大小2.8cm×2.15cm。

（郭世杰）

病例
204

精彩视频请
扫描二维码

【病情简介】　女，65 岁。无痛性进行性黄染 5 天入院。无腹痛，无恶心呕吐，无发热。无糖尿病病史，无吸烟史，无饮酒史。

【实验室检查】　肿瘤学指标：CEA 33.40ng/L，CA125 89.64U/ml，CA19-9 186.50U/ml；肝功能：TBIL 283.10μmol/L，DBIL 260.3μmol/L，IBIL 22.80μmol/L，ALB 33.9g/L，ALT 371.4U/L，AST 351.0U/L，ALP 504.0U/L；血常规：WBC 6.72×10^9/L，N% 81.50%，HGB115g/L；血糖正常。

【影像学检查】　强化 CT：胆囊占位？

【治疗】　EUS-FNA + ERCP。

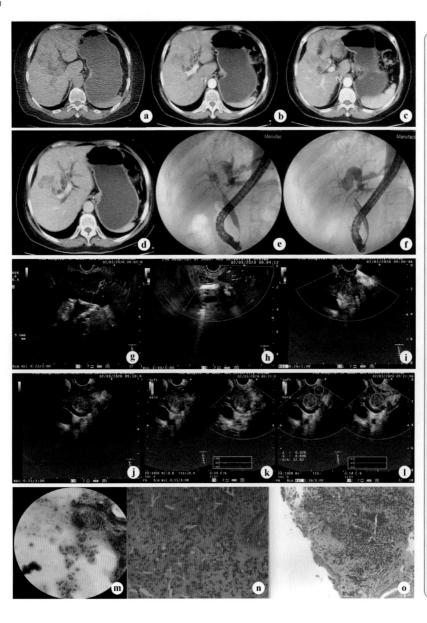

图像要点

CT：胆囊窝区 - 邻近肝脏见不规则状低密度团块，边界模糊，增强扫描轻中度持续强化，肝门区胆管壁受累，肝内胆管扩张（a～d）；

ERCP 中造影显示：肝门区充盈缺损，形状不规则，肝内胆管扩张。并于 X 线透视下取活检（e～f）；

EUS：肝内胆管扩张，肝门部胆管显示欠清，可见低回声不均匀团块（k），与周围组织界线不清，其内可见血流信号，弹性成像提示质地较硬（g～l）。

EUS-FNA 细胞学：腺癌。

最后诊断：肝门部腺癌。

（张立超　侯森林）

【病情简介】　女，59岁，体检发现肝占位1月余入院；无烟酒嗜好，无糖尿病病史。

【实验室检查】　血常规、血糖、肝功能、肾功能等均正常；肿瘤标志物CA19-9 47.43U/ml，余正常。

【影像学检查】　腹部增强CT：考虑肝脏多发血管瘤，部分为不典型血管瘤。

【治疗】　全身麻醉下腹腔镜左肝外叶切除术。

病例
205

精彩视频请
扫描二维码

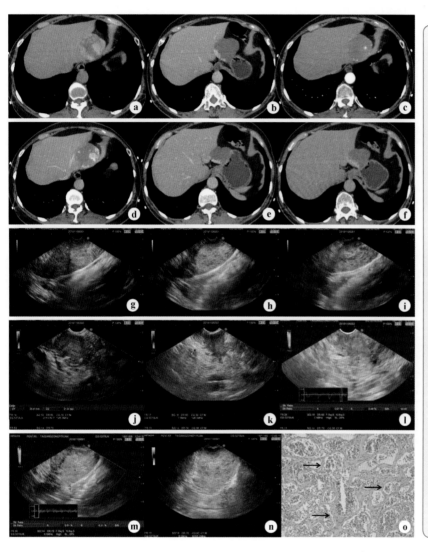

图像要点

EUS：肝脏左叶可见多发高回声结节，最大约47.9mm×26.1mm，内部回声欠均匀，其中可见筛网状结构，多普勒病灶内部可见少许血流信号，弹性成像质地偏硬，B/A 34.33。

术后病理：部分肝脏组织，体积为10cm×7cm×5cm，表面可见一个隆起型肿物，大小为4.5cm×3.5cm×3cm，切面灰红质中，有包膜，与周围组织界线清楚。

肝左外叶：血管瘤。

（郭世杰）

【病情简介】 女，29岁。发现腹腔占位1周。否认吸烟及大量饮酒史，否认糖尿病病史。

【实验室检查】 肿瘤学指标、肝功能、肾功能、血常规、DIC及止凝血指标、血糖等均正常。

【影像学检查】 CT：后腹膜、腹膜后多发淋巴结影，考虑Castleman病 淋巴瘤待排。MRI：腹膜后多发淋巴结。考虑Castleman病、淋巴瘤待排。

【治疗】 腹腔镜下腹膜后肿瘤切除术。

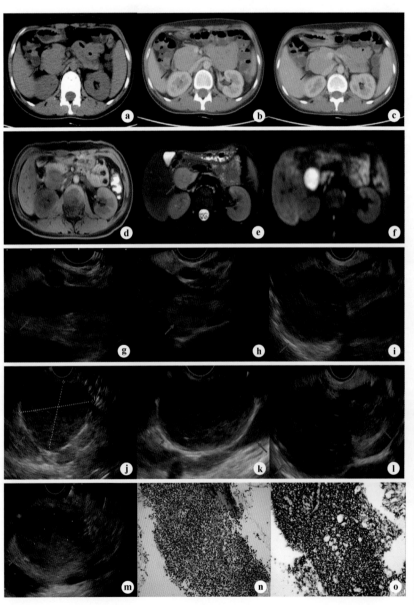

图像要点

CT胰头后方见团块状软组织影，分界清晰，边缘光整，低程度强化，十二指肠受压。MRI腹膜后（胰头后方）见一团块状T1WI等信号，T2WI高信号灶，边界光整，其内信号不均匀，胰头似受推压改变；EUS胃腔探查示胰腺钩突见异常回声病变（g～l）；降部探查证实肠系膜上静脉与探头间见类圆形、边界清晰低回声病灶，病灶与血管间隙清晰（j～m）；周边见回声一致的小病灶（l，粗箭）。

EUS-FNA涂片HE：针道内见淋巴细胞增生，细胞间可见增生的新生血管（i），200×；免疫组化标记B淋巴细胞CD20阳性，淋巴细胞间见增生的血管（j），200×。

诊断：腹膜后巨淋巴细胞增生症。

（苏州大学附属第二医院团队）

【病情简介】　男，75岁。反复腹痛2周。否认吸烟及大量饮酒史，否认糖尿病病史。

【实验室检查】　肿瘤学指标、肝功能、肾功能等均正常；血常规：WBC 18.8×10⁹/L，N% 83.8%；DIC及止凝血指标：正常；CRP 105mg/L（参考值：<0-10）；血糖：6.3mmol/L。

【影像学检查】　CT：中腹部混杂密度灶，考虑炎性病变，恶性肿瘤不除外。MRI：中腹部异常信号灶，考虑脓肿。

【治疗】　抗感染治疗。

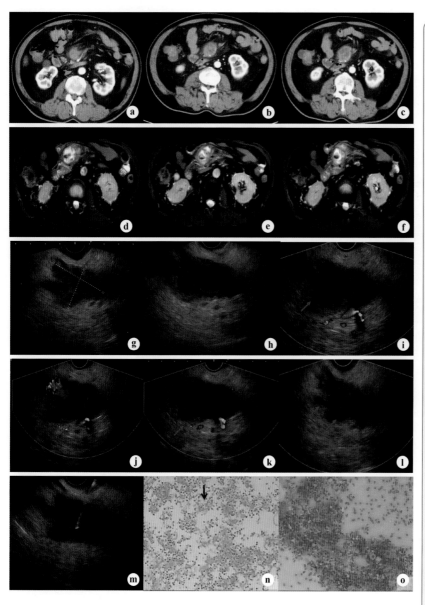

图像要点

CT见团块状混杂密度灶，其内可见斑片状低密度影及分割，厚薄不均，周围见斑片絮状模糊影及多发淋巴结影，病灶囊壁及分隔部分强化；MRI中腹部见团片状T2WI高信号灶，内见分隔，边界欠清，周边见多发小淋巴结，病灶内部未见明显强化，壁呈渐进性强化，病灶致局部血管走行显示欠清；EUS腹膜后见不规则病灶，内部呈不均匀低回声改变，局部无回声区域（g、h）；病变周边血供丰富（i～k）；病变紧邻肠系膜上动脉（粗箭，1）；穿刺活检（m）。

EUS-FNA涂片HE：炎性坏死中可见少量腺上皮细胞残存，200×（n）。炎性坏死及炎细胞浸润，无组织结构物为坏死物，200×（o）。

诊断：腹腔脓肿。

（苏州大学附属第二医院团队）

病例 207

【病情简介】 男，55 岁，间断右上腹部闷痛不适 2 年，再发 3 天。门诊腹部 CT 示：肝左叶胆管结石合并左叶萎缩、胆总管结石继发肝内外胆管胰管扩张、慢性胆囊炎。初诊胆总管结石。无吸烟史，无饮酒史，否认糖尿病病史。

【实验室检查】 血常规：WBC $7.56×10^9$/L，N% 70.5%；血清淀粉酶：96.0U/L；肿瘤学指标：CA19-9、CEA、AFP 等正常；肝功能、肾功能、DIC 及止凝血指标均正常；血糖：4.53mmol/L。

【影像学检查】 MRI：肝左叶胆管结石伴扩张、胆管炎、肝左叶萎缩；胰头区异常信号，考虑十二指肠降部憩室继发肝内外胆管轻度扩张。

【治疗】 ERCP。

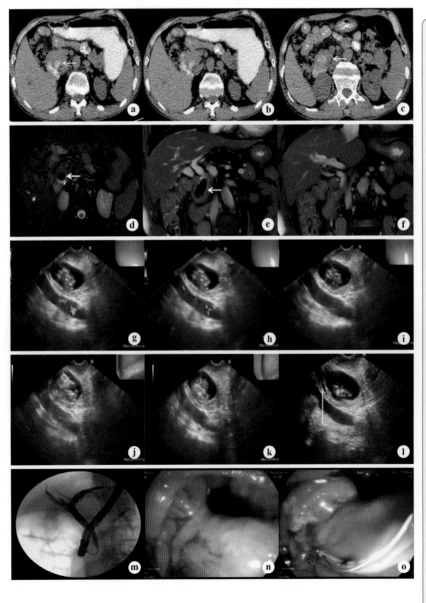

图像要点

CT：胆总管下段可见团块样高回声，考虑胆总管结石继发肝内外胆管、胰管扩张；慢性胆囊炎（a～c）；MRI：胰头区异常信号，考虑十二指肠降部憩室（白箭）继发肝内外胆管轻度扩张，胆总管未见明显结石（d～f）。EUS：胆总管下段受憩室压迫，难以追踪，易把憩室当成扩张胆总管，又扫见高回声团块，后方有声影，迷惑性大，易诊断为胆总管下段大结石，经仔细分辨及追踪，见憩室下方一小的胆总管（l）与扩张胆总管相连续。ERCP：可见憩室旁乳头，憩室内食物，清理出团状食物，胆总管造影未见充盈缺损影。

诊断：憩室内食物团块。

（王 雯 李达周）

【病情简介】　男，66 岁。胃癌毕Ⅱ式术后 1 年半，上腹部隐痛伴胃灼热感 3 个月，上腹部伴皮肤巩膜黄染半月余。外院 MRCP 示壶腹部可疑结节异常信号，增强 CT 提示胆总管下段可疑软组织密度影。无烟酒嗜好，无糖尿病病史。

【实验室检查】　肿瘤学指标：CEA 18.68ng/ml，CA125 35.5U/ml，余正常；血常规：RBC 3.1×10^{12}/L，余正常；肝功能：PA 68mg/L，ALT 76U/L，AST 95U/L，ALP 747U/L，γ-GT 287U/L，TBIL 57μmol/L，DBIL 29.3μmol/L，余正常；IgG4：0.66g/L，血糖：4.15mmol/L。

【影像学检查】　胰腺 CT 示：胰头上方软组织肿块、低位胆道梗阻，首先考虑转移，侵犯肝总动脉，门静脉 - 肠系膜上静脉移行处受压；胃癌术后改变，肝转移，腹膜转移待排，胰腺下方及肠系膜淋巴结转移。

【治疗】　胆肠转流术 + 胆囊切除术。

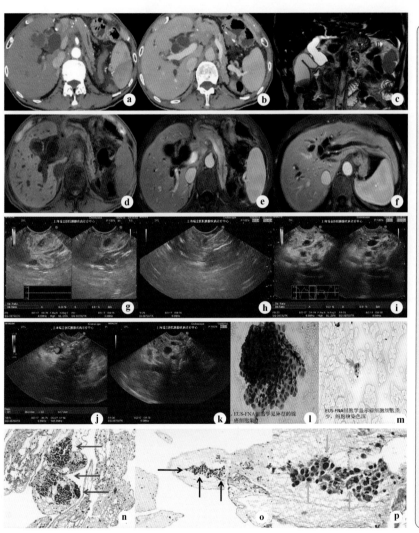

病例
210

精彩视频请
扫描二维码

【病情简介】 女，68岁。反复流鼻血半年，半年前查鼻咽部＋胸部CT示：胰头颈后上方不规则软组织影，腹膜后多发淋巴结肿大，考虑恶性肿瘤病变可能性大。无烟酒嗜好，无糖尿病病史。

【实验室检查】 肿瘤学指标：NSE 23.19ng/ml，CA125 88.4U/ml，CA19-9、CEA、AFP等正常；血糖：6.27mmol/L；肝功能、肾功能、血常规、DIC及止凝血指标等均正常；IgG4：0.34g/L（参考值：＜2g/L）。

【影像学检查】 MRI：肝门区、小网膜囊、腹主动脉旁淋巴结肿大、融合，恶性肿瘤？结核？

【治疗】 出院，择期化疗。

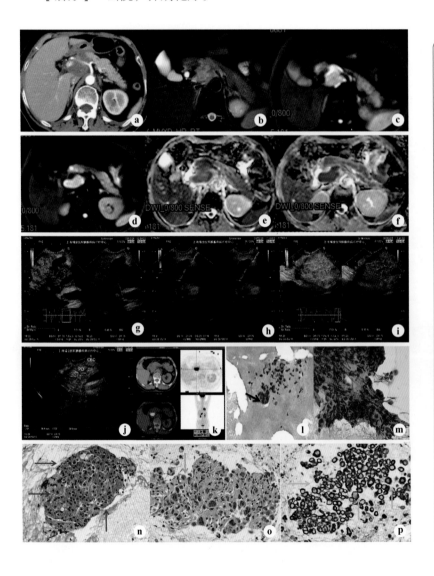

图像要点

EUS-FNA细胞学：癌细胞质少，呈裸核，核染色质细腻（黑箭），细胞呈巢团状或单个散在分布，细胞巢团内可见蓝色的细丝样结构（绿箭）。

EUS-FNA穿刺组织："胰腺头部穿刺标本"送检穿刺组织内局部见胰腺腺泡成分，无异型（红箭，n）。"肝门部穿刺标本"送检穿刺组织内见成片肿瘤细胞，细胞大小差异明显（蓝箭，o）；肿瘤细胞表达腺上皮标记CK19（绿箭，p）。

诊断："肝门部穿刺标本"腺癌。

最后诊断：肝门部腺癌。

第四篇 胆系疾病

第九章　胆囊病变

精彩视频请
扫描二维码

【病情简介】　女，68 岁。上腹痛 3 天，加重 1 天。初诊胆囊结石。否认饮酒史，否认吸烟史，既往体健。

【实验室检查】　肿瘤学指标正常；肝功能：TBIL 22μmol/L，γ-GT 33U/L，余正常；血常规：WBC $11.9×10^9$/L，N% 89.4%，余正常；肾功能、DIC 及止凝血指标均正常；血糖：5.8mmol/L。

【影像学检查】　CT：胆囊结石，胆囊炎；MRI：胆囊结石，胆囊炎。

【治疗】　抗感染、解痉对症处理。

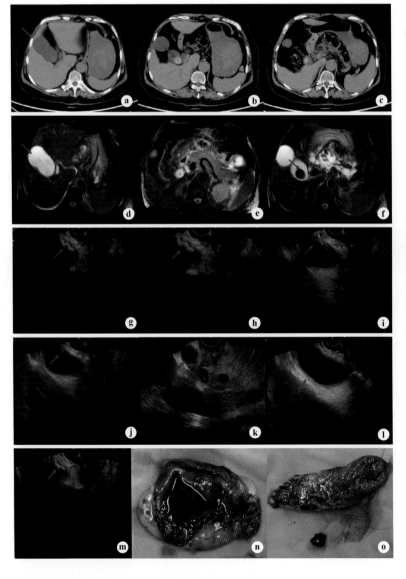

图像要点

CT 平扫胆囊稍增大，囊壁不增厚，腔内见结石声影。胰腺边界不清，周围见多发渗出样改变（a～c）。MRI 显示胰腺周围见片状 T2WI 高信号灶，胆囊体积增大，腔内见类圆形充盈缺损的结石声影（d～f）；EUS 胆囊内见高回声病变，后方伴声影形成；胆囊颈部壁增厚；胆囊内见结石声影伴周边囊壁增厚（g～k）；l 图示胆囊体部声像。术后证实胆囊结石（n，o）。

最后诊断：胆囊结石。

（苏州大学附属第二医院团队）

【病情简介】　男，67岁。中上腹痛1周伴进食后恶心呕吐2天余。外院腹部超声提示胆囊窝混合性占位，性质待查。否认吸烟及大量饮酒史，否认糖尿病病史。

【实验室检查】　肿瘤学指标：CA19-9 41.03U/ml；CEA、CA125、AFP等正常；肝功能：TBIL 103.5μmol/L，DBIL 100.2μmol/L，ALB 27.2g/L，ALP 190U/L，γ-GT 158U/L，余基本正常；肾功能正常；血常规：WBC $12.4×10^9$/L，余正常。N% 81.5%，HGB 114g/L，余正常；DIC及止凝血指标均正常；血糖：5.8mmol/L。

【影像学检查】　CT：胆囊颈部壁不规则增厚，肝门淋巴结肿大，考虑恶性肿瘤。MRI：胆囊颈癌伴肝内浸润，肝门部淋巴结肿大，考虑癌转移，胆囊结石。

【治疗】　腹腔镜下胆囊切除术。

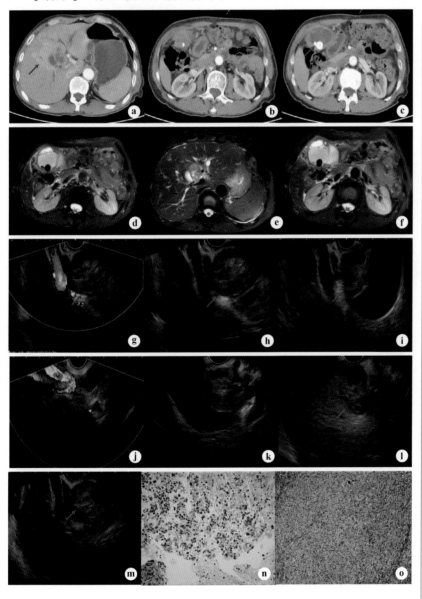

图像要点

CT胆囊窝周围肝实质明显强化，肝门区见肿大淋巴结影，肝内外胆管扩张，胆囊壁水肿增厚，局部稍增厚强化，腔内见结石。MRI肝门部见团块状T2WI高信号灶，胆囊颈部及胆囊管显示不清，胆囊体积增大，壁不规则增厚，腔内见结节状T2WI低信号灶；EUS：球部探查胆囊颈部见不均匀低回声病灶，病灶与左侧胆总管分界不清（g）；病灶局部侵犯胆总管，右侧部分囊性区域存在（h）；胃腔内探查见病灶（i）；病变累及局部肝脏(l)。

EUS-FNA标本细胞包埋块，差分化癌，癌细胞散在分布，HE：200×（n）；手术巨检标本：癌巢在肌层散在分布，癌细胞分化差，HE：100×（o）。

诊断：胆囊癌。

（苏州大学附属第二医院团队）

【病情简介】　女，67 岁。腹胀、食欲缺乏 10 余天。外院上腹部增强 CT：①考虑胆囊癌，并侵犯十二指肠可能；②轻度脂肪肝，疑早期肝硬化，胆囊内胆固醇沉积；③腹腔大量积液；④双侧少量胸腔积液。查体：腹部膨隆，移动性浊音（+）。双下肢无水肿。

【实验室检查】　腹腔积液常规：蛋白定性 Rivalt a 阳性（+）、腹腔积液细胞计数 WBC 120/μl、单个核细胞 LY% 40%、多个核细胞 GRA% 60%。腹腔积液生化：葡萄糖 3.41mmol/L、乳酸脱氢酶（LDH）1048U/L、总蛋白 TP 52.4g/L、腺苷脱氨酶（ADA）17.7U/L。（腹腔积液）细胞学检查：察见大量腺癌细胞。血常规、肝功能、肾功能、血糖等指标无明显异常；CEA、AFP、CA19-9 正常，CA 125 为 472U/ml。

【影像学检查】　提示胆囊及卵巢、盆腔多发占位。

【治疗】　对症支持治疗，拟行 EUS-FNA 明确诊断。

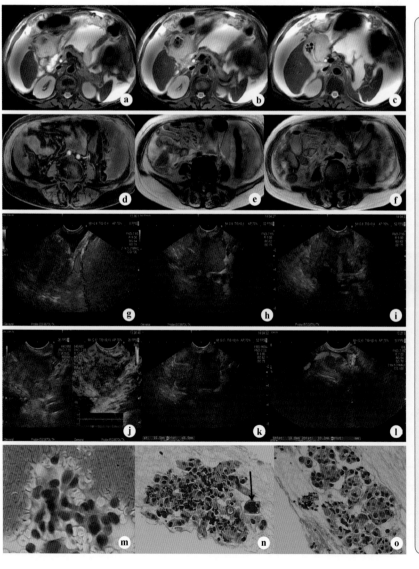

图像要点

EUS-FNA：（胆囊穿刺）细胞学检查意见：查见腺癌细胞。

（胆囊穿刺）组织学检查：见腺癌组织，细胞异型较大，可见瘤巨细胞（箭），结合形态及免疫表型，考虑为卵巢高级别浆液性腺癌胆囊转移。

最后诊断：卵巢癌胆囊转移。

（李　跃）

第十章 胆总管病变

【病情简介】 女，61岁，腹部超声发现胆总管内可疑占位2周。胆总管及肝内胆管直径2.6cm、0.9cm，胆总管内见层状强回声，范围4.3cm×1.0cm。

既往史及个人史：25年前因上腹痛伴皮肤巩膜黄染，当地医院发现右肝内胆管及胆总管内多发结石，行胆囊切除术+肝右叶上段切除+胆总管切开取石+T管引流术；8年前外院再行ERCP胆总管取石；无糖尿病病史，无吸烟饮酒史。

【实验室检查】 肝功能：ALT 250U/L，AST 112U/L，ALP 229U/L，γ-GT 676U/L，余正常；血糖、肾功能、血常规、凝血指标、肿瘤学指标正常。

【影像学检查】 CT：胆管内病变，占位？ MRCP：肝内外胆管扩张，壶腹部病变待排。

【治疗】 出院，后至外院行联合肝段切除术+肝门部胆管癌根治术，术中见胆总管中段管腔内充满质软的乳头颗粒样团块及胶冻样液体，胆道镜探查见胆总管远侧管腔黏膜正常，左肝管扩张、管腔内黏膜正常，右肝管起始部及尾状叶胆管管腔黏膜呈绒毛样改变。术后病理：胆总管导管内乳头状肿瘤伴高级别上皮内瘤变，肿瘤大小4cm×2.5cm×1cm，周围胆管上皮局灶成低-高级别胆管上皮内瘤变；肝右前叶胆管导管内乳头状肿瘤伴高级别上皮内瘤变，部分干细胞淤胆，淋巴结反应性增生。免疫组化：MUC2（＋）、局灶MUC（＋）、Ki-67＞55%、CEA（＋）。

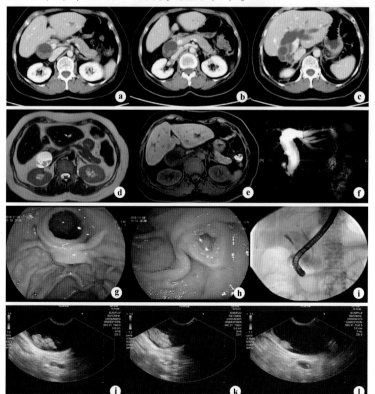

图像要点

CT：示胆总管内见稍高密度影，呈轻度强化，肝内外胆管扩张（a～c）；MRCP：示肝内外胆管明显扩张，最宽3cm，内见条片样低信号影（d～f）。首次ERCP显示胆瘘形成，胆瘘口见大量胶冻样物质，乳头开口似可见少量黏液。造影提示胆管内巨大柱样充盈缺损，应用网篮见大量胶冻样物质（g～i）；EUS：示胆管明显扩张，最宽2.6cm，胆管内见不规则回声不均匀结节，大小1.5cm（j～l）。

病
例
214-2

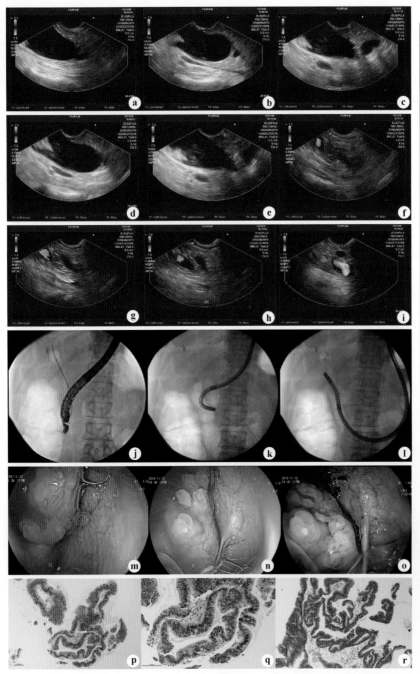

EUS 显示胆管明显扩张，胆管内絮状物分布不均匀，延伸至近乳头区（a～f）；胰头部胰管轻微扩张（g～i）。第二次 ERCP 显示超声内镜检查后应用球囊清理胆道内黏液，超细内镜代经口胆道镜进入胆管探查（j～l）；超细内镜代胆道镜显示肝门部胆管及肝总管内见乳头状隆起，表面呈小叶状，葡萄状，表面血管增粗，迂曲（m～o）。经超细内镜、应用超细内镜活检钳活检，病理示：①胆管内结节：导管内乳头状黏液性肿瘤（IPMN，p，10×）；②胆管内结节：上皮呈乳头状增生，结构紊乱，少部分上皮细胞核浆比增大、细胞核呈假复层、呈灶性高级别瘤变（q，20×）；③胆管壁粗糙面：导管内乳头状黏液性肿瘤（r，10×）。

最后诊断：胆管导管内乳头状黏液性肿瘤（IPMN-B）。

（黄永辉　闫秀娥）

【病情简介】　女，49 岁，腹痛 2 天伴黄疸入院，伴低热、寒战；体温最高达 37.4℃；无烟酒嗜好及糖尿病病史。

【实验室检查】　肝功能：ALT 301.2U/L，AST 122.1U/L，TBIL 124.0μmol/L，DBIL 115.3μmol/L，IBIL 8.70μmol/L，ALP 218.6U/L，γ-GT 1061.8U/L；血常规：WBC 7.61×10^9/L，N% 79.11%；入院空腹血糖：9.96mmol/L；肿瘤学指标正常；余正常。

【入院后影像学检查】　MRCP：胆囊多发结石，胆囊炎，肝总管狭窄，考虑为米利兹综合征。

【治疗】　ERCP+EST+ 胆管结石取出术 +ENBD 术；全身麻醉下腹腔镜胆囊切除术。

病例 215

精彩视频请扫描二维码

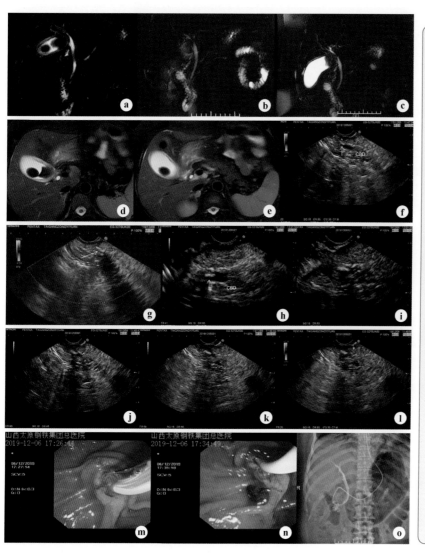

图像要点

MRCP：示肝总管受压变窄，肝内胆管轻度扩张，胆总管无明显扩张，其内未见明显充盈缺损影。

EUS：胆总管无扩张，胆总管下段直径约 2.8mm，胆总管下段可见强回声，直径约 5.4mm，后方伴声影。

ERCP 胆总管直径为 0.7～0.8cm，下段见小的充盈缺损影，大小为 0.5～0.7cm，置入取石球囊取出褐结石 1 块及胆沙结石排出。

最后诊断：胆总管结石。

（郭世杰）

【病情简介】　女，57 岁，剑突下疼痛 1 天。在当地医院行 CT：胆总管下段结石；胆囊结石；胰腺炎。初诊胆石症并胆管炎，胆源性胰腺炎？无吸烟及饮酒史，否认糖尿病病史。

【实验室检查】　血常规：WBC 8.09×10⁹/L，N% 76.1%；血清淀粉酶：369.0U/L；CRP 7.2mg/L；肝功能：TBIL 74.1μmol/L，IBIL19.7μmol/L，DBIL 54.4μmol/L，ALT 320.2U/L，ALP212.0U/L，γ-GT 876.4U/L，AST 201.7U/L；肿瘤学指标：CA19-9、CEA、AFP 等正常；肾功能、DIC 及止凝血指标均正常；血糖：4.95mmol/L。

【影像学检查】　MRI：胆总管下段结石伴肝内外胆管稍扩张；慢性胆囊炎。

【治疗】　ERCP。

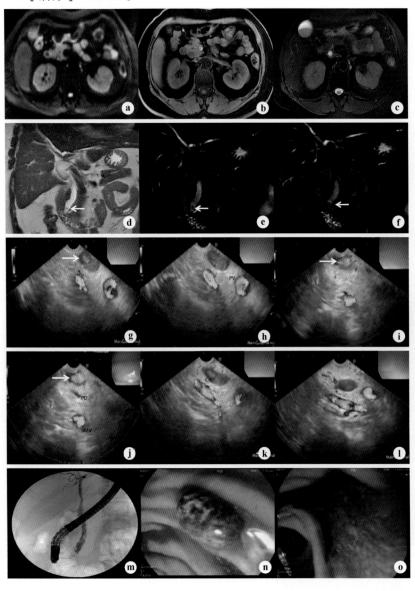

> **图像要点**
>
> MRI：胆总管下段可见结节状异常信号影（a～f）；EUS：胆总管下段处见一偏高回声团块，其截面大小 12.0mm×7.7mm，后方未见明显声影（g、i、j），周边可见絮状偏高回声影。ERCP：见胆总管充盈缺损影，取出 1 枚结石及大量胆泥。此病例 CT 和 MR 有发现，但 EUS 下的表现不典型，长条形的高回声却无明显声影，周边有大量胆泥。说明声影并不是所有结石都会出现。
>
> 最后诊断：胆总管结石。
>
> （王　雯　李达周）

【病情简介】　女，71岁。无痛性进行性黄染1月余。患者黄染进行性加重，期间予特殊治疗。门诊以"梗阻性黄疸"收入院。无糖尿病病史，无吸烟史，无饮酒史。

【实验室检查】　肿瘤学指标：CA125 48U/ml，CA19-9 86U/ml，AFP、CEA正常；肝功能：TBIL 322μmol/L，DBIL 311μmol/L，ALT 148U/L，AST 236U/L，ALP 1306U/L，γ-GT 928U/L，余正常；血常规：WBC 6.5×10⁹/L，N% 30.9%，Ly% 58.3%，余正常；血糖、肾功能及止凝血指标均正常。

【影像学检查】　腹部超声：胆总管内占位性病变合并肝内外胆管扩张及胆囊体积增大（肿瘤不能除外）。胆囊内泥沙样结石及沉积物。

【治疗】　EUS+ERCP。

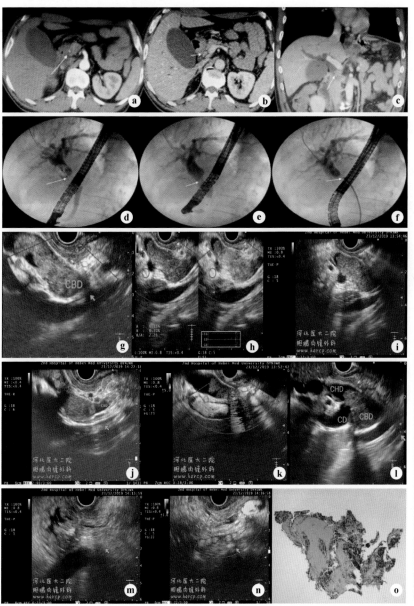

病例217

精彩视频请扫描二维码

图像要点

CT：：胆总管上段占位病变，至以上胆管扩张，病变延迟强化（a～c）；ERCP：造影显示胆总管上段狭窄，至以上肝内外胆管扩张，应用活检钳咬取组织（d～f）；EUS：胆总管内可见团状新生物，其内可见血流信号，较丰富（g），弹性成像成蓝绿色，质地偏硬（h），可见胆囊颈管开口处被肿物堵塞至增宽（l）。

EUS-FNA病理：见少许腺癌细胞（o）。

最后诊断：胆管癌。

（张立超　侯森林）

【病情简介】　女，64岁。间断发热伴皮肤及巩膜黄染1月余。初诊考虑胆总管结石，半年前于外院行ERCP取石。无糖尿病病史，无吸烟史，无饮酒史。

【实验室检查】　血常规：WBC12.7×10⁹/L，余正常；肝功能：TBIL 257.10μmol/L，DBIL 228.90μmol/L，ALT 60.5U/L，ALP 463U/L，余正常；肿瘤学指标：CA19-9 640.10U/ml，余正常；抗核抗体（ANA）：颗粒＋核仁1：100（阳性）；血糖：4.7mmol/L。

【影像学检查】　CT：肝内外胆管扩张、肝门结构显示欠清，胆管走行区高密度影。

【治疗】　EUS+ERCP。

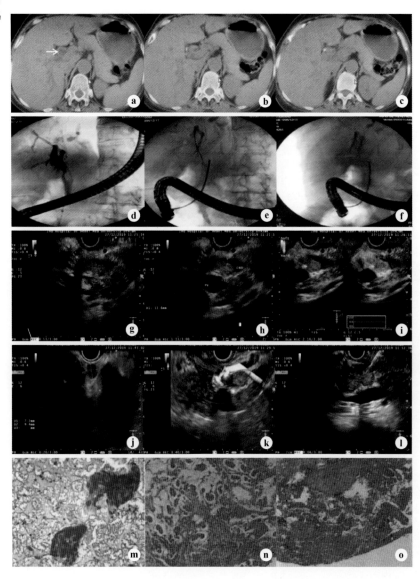

图像要点

CT：肝内胆管扩张，肝门处胆管管腔内密度增高，边缘模糊，腹膜后多发小淋巴结影（a～c）；ERCP：肝内胆管扩张，胆总管上段可见约1.0cm×1.1cm充盈缺损，不移动，应用活检钳取活检送病理（d～f）；EUS：胆总管壁增厚，胆总管直径约14mm，内见1.2cm×0.6cm等回声，外形不规则，内部未见血流信号，与胆管壁边界欠清晰（h～g）。第12b组多个肿大淋巴结，部分融合成团，大者长径约15mm。超声引导下对肿大淋巴结以22G穿刺针行细针穿刺送病理（k～m）。

术后病理示：12b组淋巴结穿刺涂片：找到癌细胞；穿刺活检组织：找到少许腺癌组织。胆管肿物活检：黏液腺癌（n～p）。

最后诊断：胆总管黏液腺癌。

（张立超　侯森林）

【病情简介】 男，51岁。发现黄疸10天余入院；体检：全身皮肤黏膜检查黄染，有肝掌、无蜘蛛痣，巩膜有黄染。吸烟20余年，间断饮酒，无糖尿病病史。

【实验室检查】 肝功能：ALT 95U/L，AST 42U/L，TBIL 375.6μmol/L，DBIL 344.5μmol/L，IBIL 31.1μmol/L，ALB 38.1g/L，肿瘤学指标：CA19-9 42.66U/ml，余肿瘤学指标、血常规、血糖等无明显异常。

【影像学检查】 入院后超声内镜提示胆总管下段占位伴胆总管扩张，诊断为胆管癌。

【治疗】 胰十二指肠切除术。

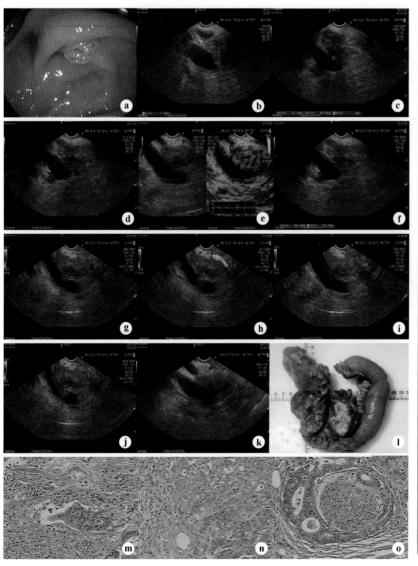

图像要点

EUS：乳头未见明显异常，胆总管扩张，胆总管下段管壁可见不规则增厚，继续往十二指肠乳头方向追踪可见一低回声占位，约22mm×20mm。弹性成像示质地偏硬。胰管未见明显扩张。

病理示：①（胰十二指肠）中-低分化胆管细胞癌，局部侵犯胰腺实质及胆总管壁全层，伴神经侵犯及脉管内癌栓；②自检胃切缘、十二指肠切缘及胰腺切缘均未见癌转移；③自检淋巴结见癌转移（2/3），（第8组LN）淋巴结未见癌转移（0/3）。

最后诊断：胆总管下段癌。

（李　跃）

【病情简介】 女，64岁。皮肤、巩膜黄染2周。外院上腹部CT提示胆总管下段占位，考虑恶性肿瘤可能性大。无吸烟酗酒史，无糖尿病病史。

【实验室检查】 肿瘤学指标：CA 242 43U/L，CEA、CA125、CA19-9等正常；肝功能：TBIL 257 μmol/L，DBIL 210μmol/L，ALP 215U/L，TBA 91μmol/L，γ-GT 68U/L；血常规、肾功能、血糖、DIC及止凝血指标均正常。

【影像学检查】 CTA、MR、EUS：低位胆道梗阻，考虑胆总管下段癌。

【治疗】 胰十二指肠切除术。

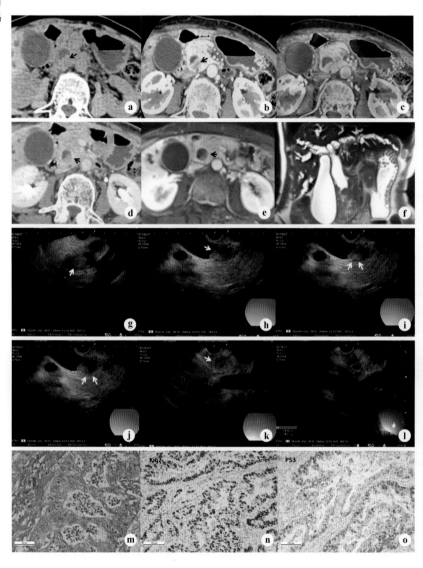

图像要点

CTA（a～d）及MRI（e，f）：胆总管下段见软组织，增强后可见强化，上游胆总管及肝内胆管明显扩张，胰腺形态规则，未见异常强化灶，胰管无扩张；EUS：胆总管下段见一稍低回声团块，其内可见更低回声区，病变局部浸润至（i）甚至突破（j）胆管壁外膜，病变处胆管腔闭塞，近端胆总管及肝内胆管扩张。

组织病理（400×，m）：肿瘤细胞呈筛孔样排列，腺腔内见小灶坏死，细胞核异型显著，核形态不规则且见明显核仁。免疫组化（200×）：肿瘤细胞具有较高增殖活性，约90%（n），大部分肿瘤细胞呈p53核强阳性（o）。

诊断：胆总管下段中分化腺癌。

（上海长海医院团队）

【病情简介】　女，49岁。胆管结石行 ERCP 取石、胆道支架置入术后4个月。我院 EUS：胆管多发结石、胆道塑料支架置入术后。无吸烟酗酒史，无糖尿病病史。

【实验室检查】　肿瘤学指标：CA19-9、CEA、CA125、AFP 等正常；血清淀粉酶 240U/L；肝肾功能、血常规、血糖、DIC 及止凝血指标均正常。

【影像学检查】　无。

【治疗】　ERCP。

精彩视频请扫描二维码

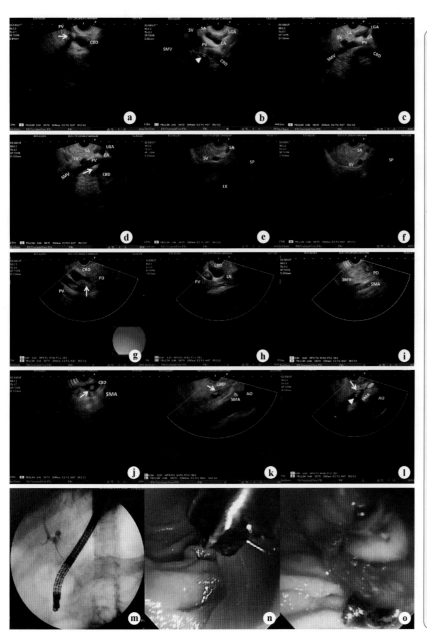

图像要点

EUS：胰腺形态可，内部回声均匀，主胰管未见扩张。胆总管扩张，最大直径 1.1cm，内可见多个大小不等的强回声（a、d、g、j、k、l），后方伴声影，直径为 0.5～1.0cm，胆总管内另可见等号样强回声（b、l）。肝门见一枚扁平状淋巴结（h）。

ERCP：胆管造影显示胆总管扩张，其内见多枚充盈缺损影，以取石网篮及取石球囊取出数枚结石。取石后造影，充盈缺损影消失。

最后诊断：胆总管结石。

（上海长海医院团队）

【病情简介】 男，74 岁。上腹痛半天。否认吸烟史，既往体健。

【实验室检查】 肿瘤学指标：CA19-9 > 1000U/L，CEA、CA125、AFP 等正常；肝功能：TBIL 82μmol/L，DBIL 71.2μmol/L，ALB 27.5g/L，ALP 199U/L，γ-GT 360U/L，余基本正常；肾功能、血常规、DIC 及止凝血指标等均正常；血糖：7.1mmo/L。

【影像学检查】 CT：肝内外胆管扩张，胆总管下段壁增厚伴狭窄，十二指肠乳头稍增大（炎症？）。MRI：胆囊结石，胆囊炎，胆总管下段结石伴肝内外胆管扩张。

【治疗】 ERCP。

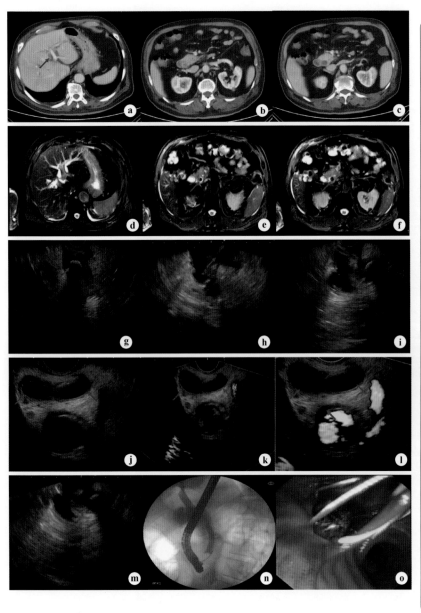

图像要点

CT：肝内外胆管扩张，胆囊壁增厚，腔内未见明显结石声影，增强扫描胆囊壁呈明显环形强化，胆总管下端十二指肠乳头开口处壁增厚伴腔狭窄；MRI：胆囊管、肝内外胆管扩张，胆总管下段腔内见类圆形 T1WI 低信号影，长约 15mm，胆囊体积较小，壁稍增厚。EUS：球部探查胆总管内见高回声改变，后方伴声影，管壁增厚明显；降部乳头区域探查，见胆总管内结石声影（g～i）；球部沿胆总管逆时针探查可见肝总管（粗箭）及胆囊管（细箭）均明显增厚，两者下方为门静脉，三者之间形成一个类似于"鬼脸"图像（j～l）。ERCP 取出结石一枚。

诊断：胆总管下段结石。

（苏州大学附属第二医院团队）

【病情简介】　男，70岁。发现胆总管占位8天。否认吸烟史，既往体健。

【实验室检查】　肿瘤学指标：CA 19-9 46.1U/L，CEA、CA125、AFP等正常；肝功能、肾功能、血常规、DIC及止凝血指标等均正常；血糖：6.3mmol/L。

【影像学检查】　CT：胆总管起始部前壁处小结节样强化灶伴肝外胆管稍扩张。MRI：胆总管下段左前方异常信号灶，考虑占位。

【治疗】　胰十二指肠切除术。

病例
223

精彩视频请
扫描二维码

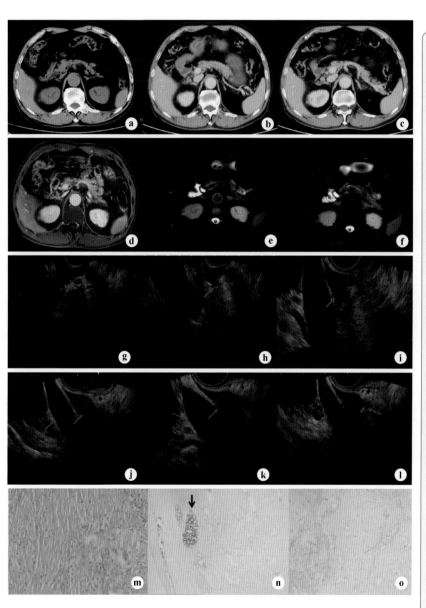

图像要点

CT：胆总管起始部近前壁处见小结节样稍高强化灶（红箭）；MRI：胆总管下段左前方见小类圆形T2WI高信号灶（红箭）；EUS：球部探查胆总管下端管壁欠光滑（g、h）；局部放大观察，胆总管壁连续性中段，局部增厚，呈低回声改变，病变后方似乎可见弱声影；进一步放大观察，病变不随探头的挤压而活动，病变上方似可见完整黏膜层（g～l），胆总管后方为门静脉（j～l，粗箭）；手术巨检标本：胆总管胶原纤维组织增生伴神经组织增生及淋巴细胞、浆细胞浸润（m）；免疫组化显示：AE1/AE3（上皮+，n）；CD34（血管+）（o）。

诊断：胆总管胶原纤维瘤样增生。

（苏州大学附属第二医院团队）

【病情简介】 女，70 岁。肤目黄染 2 天。外院腹部超声提示胆囊体积增大，肝内外胆管扩张，胰管扩张，建议进一步检查。否认吸烟史，既往体健。

【实验室检查】 肿瘤学指标：CA19-9 133.4U/L，CEA、CA125、AFP 等正常；肝功能：TBIL 60.7μmol/L，DBIL 49.2μmol/L，ALP 780U/L，γ-GT 2358U/L 余基本正常；血常规：HGB 112g/L，余正常；肾功能、DIC 及止凝血指标均正常；血糖：7.1mmol/L。

【影像学检查】 CT：胆总管下段占位，考虑恶性肿瘤，伴肝内外胆管、主胰管扩张；MRI：胆总管下段占位伴其上游胆管及主胰管扩张。

【治疗】 胰十二指肠切除术。

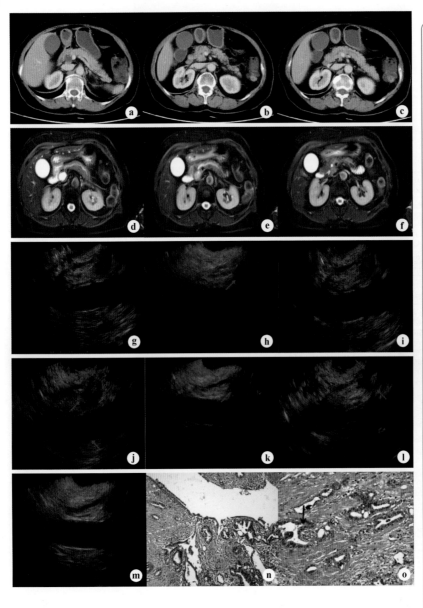

图像要点

CT：肝内外胆管及胆总管下段扩张，左叶为著，胆囊稍增大，囊壁不增厚，胰头后方见小斑片稍低密度影，增强扫描强化程度似低于胰腺实质，主胰管稍扩张；MRI：胆囊体积增大，胆囊管稍扩张，肝外胆管扩张，最大直径约 21mm，胆总管下段见 T2 等信号灶；EUS：降部探查：胆总管胰腺段见低回声病灶，病灶下游胆管近乎闭合（g）；呈混合低回声改变，累及周边胰腺组织；病灶与肠系膜上静脉（粗箭）界线清晰（j）；其上游胆管扩张（g～m）。

手术巨检标本：癌变的腺上皮浸润肌层，可见残存的正常黏膜腺上皮（m），HE：100×。腺癌细胞巢浸润肌层（o），HE：100×。

诊断：胆管下段癌。

（苏州大学附属第二医院团队）

【病情简介】　女，69 岁。中上腹痛 3 月余。10 余年前有胆囊癌根治术史。否认吸烟及大量饮酒史，否认糖尿病病史。

【实验室检查】　肿瘤学指标、肝功能、肾功能、血常规、DIC 及止凝血指标等均正常；血糖：6.3mmol/L。

【影像学检查】　CT：胰腺后方软组织灶，考虑增大淋巴结；MRI：胰头后方软组织信号灶，考虑：①炎性肌纤维母细胞瘤；②Castleman；PET-CT：门腔间隙，胰头前方结节，团块灶。FDG 摄取增高，考虑转移癌，原发可能性大。

【治疗】　EUS-FNA。

病例 225

精彩视频请扫描二维码

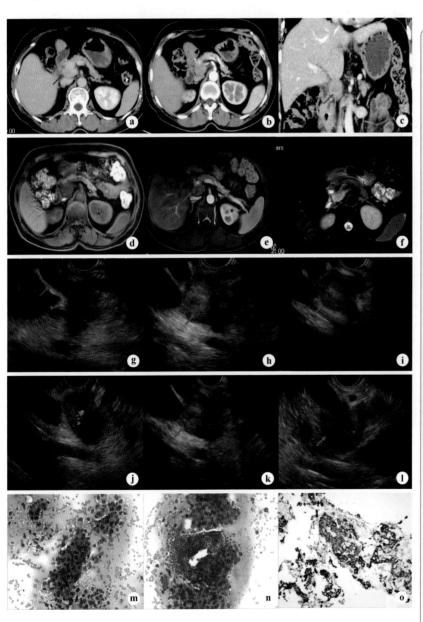

图像要点

CT：胰头后方见一类圆形软组织密度影，与胰头分界不清，后方下腔静脉受压，呈不均匀强化，冠状位显示病灶位置（c）；MRI：显示胰头后方见一类圆形 T2WI 高信号，T1WI 低信号灶，边界尚清，周边少许渗出性改变；EUS：降部探查，胆总管（粗箭）与门脉之间见混合低回声改变，病边界清晰，病变包绕门静脉，病变内可见高回声钙化影（g～l）。

EUS-FNA 标本：癌细胞结构紊乱，呈巢状排列，核浆比增大（m），HE：200×。癌细胞巢间可见正常的胃黏膜，癌细胞结构紊乱，核浆比增大，呈巢状排列（n），HE：200×。癌细胞排列紊乱，免疫组化上皮标记阳性，AE1/AE3（o），200×。

最后诊断：胆总管腺癌。

（苏州大学附属第二医院团队）

病例
226

精彩视频请
扫描二维码

【病情简介】 女，50岁。右上腹不适10余天，外院CT提示胆总管囊状扩张伴胆总管下段囊肿可能。否认吸烟及大量饮酒史，否认糖尿病病史。

【实验室检查】 肿瘤学指标、肝功能、肾功能、血常规、DIC及止凝血指标等均正常；血糖：6.5mmol/L。

【影像学检查】 MRI：十二指肠降部憩室，致胆总管末端部分阻塞扩张可能。

【治疗】 胆总管囊肿切除术。

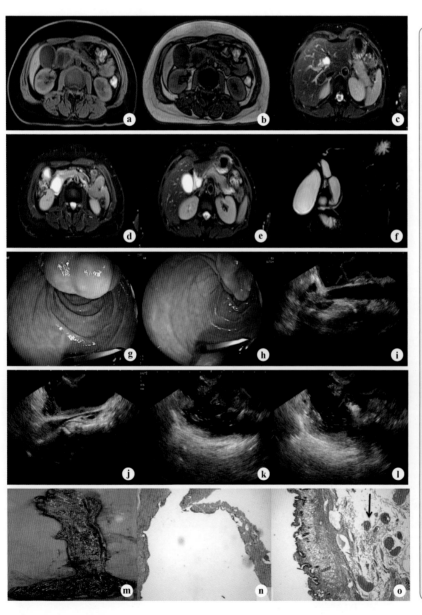

图像要点

MRI：提示十二指肠末端憩室可能，肝内外胆管未见明显扩张，胰管未见扩张，腔内未见明显占位；EUS：白光下，十二指肠乳头处可见囊袋样改变，视频下可见囊袋可随肠蠕动而消失，乳头开口于囊壁内（g、h）；胆总管呈囊样扩张，壁薄，后方胰管未见明显异常，共同开口于胆总管囊壁内（i～l）；手术大体标本可见胆总管囊状扩张（m）。手术巨检标本：可见导管扩张，管腔扩大，上皮因扩张而减少或者缺失（m）。黏膜下层可见炎细胞浸润及增生、扩张充血的血管（o）。HE：40×。

诊断：胆总管囊肿。

（苏州大学附属第二医院团队）

【病情简介】　女，56 岁，胆管支架置入术后 1 月余，腹胀伴发热 1 周。MRI：胆总管胰头段狭窄并以上胆管扩张。在当地 ERCP 行胆管支架置入术，症状好转入院。无吸烟及饮酒史，糖尿病病史 2 年余，不间断服用"二甲双胍"降血糖治疗，自诉平素血糖波动于 6 ～ 7mmol/L。

【实验室检查】　血常规：WBC 3.57×10⁹/L，N% 65.6%；血清淀粉酶：55.0U/L；CRP 46.4mg/L；肝功能：ALT 182.7U/L，ALP 473.7U/L，γ-GT 488.2U/L，DBIL 8.4μmol/L，AST 85.0U/L，余正常；肿瘤学指标：CA19-9 673.6U/ml，CEA、AFP 等正常；肾功能、DIC 及止凝血指标均正常；血糖：11.0mmol/L。

【影像学检查】　CT：原 ERCP 后，支架在位，胆总管管壁稍增厚，考虑胆管炎；MRI：原 ERCP 及胆道支架置入术后，胆总管胰头段节段性狭窄。

【治疗】　EUS+ 胰十二指肠切除术。

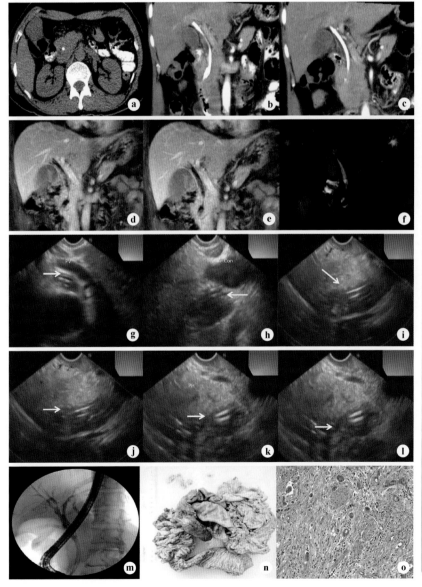

病例 227

图像要点

CT：支架在位，胆总管管壁稍增厚（a ～ c）。MRI：胆总管胰头段节段性狭窄（d ～ f）；EUS：胆管内见胆管支架，肝总管及胆总管上段扩张，管壁均匀，回声层次尚清(g、h)，胆总管中下段管腔变狭窄，壁增厚欠规整，呈低回声（i ～ l）。胰腺扫查未见异常。ERCP 支架取出术+胆管下段细胞刷检术。"胆管刷检细胞"涂片：未找到瘤细胞。"部分胃胰十二指肠及胆囊切除标本"：壶腹部中低分化腺癌，肿瘤呈浸润生长，癌组织蔓延侵犯"十二指肠乳头开口处"；切缘未见癌转移，胆总管胰腺周围淋巴结见癌转移；余淋巴结阴性。

最后诊断：胆管癌。

（王　雯　李达周）

【病情简介】　男，73岁。患者2个月前无明显诱因出现食量下降，厌油，无恶心呕吐，无腹痛腹胀，无腹泻便秘，当时未予以重视。后体检发现肝酶升高，1周前开始出现皮肤巩膜黄染，小便深黄，就诊于当地医院，查ALT 270U/L，AST 191U/L，DBIL 52.6μmol/L，IB 16.30μmol/L，CA19-9 452U/ml，CT示胆总管下段梗阻伴胆系扩张，考虑占位，胆囊炎，后转至省立医院，查MRI增强示胆总管下端管壁增厚并管腔狭窄，上游胆系扩张，胆管癌不能除外，胰头旁可见小淋巴结。无烟酒嗜好，无糖尿病病史。

【实验室检查】　肿瘤学指标：NSE 17.24ng/ml，CA19-9 1584.90U/ml，CEA、CA125、AFP等正常；血糖：5.28mmol/L；肝功能：ALT 302U/L，AST 311U/L，ALP 824U/L，γ-GT 1172U/L，TBIL 322.3μmol/L，DBIL 180.1μmol/L，余正常；肾功能：SCr 58μmol/L，UA 119μmol/L，余正常；血常规、DIC及止凝血指标正常；IgG4：0.11g/L。

【影像学检查】　CT：胰腺占位性病变，胆总管下段占位伴低位胆道梗阻，CA可能；MRI：胰腺占位性病变，胆总管下端狭窄伴低位胆道梗阻，考虑胆管癌可能大局部累及胰腺头部。

【治疗】　机器人胰十二指肠切除术。

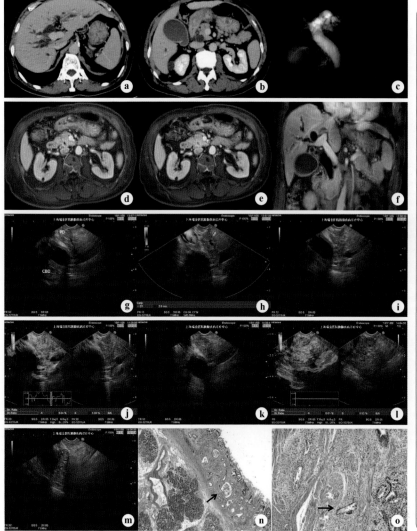

图像要点

增强CT：示肝内胆管增宽，胆总管增宽，胆囊形态饱满（a、b）；MRCP示胆总管下段截断，胆系增宽，肝内胆管呈软藤状增宽（c）；MRI增强示胆总管下端管腔狭窄伴管壁环形强化（d、e）；MRI：冠状面可见胆总管下端截断（f）。

组织病理：胆总管壁见异型腺体浸润性生长，未累及胰腺实质（黑箭，n）；肿瘤组织浸润胆总管肌层（黑箭，o）。

诊断：胆总管腺癌。

【病情简介】　男，54岁；上腹痛1个月，黄疸1周。无明显诱因，伴恶心呕吐，无发热。于外院就诊，MRCP示胰腺炎，胆囊炎，肝内外胆管轻度扩张，给予护肝、退黄治疗，症状缓解。无烟酒嗜好，无糖尿病病史。

【实验室检查】　血糖：5.84mmol/L；肝功能：PA 154mg/L，ALT 256U/L，ALT 79U/L，ALP 548U/L，γ-GT 322U/L，TBIL 203.6μmol/L，DBIL 96.3μmol/L，余正常；IgG4：0.42g/L；肿瘤学指标正常；血常规、肾功能正常；凝血功能基本正常。余肿瘤学指标等正常。

【影像学检查】　上腹CT平扫：胰腺炎，胰头钩突低密度影，胆囊炎，胆总管下端显示不清，肝外胆管稍宽，肝小囊肿。两肾窦斑片状稍高密度影；MRI是肝内外胆管扩张。

【治疗】　ERCP胆总管取石术。

病例 229

精彩视频请扫描二维码

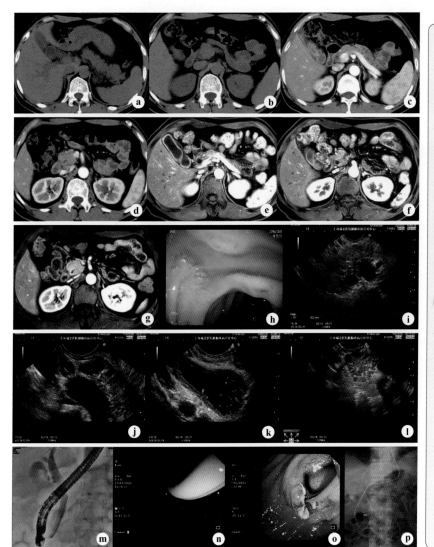

图像要点

EUS：见胆总管多发泥沙样结石伴胆管炎、慢性胆囊炎、胆囊结石、胰腺炎性改变；次日行ERCP，术中见肝外胆管多发结石，胆总管下段狭窄（炎性可能），胃窦黏膜糜烂，完成ERCP+EST+EPBD+取石＋取石球囊探查＋止血夹子及局部黏膜下注射、喷洒冰肾水预防性止血＋ENBD，留置鼻胆管。

最后诊断：胆总管结石、胆囊结石。

【病情简介】 女，60岁。右上腹部痛6天入院。外院CT：胆总管扩张。无烟酒史；无糖尿病病史。

【实验室检查】 肿瘤学指标、肝功能、血糖、肾功能、血常规等均正常。

【影像学检查】 CT：胆总管囊肿。

【治疗】 腹腔镜胆总管囊肿切除术+胆肠吻合术。

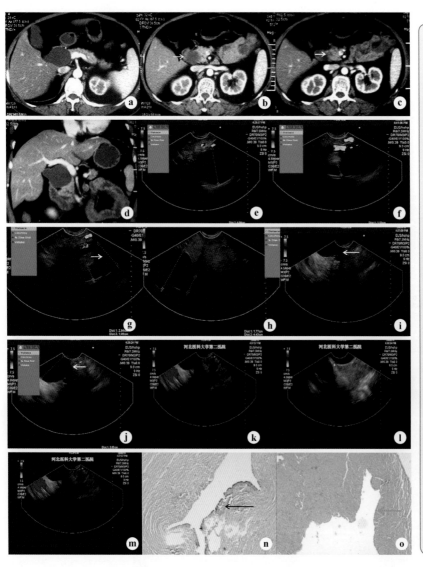

图像要点

CT：胆总管明显扩张，前后径约4.2cm.边缘尚清楚，胰腺体尾部形态未见明显异常。

EUS：在胃体后壁扫查：胆总管从肝门部至胰腺段可见胆总管呈囊状扩张，直径约4.4cm，继续向壶腹部追踪胆总管，迂曲移行至乳头，直径约1.77cm，内无异常回声。

术后病理诊断：符合胆总管囊肿。

（徐晓云）

【病情简介】 男，86岁，中上腹疼痛伴皮肤黏膜黄染3天。门诊彩超：胆囊近颈部泥沙样结石；肝内外胆管轻度扩张；胰腺回声稍增强。血清淀粉酶1976.0U/L。考虑急性胰腺炎（胆源性？）；胆囊结石入院治疗。无吸烟饮酒史，否认糖尿病病史。

【实验室检查】 血常规：WBC 8.63×10⁹/L，N% 83.3%；血清淀粉酶：2432.0U/L；CRP 56.7mg/L；肝功能：ALT 74.7U/L，ALP 210.0U/L，γ-GT 524.3U/L，TBIL 89.7μmol/L，DBIL 61.6μmol/L，IBIL 28.1μmol/L，AST 49.7U/L；肿瘤学指标：CA19-9 123.5U/ml；CEA、AFP等正常；肾功能、DIC及止凝血指标均正常；血糖：5.54mmol/L。

【影像学检查】 CT：①胰尾部改变，考虑急性胰腺炎；②胆囊泥沙样结石伴胆囊炎。MRI：①胰尾部体积稍增大伴少许渗出改变，考虑急性胰腺炎；②胆囊泥沙样结石伴胆囊炎；肝内胆管轻度扩张。

【治疗】 ERCP。

精彩视频请扫描二维码

图像要点

CT：除了有胰腺组织的少量渗出改变，囊泥沙样结石伴胆囊炎表现外，胆总管未扫见有结石（a～c）；MRI：胆总管隐约可见有小线线充盈缺损影，考虑伪影可能（d～f）。EUS：于胆总管中上段见两处偏高回声团块，其截面大小分别为5.5mm×6.4mm和4.3mm×3.6mm，后方伴有声影（g、j、k、l）。ERCP：胆总管隐约见两处小的充盈缺损影，取出2枚小结石。此例患者胆总管结石在CT和MR中未见有明显影像征象，EUS发现有结石的征象并经ERCP证实。

诊断：胆总管结石。

（王 雯 李达周）

[图像为 a~o 共15幅医学影像图，包含CT、MRI、EUS及ERCP图像]

【病情简介】 男，55岁，反复右上腹部痛5天，发热3天。初诊：急性胰腺炎（胆源性？）。无吸烟史，无饮酒史，否认糖尿病病史。

【实验室检查】 血常规：WBC 8.67×10^9/L，N% 80.5%；血清淀粉酶：2896U/L；CRP：76.6mg/L；肝功能：γ-GT 214.0U/L，TBIL 24.8μmol/L，DBIL 16.1μmol/L，TBA 10.40μmol/L；肿瘤学指标：CA19-9、CEA、AFP等正常；肾功能、DIC及止凝血指标均正常；血糖：5.5mmol/L。

【影像学检查】 MRI：胆囊术后缺如；胆总管下段可疑结石并炎症。

【治疗】 ERCP。

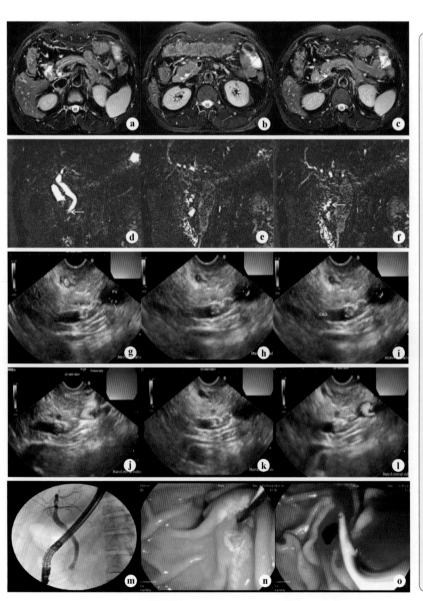

图像要点

MRI：胆囊术后缺如，胆总管下段可疑结石（白箭）并炎症，伴胆总管轻度扩张（d～f）；EUS：胆总管内可见稍高回声，部分角度扫查后方有些许声影（g～l）。ERCP：胆总管隐约见小充盈缺损影，取出1枚小结石。此例患者胆总管结石在MRI中结石征象不明显，EUS发现有结石的高回声征象，但部分角度未见明显声影，可能与结石密度有关，并经ERCP证实。

诊断：胆总管结石。

（王雯 李达周）

【病情简介】　女，56岁，间断上腹痛半个月入院，半月前无明显诱因出现腹痛，以中上腹为主，性质为钝痛，间断发作，于外院行冠状动脉造影除外心脏疾病，无烟酒嗜好及糖尿病病史。

【实验室检查】　生化系列：ALT 302.1U/L，AST 117.6U/L，TBIL 18.5μmol/L，DBIL 12.1μmol/L，γ-GT 1083U/L，ALP 223U/L；肿瘤学指标：CA19-9 41.25U/ml；血常规正常；入院空腹血糖：7.07mmol/L。

【影像学检查】　腹部彩超：胆囊炎、胆囊多发结石，胆总管上段结石不除外肝内胆管继发扩张；腹部CT：胆囊泥沙样结石考虑；腹部MRI：胆囊炎，胆囊多发结石，胆总管下段小结石继发肝内外胆管扩张。

【治疗】　ERCP、EST、取石、鼻胆管引流治疗及腹腔镜胆囊切除治疗。

精彩视频请扫描二维码

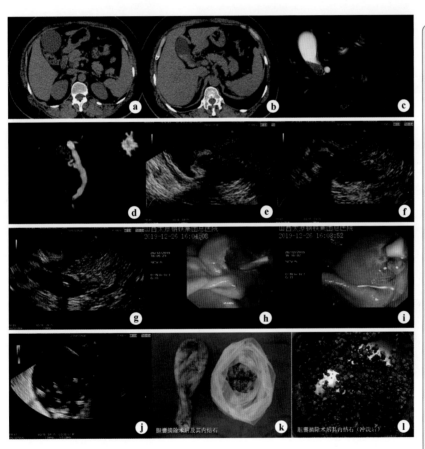

图像要点

腹部CT示肝内外胆管无扩张，胆囊不大，囊内密度不均匀，可见略高密度影沉积。MRCP示肝内外胆管轻度扩张，胆总管最宽处约1.2cm，胆总管下段见小结节样充盈缺损影。EUS：胆总管扩张，胆总管上段直径约13mm，胆总管下段可见强回声，大小约3.6mm×2.5mm，后方伴声影，胆总管管壁增厚，厚度约2.1mm，胆囊内多发强回声影，伴声影。

ERCP示胆总管直径约0.8cm；其内见多发充盈缺损，取石球囊见色素结石4枚排出。

诊断：胆总管结石。

（郭世杰）

【病情简介】　男，65 岁。上腹不适半年，尿黄 1 周；外院检查总胆红素 140 μmol/L，CA 19-9 380.5U/ml，肝脏磁共振考虑胆总管结石合并胰头癌或壶腹癌。吸烟史 30 余年，每天 10~20 支，偶尔少许饮酒；无糖尿病病史。

【入院后实验室检查】　肝功能：TBIL 98.6 μmol/L，DBIL 52.4 μmol/L，ALP 157 IU/L，Y-GT 156 IU/L，ALT 143U/L，AST 72U/L，ALB 34g/L，余正常；肿瘤学指标：CA 19-9 72.3U/ml，鳞状细胞癌相关抗原 2.00ng/ml（参考值 <1.5ng/ml），余正常；IgG4：0.31g/L；血糖：6.28mmol/L。血常规及肾功能基本正常。

【入院后影像学检查】　外院 CT 平扫及肝脏 MRI 再读片：胆囊及胆总管结石、十二指肠乳头炎性改变。

【入院后治疗】　ERCP+ 胆总管取石术，腹腔镜胆囊摘除术，随访。

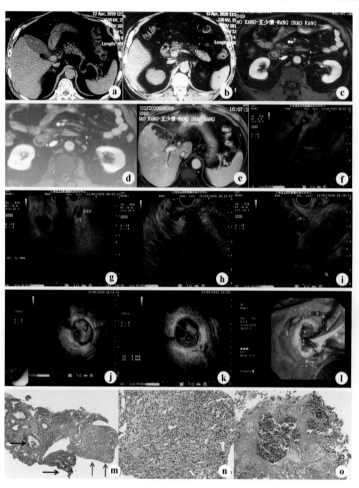

图像要点

EUS：见胰腺实质回声细密模糊，未见占位性病灶，胰管无扩张。胆总管中上段直径 10.8mm，胆总管腔内可见多发高回声影，部分后方伴声影，胆总管近乳头开口处腔内可见一直径约 6mm 强回声影，后方伴声影。胆管壁增厚约 3.6mm，乳头区直径约 16.6m，未见明显占位性改变。胆囊腔内充满高回声团块影，几乎占据整个胆囊腔，后方伴声影。

ERCP：给予 IDUS 超声腔内扫查胆管，可见胆管扩张，管壁略均匀增厚，可见多发高回声影，部分有声影，乳头处扫查未见明显低回声占位性病灶。切开刀行乳头大切开，取石网篮及取石球囊逐一取出胆管结石及大量胆泥流出。

病理：十二指肠乳头表面活检组织（m），十二指肠腺体结构规则（黑箭），局部可见炎性肉芽组织（红箭）；n. 中倍镜下炎性肉芽组织。

诊断：黏膜慢性炎，局灶可见炎性肉芽组织。十二指肠乳头内侧活检组织（o）局灶可见腺上皮不典型增生（绿色箭号）。

最后诊断：①胆总管及胆囊结石；②十二指肠乳头黏膜慢性炎，局灶腺上皮中度不典型增生。

【病情简介】　男，71岁，纳差、眼黄、皮肤黄1月余。吸烟史48年，30支/天；无饮酒史，否认糖尿病病史。

【实验室检查】　血常规：WBC 8.14×10⁹/L，N% 68.5%；血清淀粉酶：52.0U/L；CRP：7.8mg/L；肝功能：ALT 71.0U/L，ALP 248.4U/L，γ-GT 103.1U/L，AST 7305U/L，TBIL 243.4μmol/L，DBIL 190.7μmol/L，IBIL 52.7μmol/L；肿瘤学指标：CA19-9 60.0U/ml，CEA、AFP等正常；肝功能、肾功能、DIC及止凝血指标均正常；血糖：5.8mmol/L。

【影像学检查】　MRI：①肝总管、胆总管上段管壁增厚，考虑胆管炎，继发肝内胆管轻度扩张；建议治疗后复查。②胆总管结石，胆总管轻度扩张；慢性胆囊炎。

【治疗】　ERCP。

精彩视频请
扫描二维码

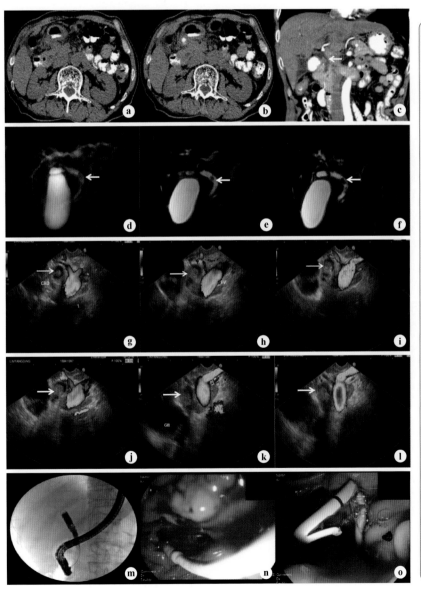

图像要点

胆总管中段可见结节状高密度影（a～c）；胆总管中段见结节状充盈缺损影，约1.0cm×0.8cm，胆总管轻度扩张（d～f）；EUS：胆总管中段可见一偏高回声团块，其截面大小约8.0mm×8.3mm，后方未见明显声影；ERCP：胆总管见充盈缺损影，取出1枚结石。此例患者MRI有胆管结石的征象，但EUS：见结石的征象不典型，回声不高，未见明显声影，结石下方仍可见，旁边其实是胆总管壁侧方消失表现，在胆总管内见类圆形，无血流信号，考虑结石。

诊断：胆总管结石。

（王雯　李达周）

【病情简介】 女，84岁。梗阻性黄疸、发热21个月。患者入院7天前无明显诱因下出现全身皮肤及巩膜黄染，伴瘙痒，入院后无明显诱因下出现发热至39℃。2017年行"左肝叶切除术＋胆道镜检查＋胆总管探查T管引流术＋胆囊切除术"，冷冻病理示（胆总管）上皮呈腺瘤样增生伴不典型增生，（肝左外叶）考虑肝管上皮不典型增生，管腔扩张。否认烟酒史、糖尿病病史。

【入院后实验室检查】 肿瘤学指标：CA 19-9 ＞ 1000U/L，CEA 88.33U/L，CA72-4 27.88U/L，CA 50 ＞ 180U/L，AFP正常；肝功能：TBIL 309μmol/L，DBIL 193.0μmol/L，γ-GT 246U/L，ALP 254U/L，余正常；血常规：WBC $16.62×10^9$，N $14.1×10^9$，N% 84.8%；空腹血糖：5.0mmol/L；肾功能、DIC及止凝血指标均正常。

【入院后影像学检查】 MRCP：胆总管上段不规则充盈缺损，肝门、右肝内胆管弥漫性扩张。

【入院后治疗】 ERC+SpyGlass+CLE+IDUS+胆管活检＋射频治疗＋胆道金属支架置入术。

精彩视频请
扫描二维码

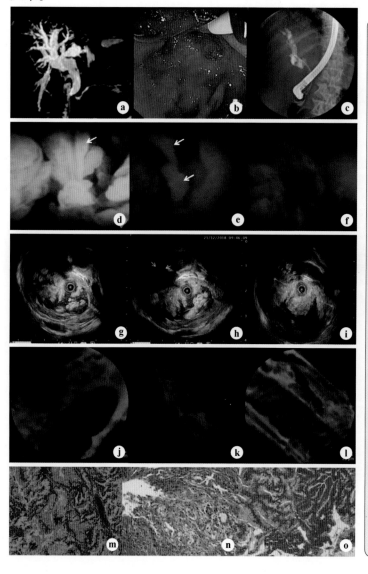

图像要点

MRCP：胆总管上段不规则充盈缺损，肝门、右肝内胆管弥漫性扩张（a）；ERC：胆总管下段云雾状充盈缺损，范围约6cm，以上段肝内外胆管略扩张，腔内亦见不规则充盈缺损（b，c）；Spyglass：胆总管下段管腔内见大量黏液，管壁多发乳头样囊泡，血管丰富（d～f）；IDUS：总肝管管壁结构正常，无扩张，胆总管扩张，最大直径19mm，腔内充满结节样增生，呈等回声偏高，胆总管下段腔内充满低回声病灶，管壁结构破坏并向腔外侵犯，最大直径26mm（g～i）；CEL：胆总管见大量绒毛样结构，上皮刷状缘表现部分存在，大部分区域细胞间隙消失，呈黑色条带状，胶原蛋白束不丰富，灰色背景内黑色团块不多见。血管部分区域增粗扭曲（j～l）；

术后病理示：胆管内坏死组织及胶冻样物质，乳头状黏液肿瘤伴高级别上皮内瘤变，局部疑有浸润（m～o）。

最后诊断：胆管导管内乳头状黏液性肿瘤（IPMN-B）。

（上海曙光医院团队）

A

AFP	alpha-fetoprotein	甲胎蛋白
AIP	autoimmune pancreatitis	自身免疫性胰腺炎
ALB	albumin	白蛋白
ALP（AKP）	alkaline phosphatase	碱性磷酸酶
ALT	alanine transaminase	丙氨酸转氨酶（谷丙转氨酶 / 天冬氨酸氨基转移酶）
AST	aspartate transaminase	谷草转氨酶

B

| BUN | blood urea nitrogen | 血尿素氮 |

C

CA125	carbohydrate antigen 125	糖类抗原 125
CA19-9	carbohydrate antigen 19-9	糖类抗原 19-9
CA242	carbohydrate antigen 242	糖类抗原 242
CA50	carbohydrate antigen 50	糖类抗原 50
CBD	common bile duct	胆总管
CEA	carcinoembryonic antigen	癌胚抗原
CE-EUS	contrast-enhanced endoscopic ultrasonography	造影增强超声内镜
CHA	common hepatic artery	肝总动脉
CHE-EUS	contrast-enhanced harmonic endoscopic ultrasonography	造影增强谐波超声内镜
CLE	confocal laser endomicroscopy	共聚焦激光显微内镜
CP	chronic pancreatitis	慢性胰腺炎
CRP	c-reactive protein	C 反应蛋白
CT	computed tomography	X 线计算机断层摄影
CTA	ct angiography	CT 血管成像

D

DBIL	direct bilirubin	直接胆红素
DD	d-dimer	D- 二聚体定量
DIC	disseminated intravascular coagulation	弥散性血管内凝血

E

ENBD	endoscopic nasobiliary drainage	鼻胆管引流术
ERC	endoscopic retrograde cholangiography	内镜逆行胆管造影术
ERCP	endoscopic retrograde cholangiopancreatography	内镜逆行胰胆管造影术
EST	endoscopic sphincterotomy	十二指肠乳头括约肌切开术
EUS	endoscopic ultrasound	超声内镜（内镜超声）

| EUS-FNA | endoscopic ultrasound-guided fine-needle aspiration biopsy | 内镜超声引导下细针吸取细胞学检查 |

F

FDG	fluorodeoxyglucose	脱氧葡萄糖
FDP	fibrin degradation product	纤维蛋白降解产物
Fg	fibrinogen	纤维蛋白原

G

| GDA | gastroduodenal artery | 胃十二指肠动脉 |

H

| HGB | haemoglobin | 血红蛋白 |

I

IBIL	indirect bilirubin	间接胆红素
IDUS	intraductal ultrasonography	导管内超声检查
IMV	inferior mesenteric vein	肠系膜下静脉
IPMN	intraductal papillary mucinous neoplasm	导管内乳头状黏液性肿瘤
IPMN-B	intraductal papillary mucinous neoplasm of the bile duct	胆管导管内乳头状黏液性肿瘤
ITPN	intraductal tubulopapillary neoplasms	导管内管状乳头状瘤
IVC	inferior vena cava	下腔静脉

L

| LPS | lipase | 脂肪酶 |
| Ly% | lymphocyte % | 淋巴细胞百分比 |

M

MCN	mucinous cystic neoplasm	黏液性囊性肿瘤
MRCP	magnetic resonance cholangiopancreatography	磁共振胰胆管成像
MRI	magnetic resonance imaging	磁共振成像

N

N	neutrophil	中性粒细胞
N%	neutrophil %	中性粒细胞百分比
NET	neuroendocrine tumors	神经内分泌肿瘤
NSE	neuron specific enolase	神经原特异性烯醇化酶

P

PA	prealbumin	前白蛋白
PB	pancreatic body	胰体
PD	pancreatic duct	胰管（主胰管）
PDA	pancreaticoduodenal artery	胰十二指肠动脉
PET-CT	positron emission tomography- computed tomography	正电子发射计算机断层显像 - X 线计算机断层摄影
PHA	properhepaticartery	肝固有动脉

PLT	platelet	血小板
P-NET	pancreatic neuroendocrine tumors	胰腺神经内分泌肿瘤
PT	prothrombin time	凝血酶原时间

R

| RBC | red blood cell | 红细胞 |

S

SA（SPA）	splenic artery	脾动脉
SCN	serous cystic neoplasm	浆液性囊性肿瘤
SCr	serum creatinine	血清肌酐
SMAP	serous microcystic adenoma of pancreas	胰腺浆液性微囊腺瘤
SOAP	serous oligocystic adenoma of pancreas	胰腺浆液性寡囊腺瘤
SPNs	olid-pseudopapillary neoplasms	实性假乳头状肿瘤

T

| TBA | total bile acid | 总胆汁酸 |
| TBIL | total bilirubin | 总胆红素 |

U

| UA | uric acid | 尿酸 |

W

| WBC | white blood cell | 白细胞 |

其 他

| γ-GT | γ-glutamyl transpeptidase | γ-谷氨酰转肽酶 |